胸外科手术与围术期管理

张　磊　刘晓丹　徐　阳　著

中国纺织出版社有限公司

图书在版编目(CIP)数据

胸外科手术与围术期管理 / 张磊，刘晓丹，徐阳著
. -- 北京 : 中国纺织出版社有限公司，2021.8
ISBN 978-7-5180-8778-5

Ⅰ. ①胸… Ⅱ. ①张… ②刘… ③徐… Ⅲ. ①胸部外科手术—围手术期—卫生管理 Ⅳ. ①R655

中国版本图书馆 CIP 数据核字(2021)第 167415 号

责任编辑：樊雅莉　高文雅　责任校对：高　涵　责任印制：王艳丽

中国纺织出版社有限公司出版发行
地址：北京市朝阳区百子湾东里 A407 号楼　邮政编码：100124
销售电话：010—67004422　传真：010—87155801
http://www.c-textilep.com
中国纺织出版社天猫旗舰店
官方微博 http://weibo.com/2119887771
三河市宏盛印刷有限公司印刷　各地新华书店经销
2021 年 8 月第 1 版第 1 次印刷
开本：787×1092　1/16　印张：13.5
字数：317 千字　定价：88.00 元

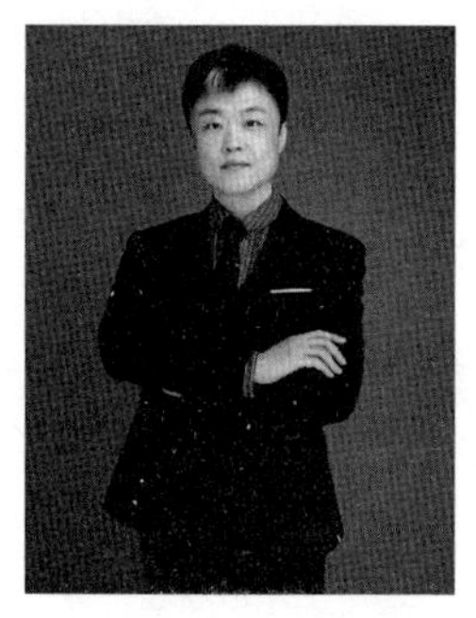

张磊，任职于中国医科大学附属第四医院胸外科，围手术期快速康复外科单元主要负责人、肺癌诊治中心规范化疼痛管理主要负责人、肺小结节诊治中心主要负责人。从事胸外科临床、教学、科研工作十余年，在国内外杂志发表论文十余篇，参加多项省级课题。擅长胸部恶性肿瘤的外科治疗，尤其是肺癌、纵隔肿瘤、贲门癌、食管癌的微创外科治疗。在单孔胸腔镜手术技术以及肺癌(尤其是难治性、复杂性肺癌)的综合治疗方面有极为深入的研究。擅长肺微小结节手术前定位、手术过程中定位。在微创外科、胸外科手术快速康复领域积累了丰富的经验。

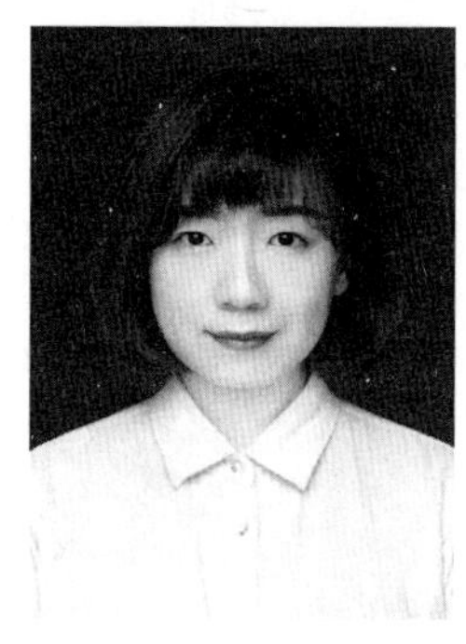

刘晓丹，肿瘤学博士，任职于中国医科大学附属第四医院普外科，围手术期快速康复外科成员、胸部恶性肿瘤综合治疗组成员。从事恶性肿瘤临床、教学、科研工作十余年，发表多篇 SCI 和国内核心期刊论文，担任辽宁省生命科学学会委员。擅长胸部恶性肿瘤的诊断和综合治疗，尤其是肺癌、乳腺癌、纵隔肿瘤的术后综合治疗。也擅长肺癌、乳腺癌的术前定位、微创手术切除治疗，以及术后镇痛、抗肿瘤等综合治疗。在微创外科手术快速康复领域积累了丰富的经验。

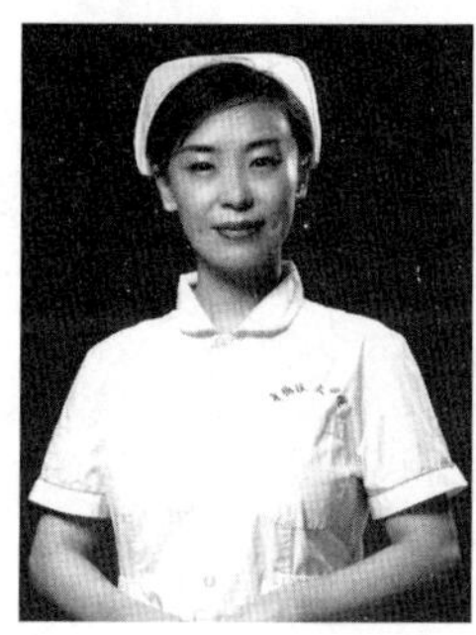

徐阳，主管护师，本科，中国医科大学附属第四医院胸外心脏外科护士长。辽宁省护理学会会员，辽宁省健康教育协会会员。负责护理专科及本科临床教学工作十余年，获国家专利两项：面部固定支架获国家实用新型专利；胸膜腔模拟器获国家实用新型专利。参编书籍 2 部，主持中国医科大学护理学院教改课题 1 项，撰写护理专业论文 6 篇，2020 年发明的“胸膜腔模拟器”获辽宁省护理学会第四届护理创新发明展示省级医疗机构组三等奖。参加 2019 年辽沈晚报第四届最美护士评选，获得“最美护士”称号；参与制作的微视频获中国 VTE 院内护理预警联盟组织的“VTE 防控护理规范微视频竞赛”二等奖。

前　言

随着时代的进步，医学领域也在飞速发展。胸外科专业的诊断与治疗技术伴随疾病谱的变化在不断更新和发展，早年的理念也需要不断更新。随着人们生活水平的不断提高、健康保健意识的不断增强和健康体检的普及，早期发现病例明显增多。如何针对小病灶、早期病变规范化进行手术，提高患者手术后的生活质量以及微创理念的深入，都是摆在胸外科医生面前的难题。

本书共分六章，内容涉及胸外科常见疾病的诊疗、手术处理及护理，具体包括胸外科常见疾病、胸外科术前准备和术后处理、胸外科手术切口选择、乳腺良性病变、乳腺癌以及胸外科护理。书中对涉及的胸外科常见疾病的叙述涵盖了病因病理、症状表现、检查诊断方法、鉴别诊断、手术治疗方法与步骤以及术后并发症防治与预后等内容，既重视胸外科的基础理论知识，更强调临床实践内容，突出实用性。编排上以疾病为线索，在阅读和学习过程中更注重系统化。全书还强化了围术期管理的概念，运用相当篇幅详细阐述术前评估和术后并发症的诊断和治疗。

本书在编写过程中，参考了许多胸外科相关专业内容的书籍及文献，在此表示衷心的感谢。由于编委会人员均身担胸外科一线临床工作，故时间及精力有限，虽然尽到最大努力，但难免出现诸多错误及不足之处，还望各位读者朋友给予谅解并提出意见及建议，以起到共同进步、提高胸外科诊治水平的目的。

《胸外科手术与围术期管理》编委会

2021 年 8 月

前言

目　　录

第一章　胸外科常见疾病

第一节　胸壁疾病

一、胸壁感染

(一)胸壁皮肤、浅层软组织的感染

胸壁皮肤、浅层软组织的感染与发生在其他部位的软组织感染相比无特殊性,唯胸肌下与肩胛下蜂窝织炎因其部位特殊形成的巨大自然间隙,虽全身症状较重,但局部症状可能不明显,需加以注意。

1.病因

胸肌下和肩胛下的感染可由外伤、疖、痈、急性化脓性乳腺炎、急性淋巴结炎、骨髓炎、脓胸及脓毒血症等原因引起,形成蜂窝织炎。

2.症状与体征

(1)全身症状:早期即可有畏寒、发热症状,血常规检查显示白细胞升高。

(2)局部体征:感染的部位红、肿、疼痛,随感染加重,胸肌下间隙感染出现胸肌部膨隆,乳房隆起;肩胛下间隙感染出现肩胛骨缘肿胀、压痛,背肩部运动受限。脓肿形成后局部按之有波动感,穿刺抽出脓液后可确诊。

3.治疗

早期全身大量使用有效的抗生素,一旦有脓肿形成,应及时切开引流,引流口要选择在脓腔低位,切口要够大,以保证引流通畅。

(二)胸壁结核

胸壁结核临床较常见,多发生于中、青年。主要继发于肺结核或胸膜结核,临床往往原发病灶已基本治愈,所以多半情况下找不到原发病灶,有时仅遗有胸膜肥厚的改变。

1.病因和发病机制

由结核杆菌感染引起。结核杆菌侵至胸壁的途径有以下三条。

(1)淋巴径路:肺结核或胸膜结核通过胸膜淋巴管,穿透肋间组织,在软组织中形成结核性脓肿,这是最多见的径路。

(2)直接扩散:表浅的肺结核或胸膜结核病灶,经过与胸膜的粘连部,直接扩散至胸壁。

(3)血行径路:结核菌经血液循环进入肋骨或胸骨骨髓腔,引起结核性骨髓炎,再穿破骨皮质形成脓肿,这种途径比较少见。结核性脓肿伴有肋骨破坏多半是感染直接浸润引起。

2.症状与体征

(1)胸壁出现一囊性包块,初期位于壁层胸膜外,穿破肋间隙进入皮下,形成葫芦状、哑铃状的包块。无混合感染时局部红肿并不明显,病变进一步发展可引起脓肿溃破不愈。

(2)全身伴有结核感染的反应,如低热、盗汗、乏力,局部有不同程度的疼痛等。

3.诊断要点

(1)胸壁无痛性肿块,增大缓慢,不红、不热、不痛。

(2)可有波动感,压痛不明显,脓肿治疗不当或不及时可破溃,形成久治不愈的窦道和溃疡。

(3)若脓肿波动明显,诊断性穿刺可抽出无臭、稀薄、黄白色的脓汁或干酪样物,做涂片、集菌或培养等细菌学检查,可以确定诊断。穿刺时应严格进行无菌操作,防止继发感染,进针部位应选在脓肿上方的健康皮肤处,使针道迅速闭合。

(4)X 线检查可见肺结核、胸膜结核病变,肋骨、胸骨不规则骨质破坏或缺损,但 X 线检查阴性不能否认胸壁结核的存在。

(5)形成窦道和溃烂的患者送肉芽活体组织检查常可确诊。

4. 鉴别诊断

(1)化脓性胸壁脓肿:包括化脓性肋骨或胸骨骨髓炎。特点:起病较急,病程短,全身和局部反应均比较明显。当结核脓肿伴混合感染时鉴别困难,需要从病史病程、肺或胸膜有无结核样病灶等方面综合分析,最后可能需病理活组织检查才能确诊。

(2)胸壁肿瘤:深部结核性脓肿波动不明显,可能会与胸壁肿瘤混淆。尤其是胸壁血管瘤,按之也有波动感,但穿刺可以鉴别。

(3)胸椎结核的椎旁脓肿:发生在后胸壁的脓肿,常常向下、向外流注,脓肿可出现在脊椎旁或侧胸壁,与胸椎结核的椎旁脓肿相混淆。鉴别要点是胸椎 X 线正侧位片可以发现胸椎有椎体破坏性改变。

(4)乳房结核:开始是乳房内单个或多个结节状肿块,触之不甚痛,数月后肿块软化,形成寒性脓肿,易同胸壁结核相混淆。特点:病变多局限在乳房内,极少侵入胸肌内和肋间隙,一旦脓肿形成,皮肤极易溃破形成窦道。

(5)胸壁放线菌病:放线菌病胸壁的肿块坚硬,有多数瘘孔,脓液中可有硫黄色颗粒,可与胸壁结核鉴别。

5. 治疗

(1)加强全身治疗:包括加强营养、休息及应用抗结核药物。

(2)脓腔穿刺:对较小的胸壁结核性脓肿及年老体弱的患者,可试行胸腔穿刺排脓,注入链霉素 0.5~1.0 g,并加压包扎,每 2~3 天重复 1 次,同时进行全身抗结核治疗,有少部分人可痊愈。

(3)手术治疗:在全身抗结核治疗的基础上(至少 2~4 周)行结核病灶清除术是胸壁结核治疗的主要手段。

6. 手术注意事项

(1)当结核性脓肿继发感染时,如局部炎性反应明显,应先切开引流,再择期手术。

(2)如皮肤层已受损,可梭形切除部分皮肤,沿脓肿壁外周游离直抵脓腔底部,整块地切除脓肿,尽可能不要过早地切入脓腔。

(3)于脓腔底部仔细寻找窦道。根据肉眼观察,或借助于探针寻找,注意窦道可呈直线单根,也可以分叉多根。必须将肉芽组织彻底清除,彻底清除病灶是手术成功的决定因素。

(4)如发现肋骨皮质变脆,颜色发黯,需同时切除受侵的肋骨。病灶清除以后使手术野创腔呈碟形。

(5)用 5%碳酸氢钠溶液冲洗伤口,并置入链霉素 2~4 g。

(6)用周围软组织肌肉充填创腔,并用细线缝合固定。可供选择的肌肉有胸大肌和背阔肌。

(7)术后伤口内放置引流条并适当加压包扎也是决定手术成败的重要环节。一般 1 周拔除引流条，再适当加压包扎2周，即能达到一期愈合。

（8）术后继续抗结核治疗6～12个月。

（三）胸壁放线菌病

胸壁放线菌病是由放线菌感染所致的慢性化脓性肉芽肿性疾患，近年来此病已相当少见。

1.病因与发病机制

放线菌常寄居在人的口腔内，当人体抵抗力降低时，吸入呼吸道的放线菌则可以引起肺部的放线菌病，肺部的放线菌可浸润胸壁，在胸壁上发生特有的板样硬块，呈黯紫色，其中许多部位逐渐软化形成多发性小脓腔，溃破后形成许多凹凸不平的瘘孔，流出的脓液中有很多黄色"硫黄颗粒"即放线菌菌块，有54%的人可以找到。

2.症状和体征

（1）胸壁脓肿出现多处瘘管，且瘘管周围组织纤维化明显，肿块坚硬，压痛不明显，本病很少经血液循环和淋巴系统扩散，故局部淋巴结不肿大。

（2）久病者可有贫血、水肿、营养不良和内脏淀粉样变。病变侵及食管、脊椎、心肌等部位，预后不良。

3.诊断要点

（1）胸壁脓肿形成多处瘘管，肿块坚硬，脓液中找到硫黄颗粒即可判断。

（2）当肺内同时有放线菌病时，X线胸片可见瘤样异常阴影，伴有胸膜肥厚及胸腔积液，要注意和肺癌的区别。

4.治疗

本病较顽固，常采用综合疗法。长期大剂量使用青霉素治疗可取得一定的效果。每日剂量可达1000万～2000万U。也可用林可霉素和头孢类抗生素。待病灶稳定缩小后用手术切除。

（四）肋骨软骨炎

肋骨软骨炎是胸科门诊常见病，好发于青壮年，临床特点是无明显原因的胸痛伴肋软骨处隆起。

1.病因与发病机制

病因尚不明确，可能与下列因素有关。

（1）慢性累积性损伤造成炎性改变。

（2）内分泌异常致局部营养代谢障碍。

（3）病毒的感染。

2.症状与体征

肋软骨单发或多发的增粗隆起，伴有明显疼痛与压痛。多发生在第2～第4肋软骨，病程往往较长，多数患者症状能自行消失。

3.诊断要点

主要根据主诉和检查所见。X线胸片检查对本病作用不大，但可以用于鉴别诊断，注意排除肋骨肿瘤、胸壁结核等疾病。

4.治疗

（1）解除患者思想顾虑，指出此病有自愈倾向，无大的危险。

（2）局部封闭治疗，每周1次，连用2～3次。药物可选用以下方案：①2%普鲁卡因10～

20 mL＋维生素 B_{12} 100～500 μg＋维生素 B_1 50 mg。②泼尼松龙(强的松龙)25 mg＋2%普鲁卡因 10～20 mL。③2%普鲁卡因加等量的当归注射液。

(3)手术治疗:对少数症状重、经对症治疗效果不好、局部增生明显的肋骨软骨炎可采用手术切除的方法,有望完全治愈。

(五)化脓性肋骨骨髓炎

虽然过去当结核及伤寒流行时偶见胸骨及肋骨自发地出现骨髓炎,但目前已极为罕见。结核感染侵犯骨和关节较常见,但发生在肋骨的骨髓炎占 1.1%。因此目前肋骨骨髓炎常继发于伤口的感染。

1.症状与体征

(1)一般症状有局部肿胀、疼痛及发热等炎症表现。

(2)如继发于伤口感染,则伤口经久不愈,形成慢性胸壁窦道。

(3)X 线胸片可见肋骨有骨质溶解破坏,如发生于肋软骨部位,则 X 线胸片可无明显改变。

2.治疗

单纯靠药物抗感染治疗已很难奏效,往往要在抗生素类药物的控制下采用手术治疗。手术注意:①对受累的肋骨切除要够长,要在正常部位(距病变 2 cm 以上)切除。②切除的肋骨断端用肌肉、软组织覆盖。③肋软骨发生骨髓炎因肋软骨血运差,对患病的肋软骨行全根切除,如发生在肋弓则需要全肋弓切除,否则效果差。

二、胸廓出口综合征

胸廓出口综合征是指臂丛神经和锁骨下动、静脉在胸腔出口处的颈基底部受到压迫,从而引起的患侧上肢麻木、发冷和肌无力等一系列症状。早在 1821 年,Cooper 在文献上描述了本病的症状;1861 年,Coote 成功地切除颈肋骨治疗本症;1956 年,Peet 将其命名为胸廓出口综合征。

(一)病因

导致本病的原因首先为先天性因素,其次为后天性因素。先天性因素主要包括第 1 肋骨畸形或颈肋畸形,前、中斜角肌肥大、腱样化或附着部异常以及小斜角纤维带异常等。这些原因使斜角肌的间隙变小,肋锁间隙狭窄而产生血管神经压迫症状。后天性因素主要包括外伤、肱骨头脱位、颈椎骨质增生、颈部淋巴结肿大、肿瘤和血管硬化等。

(二)发病机制

本病的临床症状主要是由于神经血管的压迫而引起的。神经血管在胸腔出口至上臂间较易造成压迫,部位有三处。

1.肋骨斜角肌裂孔

在前、中斜角肌间有一裂孔,从中间通过的有臂神经丛和锁骨下动脉。臂丛神经外有一层很薄的肌膜包围,位于中斜角肌的前缘,其上干在斜角肌间三角裂孔的顶部,中干在锁骨下动脉的上方,下干在锁骨下动脉的后下方。斜角肌过度肥厚是造成裂孔处受压的主要原因之一。另外,在斜角肌间裂孔的内口有一层坚密的纤维肌膜将锁骨下动脉包围并完全固定住,在切除斜角肌时需同时切开这层肌膜才能有效缓解症状。

2.肋骨锁骨通道

肋骨锁骨通道是指在锁骨的内侧面和第 1 肋骨前中段的上侧面之间的管道,有前口与后口，前口通过锁骨下静脉，后口有神经及动脉经过。

3. 胸小肌管道

胸小肌管道是指神经血管束从胸小肌接近喙突起止点下通过的管道。一般在极度外展(180°)时会增加张力，此时发生压迫的大多是臂丛神经，很少压迫血管。

神经受压迫一般先累及感觉纤维，其次是运动纤维。一旦运动障碍的症状出现，而且逐渐加重，则恢复的可能性很小。如果神经长期受压迫，可因交感神经的作用，引起血管收缩。

锁骨下动脉长期持续受压迫，血管周围纤维化，动脉外膜增生、中膜水肿和内膜增厚导致锁骨下动脉管内栓塞。这些小的栓子脱落可阻塞远端手指动脉，造成缺血，出现雷诺综合征或指端溃疡。锁骨下静脉受到压迫，血流受阻，静脉压增高。后期血管逐渐纤维化导致静脉栓塞或受阻，其相关临床症状的轻重取决于侧支循环是否及时形成。

(三)临床表现

因神经、血管受压部位及程度的不同而产生的症状各不相同。一般包括局部症状、神经症状和血管症状。

1. 局部症状

局部症状表现为锁骨上窝压痛，有时可触及锁骨下动脉的狭窄后扩张膨大。

2. 神经症状

神经症状包括疼痛和麻痹。疼痛多为突然剧烈的痉挛性疼痛，也可是疼痛部位不明确的微痛。Roos 指出疼痛位置可分为两类：上干(C_5、C_6、C_7)受到压迫，疼痛位置为颈部的侧面，累及耳朵、下颌、脸部、颞部和头枕部，类似偏头痛，也可累及背部、上胸部和上臂三角肌处；下干(C_7、C_8)受压迫，主要为锁骨下区域疼痛，可影响到背部、肩胛下和上臂的内侧面，沿尺神经分布区而下。麻痹多发生在神经分支末端，约 34%的麻痹在尺神经分布区，41%分布在所有手指，其中以第 4、第 5 指较重，另有 15%则以第 1～第 3 指为重，这些患者可能有腕部管道综合征。

3. 血管症状

血管症状根据锁骨下动脉受压的程度而不同：前期可为间歇性痉挛性疼痛，上臂活动时血管受压产生疼痛，活动停止，疼痛会慢慢消除；后期若锁骨下动脉栓塞，则为持续性疼痛。末梢血管痉挛或栓塞可导致局部末梢缺血，引起雷诺综合征。锁骨下静脉栓塞患者常感患侧上臂肿胀，偶尔有同侧前胸壁肿胀感，如侧支循环形成，则水肿可减轻。

(四)诊断

该病较为少见，临床上容易被误诊为其他疾病。其诊断主要根据病史、体格检查等，其中以病史最为重要。下列各方法有助于诊断。

1. 举臂运动试验

上臂平举和外旋，快速做握拳和张开动作，前臂因出现疼痛和麻刺感觉而自动下垂，则为阳性。

2. Adson 试验

患者做深吸气，颈部伸直，头部转向患侧，如果此时桡动脉搏动减弱表示有本病。

3. 军事姿势法

把患侧肩部向下、向后拉，如果桡动脉搏动减弱，即表示有本病可能。

4. 高度外展检查法

患者手臂举起外展到 180°，如果桡动脉搏动减弱，即表示可能有本病。

5. X 线检查

X 线检查可显示颈肋或第 1 肋骨的异常、横突过长、骨疣和锁骨异常等。

6. 动脉造影检查

锁骨下动脉造影可以显示血管受压的部位和范围，也可明确有无动脉瘤或血栓形成等。

7. 尺神经传导速度

Urschel 利用肌电图测定尺神经传导速度。在胸部出口处，尺神经传导的正常速度是 72 m/s，如果臂丛神经受到压迫，传导速度就会减慢。依其压迫程度测得传导速度如下：①微度压迫，66～69 m/s。②轻度压迫，60～65 m/s。③中度压迫，55～59 m/s。④重度压迫，小于 55 m/s。

（五）治疗

1. 非手术治疗

非手术治疗包括颈部牵引、理疗、星状神经节封闭、消炎镇痛、应用肌肉松弛剂及运动疗法等。这些疗法可使症状得到暂时缓解，对于轻症患者有一定的疗效，但症状较重者疗效不佳，多需手术治疗。

2. 手术治疗

常用的手术方法有以下几种。

（1）斜角肌切除术：适用于斜角肌异常肥大、挛缩或有其他病损，使前、中斜角肌间隙狭小而压迫臂丛神经和锁骨下动脉者。

（2）颈肋骨切除术：适用于经检查证实颈肋畸形存在，并且为导致临床症状的主要原因者。

（3）第 1 肋骨切除术：是治疗胸廓出口综合征的主要手术方法。一般认为第 1 肋骨是构成夹压锁骨下动脉和臂丛神经的重要因素，多主张切除第 1 肋骨以解除压迫。至于何时该行何种手术，主要依病变部位而决定。

三、漏斗胸

漏斗胸是胸骨的凹陷畸形。其特征性表现为第 1 肋、第 2 肋和胸骨柄在正常解剖位置，而下部肋软骨、胸骨体及剑突向后、向下凹陷，剑突凹陷最深，附着于胸骨两侧的肋软骨随之向下、向内凹陷弯曲，形成漏斗胸的侧壁，胸骨体则为漏斗胸的底部。

（一）病因

漏斗胸属于前胸壁骨骼的先天性畸形，病因不清楚，一般认为可能的病因有以下几种。

（1）膈肌发育异常，即膈肌前部有发育异常的肌纤维牵拉胸骨体和剑突，使之向内凹陷而形成漏斗畸形，这类患者常合并先天性膈疝。

（2）第 2 肋以下肋软骨及肋骨过度生长而过长，胸骨体与剑突发生代偿性向后移位，形成漏斗胸。

（3）在胎儿发育过程中，如果胸骨、肋骨和脊柱的发育不平衡，肋软骨太长而向后挤压胸骨便可导致漏斗胸。

（4）漏斗胸病例中肋软骨的病理改变类似脊柱侧弯的病理表现，呈无菌性骨质坏死及炎症过程，但其病因仍不明。

（5）约 35%的漏斗胸患者有胸壁畸形家族史，提示其发病有家族倾向；部分患儿合并马方综合征与脊柱侧弯畸形。

（二）病理和病理生理

（1）漏斗胸的典型病理改变是胸骨体与剑突从胸骨角以下向后凹陷，在剑突处凹陷最深，两侧肋软骨随之向后弯曲和下陷，肋软骨的倾斜度也逐渐增加。

（2）漏斗胸畸形严重的病例，其胸骨与椎体之间的距离很小，几乎相互接触。

（3）有些病例胸骨向后凹陷的最低处（漏斗底部）并非位于身体中线，而是位于左侧或右侧椎旁沟，脊柱（胸椎）后凸随之增大。

（4）明显的漏斗胸可妨碍肋骨运动，心脏和肺受压移位，影响右心的血液充盈和搏血量以及肺的通气功能，容易诱发肺部感染。漏斗胸畸形及症状往往随年龄的增长而加重。

（5）畸形严重者，在参加较剧烈的体力活动时出现发绀和心律失常，最终可导致充血性心力衰竭，反映出漏斗胸对心脏的压迫和对血流动力学的影响。

漏斗胸患儿前胸壁的外观与胸廓横断面如图 1-1 所示。

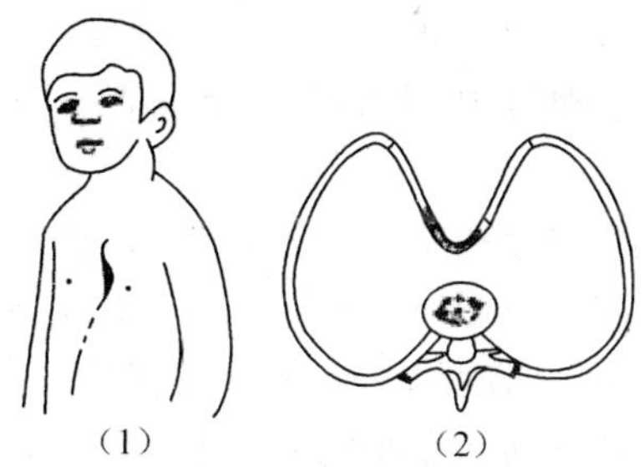

（1）　　（2）

图 1-1　漏斗胸患儿前胸壁外观与胸廓横断面图示

（1）胸骨凹陷畸形（漏斗胸）；（2）胸廓横断面：胸骨及相邻肋软骨明显向后凹陷，呈典型的漏斗状

（三）分型

根据胸骨向后凹陷的范围及畸形的表现，将漏斗胸分为以下 4 型。

1. 广泛型

胸骨从胸骨柄至剑突及相邻的两侧肋软骨都向后凹陷，但凹陷相对较轻，胸廓外观较扁平。凹陷范围可超过乳头连线。

2. 普通型

胸骨凹陷占其长度的 1/3 以上，凹陷深度为 3～4 cm，容量为 40～80 mL，多有心肺受压表现。漏斗畸形位于中央或偏向一侧。

3. 局限型

表现为胸骨下 1/3 凹陷，剑突处凹陷最深，漏斗畸形小。

4. 混合型

除有漏斗胸之外，合并前胸壁某处凸起，有的与鸡胸并存。

（四）症状和体征

（1）漏斗胸一般见于小儿或儿童，漏斗畸形轻的患儿多无症状，畸形严重的病例常有反复的呼吸道感染和心功能差的表现，运动耐量降低，自觉心悸、气短和容易疲劳。

（2）年龄稍大的儿童主诉肋软骨凹陷畸形区有疼痛或在运动后心前区有疼痛，发育也较差。

（3）典型的体征：胸骨凹陷呈漏斗状，颈肩前倾，凸腹，后背呈弓状（圆背）。

（五）诊断

（1）漏斗胸的诊断比较简单，通过望诊便能作出诊断。

(2)胸部 X 线摄片检查和 CT 扫描能判断胸骨和肋软骨凹陷严重程度、心脏受压移位的情况以及有无肺部感染或支气管扩张。

(3)胸部触诊能发现心尖搏动移位或一过性心房颤动。在有的病例,胸骨左侧可闻及心脏收缩期杂音。

(4)漏斗胸内注水法是判断其严重程度的简单、实用的方法。患儿取仰卧位并向漏斗内注水,若其容量达 200 mL 左右,即为重症漏斗胸。

(5)心电图检查可能发现心律失常或束支传导阻滞,心脏超声偶尔可见二尖瓣脱垂。

(六)治疗

3 岁以下的漏斗胸患儿,有自然矫正畸形的可能。手术年龄以 3～6 岁为宜。

1. 手术适应证

(1)明显而严重的漏斗胸。

(2)漏斗胸导致心脏受压或移位的患儿。

(3)漏斗胸造成患儿精神或心理负担,影响今后生活者。

2. 手术方法

常用胸骨抬举术,即对凹陷的胸骨和肋软骨施行 V 形截骨术后,将胸骨体抬举到正常位置,并用 Kersh 针横行穿过胸骨体,Kersh 针两端固定在相应的左、右两侧肋骨上,纠正漏斗胸畸形。用于胸骨内固定的 Kersh 针在术后 1～2 年后拔除。胸骨抬举术修复漏斗胸的主要手术步骤如下所述(图 1-2)。可采用前胸壁横行弧形切口或胸骨表面正中切口。

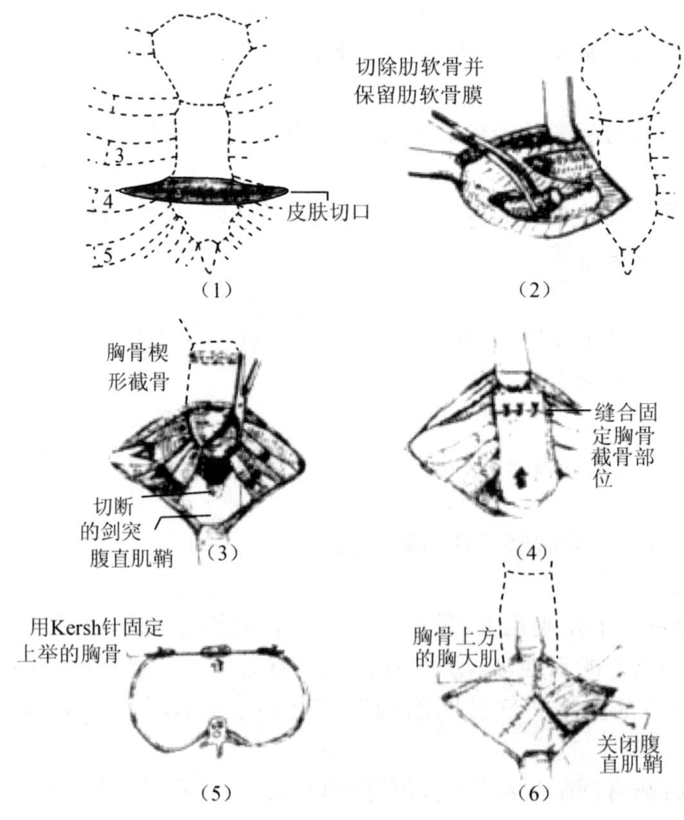

图 1-2　胸骨抬举术修复漏斗胸的主要手术步骤

(1)在乳头连线下缘行弧形切口,逐层切开皮肤和皮下组织;在胸骨的附着处纵行分离两侧胸大肌、胸小肌，依次显露第3～第7肋软骨。

(2)沿肋软骨走行方向横行切开第3～第7肋软骨骨膜并进行钝行分离后，在肋软骨与胸骨和肋骨交接处切除畸形凹陷的肋软骨。切除肋软骨时可用Allis钳将其夹住后提起，切除比较容易。

(3)用巾钳夹住胸骨，在剑突及第5～第7肋软骨的起点分离并切断腹直肌，在腹直肌后鞘表面钝性分离剑突和胸骨后间隙；切除剑突，继续钝性分离凹陷的胸骨至第3肋软骨平面上缘，在胸骨角下方表面行胸骨楔形截骨30°～35°，使胸骨上抬。在分离胸骨的过程中，要注意保留肋软骨骨膜。

(4)用左手示指抬高已经游离的胸骨体，胸骨截骨处用粗丝线间断缝合固定3针。

(5)用一根Kersh针横行穿过已经抬举(抬高)的胸骨体中部，Kersh针两端固定在左、右两侧前胸壁相应的肋骨上，以防术后胸骨凹陷，漏斗胸复发。

(6)将胸大肌肌瓣对拢后间断缝合固定在胸骨体中线处，再将胸大肌肌瓣间断缝合固定在腹直肌前鞘上，并将腹直肌与胸大肌肌瓣缝合固定，关闭腹直肌鞘。

3.手术并发症

漏斗胸的手术并发症少见。可能遇到的并发症有气胸、切口血肿或感染、切口裂开、肺炎、手术野组织间隙积液、咯血、心包周围出血、术后漏斗胸复发。其中切口感染和术后漏斗胸重度感染为严重并发症。

(张　磊)

第二节　纵隔疾病

一、纵隔感染

1724年Boerhaavt's第一次报道了纵隔感染，纵隔感染主要影响纵隔软组织和纵隔淋巴结。纵隔感染按发病原因的不同可分为原发性和继发性，按病期又可分为急性、亚急性和慢性3种类型，由各种致病菌、条件致病菌、分枝杆菌及真菌所致，也可能是对先前感染所产生的过度免疫反应。急性纵隔感染的死亡率很高，慢性感染若处理不当，也能造成死亡。

(一)原发性纵隔感染

1.病因及发病机制

原发性纵隔感染在临床上是一种不十分确切的诊断，少数病例由急性纵隔感染治疗后转变而来。原发性纵隔感染因真菌、组织浆细胞病、放线菌病、结核等病因造成。原发性纵隔感染可分为3型：肉芽肿型、局限性纤维性变型和慢性纵隔脓肿。

(1)肉芽肿型(慢性淋巴肉芽肿)：健康的人群中少见，免疫功能低下者，特别是艾滋病患者中较常见，纵隔和肺门淋巴结最常受累。主要由组织浆细胞病和结核分枝杆菌引起，形成淋巴结空洞性坏死和脓肿后，播散至纵隔内。偶尔可由真菌如放线菌、土壤丝病菌、芽生病菌、白霉病菌等引起，也可由肺直接侵蚀至纵隔内。感染局限于右主支气管旁淋巴结或气管支气管淋巴结时，可引起上腔静脉梗阻。受累的隆突下淋巴结穿孔后可波及食管前壁或全周，引起牵引型食管憩室或狭窄。感染还可沿支气管壁播散，引起支气管扩张，侵蚀气管者少见，但儿童的结核性淋巴结可穿入气管引起梗阻。

(2)局限性纤维性变型(也称慢性纤维性纵隔炎):少见,可在各年龄组看到,但以青年人居多。女性发病率是男性的3倍。因慢性炎症或假炎症过程造成大量致密纤维组织在纵隔的沉积,使纵隔内的结构被压迫或受包绕。多数由组织浆细胞病和结核分枝杆菌引起,部分病例原因不明。易造成上腔静脉梗阻和气管、支气管变形狭窄,还可引起肺动脉或肺静脉狭窄及缩窄性心包炎。由于纵隔内组织相互粘连,在食管钡餐做吞咽动作时,主动脉弓和气管可随之上下移动,谓之主动脉吞咽综合征。

(3)慢性纵隔脓肿:多由于慢性纵隔淋巴结感染、急性纵隔脓肿引流不畅、支气管瘘、食管瘘等引起。来源于淋巴结或脊柱的慢性脓肿常为结核。支气管瘘、食管瘘常常为手术并发症,属继发性纵隔感染。慢性纵隔脓肿几乎难以与局部肉芽肿及纤维型纵隔炎鉴别,除非与食管或支气管相通。纵隔内有液平或提示与食管相通,则证明脓肿由食管破裂引起,但也可能是脓肿破入食管内。

2. 临床表现

原发性纵隔感染的常见症状有胸痛、发热(常为低热)、乏力、体重下降、咳嗽等慢性消耗性症状,重者可发展成恶病质。如有上腔静脉、气管、支气管或食管外压性或纤维包裹性狭窄,则可出现相应的症状和体征。慢性纤维性纵隔炎有自限性特点,但一些严重而持续的并发症可致残,甚至导致死亡。大约40%的患者可不出现症状,另外60%的患者除有咳嗽、咯血、胸痛、发热、喘鸣等症状外,主要表现为血管、气管、支气管、食管、心脏或神经受压的症状和体征,以上腔静脉综合征最为多见。气管、支气管狭窄可造成呼吸困难及阻塞性肺炎;肺动脉受累可产生肺动脉高压;心包受侵可引起缩窄性心包炎的一系列症状和体征;食管狭窄则造成吞咽困难;左喉返神经受累可致声音嘶哑。

3. 诊断

原发性纵隔感染的早期,诊断常较困难,除一般临床表现外,实验室检查可见血红蛋白降低,白细胞持续升高。早期X线胸片可无异常,随着病情的发展,较常见的表现有胸骨后间隙密度增高、气管右侧肿块影,侧位或斜位片可见隆突下区肿块影,其内可有钙化,轮廓不十分清晰,断层摄影可较清楚显示。同位素镓扫描、同位素铟标记白细胞扫描更有帮助。大的肿块可使主支气管移位、支气管夹角增宽。如食管受累,则钡餐片可见食管局限性边缘不整。局限性纤维性变型的X线胸片,可有受累器官的相应表现,如上腔静脉受累可有右上纵隔影增宽;肺动脉受累可有肺野供血少和右心室肥大;肺静脉受累则表现为肺野充血。如为广泛纵隔纤维性变,可表现为双侧纵隔影失去正常曲度,边缘锐利、毛糙。继发于椎体感染的慢性纵隔脓肿,可表现为肿块向双侧纵隔突出。

胸部CT有助于明确大血管、气管和食管受累的程度。MRI在不用造影剂的情况下即可判断大静脉阻塞的情况。静脉造影及静脉^{99m}Tc核素扫描对了解上腔静脉及奇静脉的情况有较大价值。怀疑肺动脉受累时,可行肺动脉造影。纤维支气管镜和纵隔镜检查对明确本病的性质及可能的原因有帮助。有的病例需行开胸活检术,才能准确地了解纤维化的性质。有吞咽困难的患者应行食管镜检查。此外,皮肤试验,血液补体测定,活检标本的组织学检查及真菌、抗酸杆菌培养均有助于本病的诊断。

4. 鉴别诊断

原发性纵隔感染主要应与纵隔内其他良性淋巴结相鉴别,但即使进行详细的细菌学、组织学和免疫组织化学检查,有时也难以完全区分。

5. 治疗

(1)治疗原则：支持疗法，加强营养，提高自身抵抗力，抗感染。原发性纵隔脓肿以根除病因为主。静脉梗阻、受压引起的上腔静脉综合征、心包炎则需要手术治疗。

(2)病因治疗：在明确患者存在纵隔感染时，应积极寻找病因，查找引起纵隔感染的病原菌，再根据不同的病菌给予相应敏感的抗生素。

(3)手术治疗：由于纵隔脓肿和组织纤维挛缩引起的纵隔内器官受压、破坏则需要手术治疗，手术治疗适用于：①有严重压迫症状如呼吸困难、吞咽困难或有上腔静脉综合征表现者。②慢性纵隔炎出现气管食管瘘、气管或食管胸膜瘘者。③纵隔内块影与纵隔肿瘤难以鉴别者。手术主要是解除对气管、食管的压迫，如清除淋巴肉芽肿病灶或松解纤维素带等。由于肉芽肿或纤维组织块与肺血管、气管、支气管、食管等关系密切，手术分离时应小心。有时上腔静脉综合征患者还需行血管旁路术。气管食管瘘或其他胸膜瘘患者应清除病灶，修补瘘口。如术后病理证实为结核杆菌者，应予抗结核治疗。

6. 预后

本病的预后总的来说是好的。只有累及气道、肺动脉、肺静脉的患者预后差。患者往往死于肺心病、严重的呼吸衰竭。从发病到死亡一般间隔 6 年。

(二)继发性纵隔感染

1. 病因

可因颈部感染向下蔓延，不同原因造成的食管、气管支气管破裂，穿透性胸外伤，颈部外科手术后感染，邻近器官感染直接蔓延或纵隔内手术后感染等原因引起。目前，纵隔感染最常见于心脏直视手术的胸骨正中切开术后。心脏手术后约 4%患者发生表浅切口感染，1%～2%患者的感染累及纵隔。纽约大学医学中心统计 2549 例心脏手术，术后发生纵隔感染 38 例(1.5%)。北京安贞医院统计 2844 例体外循环手术，其中 17 例(0.6%)术后出现纵隔感染。常见的致病菌为葡萄球菌(金黄色葡萄球菌、白色葡萄球菌、表皮葡萄球菌等)和革兰阴性细菌(肠产气杆菌、产碱杆菌、变形杆菌、荚膜杆菌、绿脓杆菌等)。继发于食管穿孔及食管外科手术后者，占非心脏直视手术后急性纵隔感染的 90%；膈下感染向上蔓延，则多累及纵隔的下半部分。急性上纵隔感染主要由颈部或胸部食管损伤所致，较常见的原因有食管镜检查、食管异物、自发性食管破裂、食管手术后胸内食管胃吻合口瘘等，但后者引起的炎症常迅速扩散至胸腔内而掩盖了纵隔感染的问题。

2. 发病机制

在解剖上，上纵隔平面及其脏器间隙直接与颈部筋膜平面相连，而下纵隔平面及其结构也通过筋膜与腹膜后区上部相通，而食管周围间隙则贯穿颈部、纵隔和腹膜后。故某个解剖区域或间隙的感染可直接蔓延到另一个解剖区域。尤其是原发于颈部的感染，在自身重力和胸腔负压的双重作用下，易向下蔓延至纵隔内。牙源性脓肿、扁桃体周围脓肿、咽后脓肿、咽峡炎、成人会厌炎、创伤性咽部穿孔及感染均可向下蔓延，引起严重的颈部感染。颈部感染经过胸骨后间隙、气管前间隙、颈部血管鞘、椎前间隙、咽后间隙及食管周围间隙等扩展到纵隔内。此类急性纵隔感染大多数为需氧菌和厌氧菌的混合感染。一种或多种革兰阴性需氧杆菌与厌氧菌混合感染时，有协同作用，可引起纵隔坏死性蜂窝织炎，称为急性、坠入性、坏死性纵隔炎。

经胸骨正中切口可由切口感染后蔓延至纵隔，也可先有纵隔感染后影响到切口，常因引起胸骨骨髓炎而导致胸骨裂开，可进一步引起败血症、心内膜炎，或因心脏大血管切口感染后破裂，导致大出血、心肺功能衰竭等严重后果。体外循环时间过长、纵隔引流不畅、纵隔积血或血肿形成、术后低心排出量综合征致组织灌流不足以及低氧血症等均可降低人体免疫力，助长细菌繁殖，进而引起术后纵隔感染。术后出血的再次探查、切口裂开、胸外心脏按压、术后心源性休克以及使用双侧内乳动脉行冠脉搭桥术，尤其是在老年患者或糖尿病患者，都是纵隔感染的危险因素。

3. 临床表现

继发性纵隔感染常有感染、外伤或手术史，可有寒战、高热、胸部剧痛、呼吸困难、心率加快，甚至休克等表现。继发于气管或食管损伤者，早期可有颈部皮下气肿，并可迅速向周围蔓延，可触及皮下捻发感。当感染播散至双侧肺门区时，可有显著的肩胛区痛。疼痛能反映纵隔感染的部位，前纵隔脓肿疼痛是明显的，常位于胸骨后，呈跳痛；后纵隔脓肿常是肩胛之间疼痛，可沿肋间神经走行放射到前胸；若气管受累咳嗽，吞咽时可引起上胸痛；吞咽困难常有脓肿、脓液压迫；食管穿孔疼痛常位于穿孔部、颈部，上胸部疼痛穿孔常位于环咽肌平面；呼吸困难常表明有胸腔积液。急性、坠入性、坏死性纵隔炎多发生在颈部感染后的 48 小时，可短至 12 小时，长达 14 天。患者咳嗽、呼吸困难、吞咽困难，即使接受足量抗生素治疗，甚至颈深部的引流术，仍有脓毒败血症的表现，如高热、胸痛、颈部和前胸部肌肉发紧、肿胀及凹陷性水肿，并有捻发感。若胸膜腔、心包腔受累，或感染经食管裂孔蔓延至上腹部，则有相应部位感染的症状和体征。有时可蚀穿大血管，导致致死性大出血。

4. 实验室检查和特殊检查

(1)血清学检查：白细胞计数和红细胞沉降率增高，纤维蛋白原增加。

(2)X 线胸片：颈部和胸部 X 线检查常显示：①颈后间隙增宽，或许可看到气液面。②气管向前移位。③纵隔气肿，上纵隔加宽。④正常的颈椎前凸消失。若胸膜腔和心包腔受累，则显示胸腔和心包积液的征象。

(3)胸部 CT：所有颈深部感染的患者均应行胸部 CT 扫描以及早期诊断急性、坠入性、坏死性纵隔炎。CT 扫描能显示纵隔脓肿形成、脂肪层消失的软组织炎性浸润、正常纵隔淋巴结消失及不正常的纵隔内气泡。CT 还能明确感染向下，特别是隆突平面以下蔓延的范围。少量胸腔和心包积液，CT 也能及时发现。

5. 诊断

继发性纵隔感染诊断不难，多有上述明确的起因。有典型的临床表现，胸片及 CT 提示纵隔内积液及气肿者，应考虑本病。纵隔或胸腔引流出脓性液体则确诊无疑。

6. 治疗

纵隔急性感染需要立即采取有力的措施，若有延迟，常造成不可救治的并发症，甚至迅速死亡。

(1)急性、坠入性、坏死性纵隔炎的治疗：主要包括抗生素的应用、外科引流及气管切开。应根据需氧菌和厌氧菌的种类及药物敏感试验选择和调整抗生素。当纵隔感染局限于隆突平面以上时，可行颈前纵隔切开引流术，切口内插入质地柔软的橡皮管和橡皮片，以免磨损纵隔内的大血管。感染若蔓延至隆突平面以下，则应进行开胸手术，将纵隔广泛切开、充分引流，才能挽救患者的生命。前纵隔的感染，若颈前纵隔切开引流效果不佳时，可进一步考虑行剑突下引流术。气管切开适用于有大出血可能的患者，但也有人认为，所有急性、坠入性、坏死性纵隔炎的患者均应行气管切开术，以保证呼吸道畅通。近来有报道用胸腔镜下行胸部引流，认为引流较颈部引流好，创伤较胸部切开引流小。

(2)食管穿孔的治疗：食管穿孔可采用保守治疗，尤其是一些小的穿孔，常发生于食管狭窄后扩张，因周围有粘连和慢性纤维组织，污染仅局限在食管周围，但应严密观察。在复合穿孔中，大的裂口常需紧急的外科处理，是否直接修补食管穿孔主要取决于局部病理改变和污染情况，一般在12～36小时内修补易成功。可用骨肋间肌片、胸膜片和心包脂肪包裹修补。24～36小时后修补常不易成功，在这种感染重的情况下可采用充分的纵隔引流、食管改道和切除，在裂口部放置支架，减少纵隔污染，严重的患者可切除食管，进行二期重建。

(3)前胸正中切口纵隔或心脏直视手术后并发的纵隔感染。

1)开放引流法：这是早年的传统方法，即敞开切口，去除脓液、坏死组织(包括软组织和受累胸骨)、松脱的钢丝和肉芽组织，冲洗创面，纵隔和创口用湿纱布填塞并经常更换，待出现清洁、新鲜的肉芽组织后，再二期缝合切口。其优点是无引流不畅所造成的死腔，并可随时处理感染灶。但其缺点是：①患者的痛苦较大，病程较长。②胸骨移动、胸廓不稳定，影响呼吸功能，易使肺功能不全的患者产生呼吸衰竭或肺部并发症。③胸骨、纵隔组织和心脏长期显露，易使心脏缝线和代用品遭受继发性感染的威胁，常可导致心脏、大动脉切口大出血或心内膜炎等。因此开放引流法的治疗失败率较高，目前仅适用于纵隔炎出现于手术后2～3周胸廓较稳定的病例以及病情严重合并有骨髓炎而不能耐受麻醉再行手术的病例。

2)密闭引流法：近年来主要采用的方法，即打开切口，彻底清创，去除纵隔感染组织和纤维性沉积物，冲洗创面，在切口上端另戳孔置入多侧孔硅胶冲洗管，在心包腔底部(感染累及心包腔)或右心房旁及胸骨后各放置一乳胶引流管后，一期缝合切口，包括用不锈钢丝牢固对拢缝合胸骨。用无菌抗生素溶液(如庆大霉素8万U/500 mL生理盐水，1500～2000 mL/d)或聚烯吡酮碘液连接冲洗管，持续冲洗纵隔，引流管接负压吸引装置－1.177～－1.471 kPa(－12～－15 cmH_2O)，保持引流通畅。一般在持续冲洗3～5天后，引流液即可由浑浊逐渐转变为清澈，引流量与灌注量趋于平衡，患者全身情况改善，体温逐步下降至正常，多可在7～10天内停止冲洗。先拔除冲洗管，1～2天后再拔除引流管。此法的优点：①能迅速控制纵隔感染，尤其是在胸骨未出现骨髓炎前早期施行效果更好。②无胸骨移动，胸廓稳定性好，可保持良好的呼吸功能。③患者痛苦小，疗程短。④可减少因纵隔暴露和多次换药造成再次感染以及由此引起的心脏、大血管破裂出血。其缺点是有可能因引流不畅造成纵隔死腔。

3)肌肉充填法：对于纵隔感染侵及胸骨的患者，胸骨严重感染，甚至坏死，可部分或全部切除胸骨，同时将胸大肌、腹直肌做部分离断，将肌肉填充到因胸骨切除留下的间隙之中，然后进行一期缝合。由于腹直肌片由腹壁上动脉供血，所以只有当内乳动脉通畅时该组织片才能使用。当双侧内乳动脉部被用作移植血管或在清创中已被清除时，使用网膜也可获得成功。因为网膜能促进新血管再生，减轻淋巴结肿胀，提供纤维母细胞以及在关闭胸骨时覆盖所需的软组织，这种治疗进一步地减少了发病率和死亡率，长期维持良好的功能，并且明显减少住院时间。其优点是愈合时间短、胸廓稳定性好、呼吸功能良好，避免换敷料的并发症，减少精神创伤。该法特别适用于慢性、反复性发作的患者。

7.预后

急性、坠入性、坏死性纵隔炎的死亡率仍然很高，多数文献报道达40%。引起死亡的主要原因是严重的败血症、大血管破裂及出血、呼吸衰竭和颅内感染。脓胸、化脓性心包炎及心包填塞也是致死的原因。

二、纵隔气肿

(一)概述

纵隔气肿指纵隔内积存有空气或其他气体,也称纵隔积气,是肺泡外积气(肺泡外气体)的一种形式。纵隔气肿的气体主要来源于微小肺泡的破裂,也可以来自上呼吸道逸出的气体以及胸腔内呼吸道或消化道逸出的气体。内脏间隙的细菌感染也可产生气体。此外,手术和创伤也可将外界空气带入纵隔。除了分娩可发生纵隔气肿以外,机械通气、各种重症监护、潜水病、胸部创伤、哮喘等均可引发纵隔气肿。

除了纵隔张力性气肿以外,通常纵隔内气体在临床上并不产生严重后果。但是,许多重要脏器邻近的纵隔组织对炎性损伤变得异常脆弱,容易继发纵隔炎症,结果临床上出现了各种各样受累脏器功能改变的表现,这些功能改变的表现较之炎症本身的症状和体征要严重得多。纵隔内气体的来源主要有以下几种。

1. 上呼吸道

头和颈部感染(牙齿感染、唾液腺炎、颈淋巴结炎、扁桃体炎、扁桃体周围脓肿、面部骨髓炎);骨折(累及鼻旁窦、眶骨、颌骨等其他面骨);黏膜损伤(创伤、手术、气管内插管);牙科手术(拔牙、气钻凿孔);胸内呼吸道。

2. 胸部钝性伤或穿透伤

医源性(支气管镜、支气管内毛刷、经支气管活检、针吸活检);肺实质;肺泡直接损伤(穿通性损伤、手术、经支气管活检、针吸活检);肺泡自发性破裂(肺泡和邻近支气管血管鞘之间的剪切力造成)。

3. 胃肠道

食管穿孔。

4. 经气腹或腹膜后(胃肠道穿孔、憩室炎、内镜检查、活检或感染)

产气菌感染;急性细菌性纵隔炎;头颈部感染。

5. 来自体外气体

颈、胸部穿通性损伤;外科手术(气管切开、纵隔镜检查、胸骨切开经胸管引流)产生的皮下气肿;人工气胸;人工气腹。

(二)临床表现

1. 症状

胸痛,可能是气体在扩散过程中牵拉纵隔组织所致。特征性的部位在胸骨后,随运动、呼吸、体位改变而加重,常放射到背部、肩部或上肢,不适感可能会延伸到颈部。如果气体进入腹膜后或腹膜腔可引起腹部不适,这种情况不多见。

2. 体征

颈部和锁骨上区可有握雪感。严重时心脏浊音界叩不清楚,可见发绀和颈静脉怒张。

单纯纵隔气肿的患者常有低热并伴有轻、中度白细胞升高,是气体在组织间隙扩散产生的反应性炎症。心电图可能有与气胸相似的改变,包括普遍性低电压、非特异性电轴偏移、ST-T 波改变和胸部导联 ST 段抬高。

（三）诊断

正位和侧位胸片发现纵隔内气肿，胸骨后积气，沿左侧心缘存在线状纤细透光区时，即可明确诊断。胸片也可显示皮下气肿，CT 可更清楚地显示纵隔气肿存在。

（四）治疗方案和原则

1. 处理原则

处理纵隔气肿主要取决于有效地治疗原发病，很少需要外科直接处理纵隔气肿，如排气减压或心包积气减压。

纵隔气肿的气体可扩散到整个纵隔，有时，皮下气肿范围很大。但皮下气肿本身并无任何危险，没有必要通过外科治疗来缓解。只要原发漏气口闭合，气肿会在 2～3 周后自行吸收。处理目的主要是缓解气体机械性压迫产生的生理功能障碍。

2. 自发性纵隔气肿的处理

自发性纵隔气肿多与一个或多个易感因素有关，例如支气管痉挛、感染、异物，去除了这些易感因素，自发性纵隔气肿会逐渐自行吸收。疼痛和其他症状可对症处理。需要特殊治疗的外科手段有：用针抽吸纵隔气体，锁骨下皮肤切开。通常比较稳妥和保险的做法是在胸骨上窝做一小切口直达纵隔筋膜层，帮助纵隔内气体有效排出。

3. 正压通气所致纵隔气肿的处理

正压通气患者出现纵隔气肿和皮下气肿，当不合并张力性气胸时，通常无生理意义，但是纵隔气肿有可能迅速进展为张力性气胸。机械通气患者出现气胸需要立即放置胸腔闭式引流管，或床旁备好胸腔闭式引流包。

只要可能就要尽快离断正压通气，不能离断时呼吸机可调整呼吸机参数，降低潮气量，减小呼气终末正压（PEEP），调节吸气流量和时间来降低胸内平均压，减少进入纵隔的气体。机械通气时如果出现支气管痉挛和其他导致气体滞留的可逆性原因，都应该积极予以相应的处理。

4. 气管、支气管破裂

存在气管、支气管裂伤造成的肺泡外积气，需要尽快确诊并立即进行外科修补。

三、胸腺囊肿

（一）概述

胸腺来源的囊肿少见，认识它可追溯到 19 世纪早期。1832 年，对 2 例梅毒患者尸检时，Lieutaud 发现其胸腺上有“化脓性改变”，当时他们把这一病变与尸检发现的干酪性肺结核联系起来。1850 年，Dubois 描述 3 例死于先天性梅毒的新生儿，在他们的胸腺内发现囊性改变，他提出胸腺病变不是结核而是梅毒性化脓性感染。此后，Chiari、Pollosson、Erdheim、Hammar、Pappenheimer、Klose 等学者均描述了胸腺囊性改变。所有这些早期研究都来自尸检材料，这些囊肿或者被认为是梅毒性，或者是先天性。

（二）胚胎学

两侧下颌角到胸骨柄连线中间的任何部位均可发现胸腺囊肿，常紧靠或就在颈前三角内，纵隔内胸腺囊肿最常位于前纵隔，向下可直至横膈。胸腺囊肿的发生部位与胚胎学有密切关系。

胸腺衍生于第 3 对鳃弓，也可来自于小的不连续的第 4 对鳃弓，在胚胎发育第 6 周，第 3

鳃弓腹侧表面胸腺内皮出现小囊，这些憩室小芽增长成中空胸腺咽管，最后它们与咽离断，形成成对始基。随着内皮延长和增生，此管逐渐变成实性胸腺茎管，并向尾侧移行靠近中线。在胚胎发育13周时，胸腺始基穿过已发育的甲状腺后方，紧贴心包并与心包一起下降到前纵隔，发育为成对胸腺。在第8周时，增长的胸腺茎管近侧部分萎缩并随之消失。如果胸腺咽管上部分未能退化，那么沿胸腺下降的这条线上任何地方就可以发现它的残余。早在1912年，Wenglowski报告称在尸检中发现了小的胸腺囊肿，10例成人胸腺囊肿2例在颈部，65例婴儿胸腺囊肿21例囊肿在颈部。Gilmour在1941年报告了13例在不寻常部位发现的胸腺组织。1949年，King报告尸检发现8例颈部胸腺囊肿。在外科切除的甲状腺组织内也偶然发现合并有胸腺囊肿。

（三）来源

1938年Speer提出假设，胸腺囊肿可能从以下5种类型中衍生而来：①胚胎胸腺咽管残余、鳃裂或胸腺小管。②病理退化的胸腺组织分离而出。③淋巴细胞样、网状细胞样或结缔组织肿瘤性病变。④源于退化的哈氏小体。⑤在胸腺发育、退化或增生各个阶段，从血管或结缔组织成分而来。Krech将胸腺囊肿分为3类：①先天性。②炎症性。③肿瘤性。

所谓Dubois脓肿或炎症性囊肿，是因为梅毒而致，在胸腺肿瘤内出现的囊肿可能是因为肿瘤退化或坏死。有些学者提出非肿瘤性或非炎症性胸腺囊肿可能是先天性来源，因不明原因而致出血或积液后，胸腺或胸腺咽管先天性地保持缺损状态，促使囊肿形成。1963年，Fielding重新提到很老的理论，即胸腺囊肿来源于退化的哈氏小体。他们坚持退化性改变足够广泛，可以造成哈氏小体扩张，这也解释了为什么胸腺囊肿形态各异，而且囊肿破裂后出现肉芽肿改变。事实上，哈氏包囊与胸腺咽管衍生的复合上皮网相连，并成为其一部分，这一事实提示胸腺退化可以发生多灶性和多囊性肿块。但是胸腺囊肿内并不永远发现哈氏小体内囊性变。当退行性变发生在胸腺囊肿囊壁上，可能是正常胸腺结构局部扭曲的结果。许多胸腺囊肿出现在10岁以内，此时不可能发生退行性改变。在正常发育儿童中没有显示胸腺囊肿退行性变。哈氏小体来源于胸腺咽管，以后合并成为淋巴网状成分，未能合并进去的胸腺咽管残余将来可能持续存在，或者在胸腺外，或者在它的分隔组织内。所有胸腺囊肿的临床和病理学特点都可以用胸腺咽管持续存在来解释。先天性来源的证据为颈部胸腺囊肿常合并其他内分泌腺疾病，囊肿多包含有正常甲状旁腺组织，很少含有正常甲状腺组织，已有报告囊性甲状旁腺腺瘤混有胸腺成分，临床少见纵隔胸腺区迷走性囊性肿瘤含有正常胸腺、甲状旁腺和唾液腺组织。颈部胸腺囊肿与正常纵隔胸腺相连提示先天性来源。胸腺囊肿发生从逻辑上可以因胸腺咽管残余在胸腺内，或在其附近，以后与之分离，这些先天性结构发生出血和积液等退行性变，也是临床表现发生的原因。

（四）组织学

胸腺囊肿为多房性囊肿，大小为2～15 cm，每个小房大小变化较大，直径小到几个毫米，大到胡桃大小，内含清亮液体，或因含胆固醇结晶，或因出血而呈浑浊。内衬扁平上皮、柱状上皮、纤毛柱状上皮或鳞状上皮，上皮细胞常常退变并被肉芽组织、炎性细胞浸润和泡沫巨噬细胞所取代，在纤维性囊壁上可见到胆固醇性肉芽肿，有时还可发现异物巨细胞、含铁血黄素巨噬细胞。胸腺囊肿内衬上皮类型对于诊断有重要价值。若缺乏哈氏包囊，或缺乏弥漫性胸腺上皮成分，组织学上胸腺囊肿与支气管囊肿难以区分。由于胸腺随年龄退化，诊断时需要多处取材并在显微镜下仔细检查。有时发现囊壁上有多个小囊肿提示可能是其中之一增大所致。胸部与颈部的胸腺囊肿其组织学结构基本相同。

（五）先天性胸腺囊肿

纵隔胸腺囊肿与颈部胸腺囊肿发生比例约为2.5∶1，男女发病比例大致相等。

1. 颈部胸腺囊肿

Guba在1978年曾深入研究此题目，他复习了组织学确定的56例颈部胸腺囊肿，发现病变在左侧为70%，右侧23%，位于中线或咽部为7%。90%的患者主诉为颈部无痛性包块，其余为吞咽不畅，呼吸费力，声音嘶哑，罕见疼痛，肿块偶尔出现大小变化，可能因囊肿感染或出血。颈部胸腺囊肿在儿童期发病率最高，平均年龄12岁，发现时平均为7岁，75%以上年龄在20岁以下。Indeglia曾报告3例年龄在60岁以上，2例有纵隔囊肿，1例有颈部囊肿。Behring报告颈部胸腺囊肿可以是单房，也可以是多房，最常见位于一侧。Guba提出50%的颈部胸腺囊肿与纵隔胸腺有关，可能是囊肿在胸骨后直接扩展，或是经一索带或胸腺残余延伸入胸腔。

Mikal分析47例颈部囊肿，其中25例为支气管囊肿，12例为甲状舌骨囊肿，8例为甲状腺囊肿，1例为胸腺囊肿，1例为甲状旁腺囊肿。胸腺囊肿与支气管囊肿的关系颇难确定，大多数颈部胸腺囊肿青春期前即被发现，此时胸腺体积和活动性最大，其囊壁上很容易辨认出胸腺组织。支气管囊肿在青春期以后被发现，此时胸腺已经发生退化萎缩，很难鉴别出胸腺组织。偶尔在支气管囊肿壁上发现有胸腺组织，支持两种囊肿为同一发育畸形的变异。但是经典概念是支气管囊肿衍生于支气管鳃弓鳃裂复合体残余，从第2鳃弓或者是His颈窦发生，偶尔在囊肿附近或其壁上也可含有某些异位胸腺组织。其实真正的支气管囊肿从第2鳃弓鳃裂发出后，在颈内、颈外动脉之间动脉分叉之上走行，终止于扁桃体上隐窝，而胸腺囊肿行走于颈动脉分叉之后方，终止于梨状窝。

2. 纵隔胸腺囊肿

纵隔胸腺囊肿不多见，1971年，Wychulis描述了1064例纵隔肿瘤和囊肿，196例为良性囊肿，其中19例胸腺囊肿，仅2例年龄在30岁以下。纵隔胸腺囊肿常无临床症状，多在无关胸部的X线检查时意外发现，也无特殊诊断措施提示前上纵隔肿物为胸腺囊肿。出现在前上纵隔的其他囊肿还有支气管源性、食管源性、胃肠源性、间皮性、肿瘤性、寄生虫性、心包性、胸导管性和支气管食管囊肿以及囊性血肿。实际上包虫病可累及任何一脏器，胸腺包虫囊肿也有报告，某些纵隔“非特异性囊肿”是那些即使通过组织学检查也不能确定的囊肿，很可能在这些非特异性纵隔囊肿内包含了胸腺囊肿，其上皮因退行性破坏被肉芽组织替代。Bernatz研究了138例胸腺肿瘤发现，X线片上肿物周边的线形钙化为非侵袭性胸腺瘤囊性变产生瘤壁上钙化，或是界限清楚的肿瘤纤维包膜上钙化。胸腺囊肿也可有周边钙化，但齿状钙化常出现在纵隔皮样囊肿和包虫囊肿中。

（六）后天性胸腺囊肿

后天性胸腺囊肿最常见的原因是感染，早年曾有许多关于此题目的报告，近年来已经消失了。尸检时报告“Dubois”脓肿为多个大小不等的囊性腺体，其内充满脓液，被认为是先天性梅毒所致。1912年，Ribbert描述了这些囊肿，在明显增大的哈氏包膜内充满角蛋白和坏死碎屑，对梅毒为其原因产生疑问。Hodgkin淋巴瘤放射治疗后也可产生胸腺囊肿，这类囊肿表现为纵隔肿物长期存在，需要与Hodgkin淋巴瘤复发进行鉴别，有人提出此类囊肿仅与放射治疗有关，需要注意。偶尔仅给予化学药物治疗也产生胸腺囊肿。

（七）囊性胸腺肿瘤

Yamakawa 提出单纯胸腺囊肿也可能发生肿瘤，他们描述胸腺囊肿壁上有小块胸腺瘤灶，存在胆固醇裂隙和淋巴细胞灶，这很可能是胸腺瘤发生的囊性变。也有描述称胸腺囊肿壁上存在生发灶。真正的胸腺囊肿恶性变仅有 1 例报告，64 岁男性患者，无症状，切除一个 11 cm×7 cm×4 cm 的纵隔囊性肿物，在囊内鳞状上皮囊壁上发现分化较好的乳头状鳞状细胞癌，术后随访 7 年未见复发。40％的胸腺瘤内也可发现囊肿，大的胸腺瘤比小的更为多见，囊肿体积变化很大，从不明显含清亮液体的小囊至巨大囊腔，内含血液或黄棕色黏稠液体，含有胆固醇和其他血液破碎屑物。囊性肿瘤特别容易钙化。有时肿瘤囊性变极为广泛以致所能看到的胸腺瘤仅为一小结节与包囊相连，且难以发现。再次强调肉眼仔细观察，广泛取材显微镜下检查。某些胸腺瘤周围的胸腺组织内可以有真正囊性变。显微镜下囊性变也可出现在其他胸腺肿瘤中，如生殖细胞肿瘤和畸胎瘤。胸腺内很少发现淋巴管瘤和淋巴管囊肿存在。

（八）治疗

胸腺囊肿唯一的治疗方法是切除手术，手术不仅可明确诊断，而且可去除任何恶变或局部侵犯组织，术中冰冻切片可帮助决定切除范围。

（张　磊）

第三节　胸部损伤

一、气管、支气管异物

气管、支气管异物是一种常见的危急重症，多发生于小儿。当呼吸道吸入异物后，可以并发急性喉炎、哮喘、肺炎、肺脓肿、支气管扩张症、肺气肿、自发性气胸甚至脓胸。体积较大的异物，突然阻塞声门、气管或主支气管会引起呼吸困难，严重者会引起窒息死亡。本病一旦发生，多数病例需在支气管镜下将异物取出。对于一些形状特殊的异物、表面光滑的异物、异物嵌入支气管腔内过深者，经气管镜难以取出，往往需要施行剖胸手术，切开支气管摘除异物，如阻塞远端肺组织已感染实质病变，需行肺叶或全肺切除术。

（一）病因

吸入的异物按性质可分为三类：①金属类如缝针、大头针、安全别针、发夹、注射针头、鱼钩、硬币或钢珠等。②动植物类如花生米、黄豆、蚕豆、玉蜀黍、瓜子、核桃、骨片等。③塑料和玻璃类如塑料圆珠笔帽、瓶塞、玻璃串珠、钮扣等。

（二）发病机制

（1）由于异物的大小、形状、性质以及阻塞部位不同，对患者产生的影响也不相同。小而光滑的金属性异物吸入支气管腔内，仅产生轻微的黏膜反应，不会引起呼吸道阻塞。随着时间的推移，金属会氧化生锈，有时还会穿透支气管壁进入肺实质。但动植物类异物可发生支气管部分性或完全性梗阻，并引起异物周围严重的局限性炎症。大的异物早期可以引起完全性的气管、支气管阻塞，产生呼吸困难、急性肺不张、纵隔移位，进一步发展为阻塞性肺炎、支气管扩张症及肺脓肿。值得注意的是，小儿气管、支气管异物绝大多数为食物壳仁或塑料玻璃类玩具，因此，小儿应避免玩这类物品，以免发生意外。

(2)异物存留的部位,可能在喉部、气管隆突处,但以进入左、右主支气管及其远端多见。右侧支气管异物的发生率较左侧高,这是由于右侧主支气管比左侧粗、短、直,偏斜度较小,而左侧主支气管较细、长、斜,加之隆突位于中线偏左,因此,异物容易落入右侧。异物停留的部位,多在主支气管和下叶支气管,落入上叶及中叶的机会极少。

(3)异物落入支气管,可以产生部分性或完全性阻塞,两者均可导致不同程度的肺通气功能减退。部分性阻塞时,异物的阻塞或刺激产生的局部炎症反应、肿胀导致形成活瓣机制,空气可以吸入气道远端,但无法呼出,引起阻塞性肺气肿,受累的肺组织过度膨胀,产生纵隔移位、呼吸困难,肺内压力增高甚至可以产生自发性气胸。完全性阻塞时,由于异物的嵌入,加之黏膜肿胀、炎症、腔内分泌物潴留,最终使支气管腔完全阻塞,导致阻塞性肺炎、肺不张、支气管扩张症及肺脓肿。

(三)诊断

由于吸入异物种类、大小、形状不同,症状也不同,从无任何呼吸困难症状到严重缺氧、窒息而致死亡均有发生。本病发生可有明确的吸入异物病史,并出现相关临床症状,表现为呛咳、咳嗽、咳痰、呼吸困难、咯血、发热,严重者可在很短时间内窒息死亡。

1.临床分期

根据异物停留时间的长短,临床上分为三期。

(1)急性期(24 小时):有黏膜刺激症状和呼吸困难,并伴有胸痛,少数患者出现发绀及发音困难。

(2)亚急性期(2～4 周):由于异物产生呼吸道局部炎症反应,伴随有支气管黏膜刺激症状,出现黏膜溃疡、软骨坏死及蜂窝织炎等。

(3)慢性期(1 个月以上):此时异物反应轻的患者可无症状,如出现较大支气管的完全性或不完全性阻塞,则可出现与局限性肺气肿、肺不张或肺化脓症及脓胸相应的症状。

2.临床症状

在临床工作中如果发现小儿在进食或口含物品玩耍时发生呛咳、哮喘甚至呼吸困难、发绀等,要考虑有吸入异物的可能。对于儿童不明原因的肺炎、肺不张等与常见肺炎临床症状不符时应考虑支气管异物的可能性。

3.放射学诊断

气管、支气管异物最基本的检查方法是胸部正侧位平片,对于金属和不透 X 线的异物可以确定异物位置,对 X 线不能显示者可以发现异物堵塞区肺炎、肺不张等间接征象。对高度怀疑的患者应行纤维支气管镜检查以明确诊断并能给予及时治疗,少数病例尚需支气管造影、断层扫描、CT 检查等,均可显示支气管管腔充盈缺损。

(四)治疗

1.误吸异物家庭自救的方法

(1)立即以示指或拇指突然按压颈段(环状软骨以下至胸骨切迹处)气管,刺激患者的咳嗽反射,将异物咳出。

(2)可立即抓住婴幼儿双踝部使其处于倒立位,并于原地转圈,迅速加快,由于离心力作用即可使异物排出。

2.经支气管镜检查和异物摘除

气管、支气管异物能自动咳出的占 1%～2%,因此应积极治疗,以免延误病情,发生并发症。气管、支气管吸入异物后，多数均可通过镜检顺利取出，但也有少数病例取出困难，或者出现窒息等并发症。特殊类型的气管异物由于形状特殊、体积较大，一般应选择全身麻醉。全身麻醉可使患儿减少躁动，气管内平滑肌松弛，利于异物的取出。但全身麻醉应达到一定的深度，既保留患儿的自主呼吸，又尽量在置入气管镜和异物出声门时达到肌肉松弛、分泌物少和止痛的要求。

3. 剖胸手术适应证

剖胸手术仅适用于下列情况：①经支气管镜摘除困难或估计摘除过程中有很大危险。②异物已引起肺部明显化脓性感染。

4. 手术

应注意做好术前准备，确定异物形态、性质及停留部位，手术当天应复查胸片，以防止异物移位。对于球形、光滑的支气管异物，为预防由于体位变动或操作时异物滑入对侧支气管，可采用双腔管或单侧支气管插管。

手术方式有以下两种。

（1）行支气管膜部切开术时，切开胸膜，显露支气管膜部，在该处扪及异物，纵向切开膜部，取出异物，然后间断缝合膜部切口，并以胸膜覆盖。

（2）肺叶或全肺切除术适用于由于异物停留时间长，已引起严重的肺部不可逆感染或化脓，患部肺功能难以恢复者。

二、肺损伤

胸部创伤常引起肺组织损伤。胸部开放性创伤，刀刃、子弹、弹片等致伤物均可穿破肺组织。胸部闭合性损伤，肺组织也可因多种情况受到损伤。

肺挫伤是常见的肺实质损伤，以受伤部位的水肿和出血而无肺表面的裂伤为特征，在胸部钝性伤中常见，其发生率为胸部钝性伤的30%～75%，病死率为14%～40%。

（一）发病原因及分类

胸部钝性伤，如车祸、挤压伤、减速伤等，暴力局限时可引起小面积肺挫伤，暴力强大时可引起肺叶或整个肺实变。其发病机制是当暴力作用于胸壁，胸腔受到挤压，增高的胸内压压迫肺组织，引起肺毛细血管破裂出血；当外力消除，变形胸廓弹回时，胸内骤然的负压又可导致原损伤区的附加损伤，肺毛细血管破裂和出血加重。

（二）病理生理

损伤初期，肺间质水肿、瘀血，血液渗出至肺泡内，而大多数肺泡壁是完整的。12～24小时后，肺泡结构破坏萎陷，大量炎性细胞和单核细胞渗入挫伤肺泡及间质内，且因渗出液及细胞碎屑的积聚又使损伤区周围间质毛细血管受压萎陷，肺毛细血管内压力升高，血流减少，引起肺组织实变，失去弹性，从而使肺损伤区及其周围的肺组织失去气体交换功能，引起全身低氧血症和二氧化碳潴留。肺血流减少、缺氧、酸中毒、肺泡水肿又造成肺泡Ⅱ型上皮细胞损害，抑制肺泡表面活性物质的产生，形成肺泡透明膜，导致肺泡不张，右向左血液分流量增多，诱发急性呼吸窘迫综合征（ARDS）。

（三）临床表现

临床征象常受其他合并损伤的影响。另外，与伤员体质，如伤员肥胖程度、发生创伤前肺功能状态有密切关系。根据临床征象可将肺挫伤分为单纯性肺挫伤与呼吸功能不全性肺挫伤。

1. 单纯性肺挫伤

临床症状轻微，常被并发的胸部其他损伤所掩盖。呼吸困难也可以很轻，但咯泡沫样血性痰。

2. 呼吸功能不全性肺挫伤

除咯泡沫样血性痰外，创伤后早期即有明显呼吸困难、发绀、心动过速等，如不及时处理则易发生 ARDS。患侧肺可闻及湿性啰音，呼吸音减弱甚至消失。

（四）辅助检查

1. X 线胸片

是诊断肺挫伤的重要手段，主要有两种基本类型。①肺浸润性病变，呈斑片状边缘模糊的阴影，最轻型者也可呈现边缘清晰的小片状密度增高影，严重者可呈现整个肺叶乃至全肺一致性高密度阴影，患侧膈肌下移。②沿支气管分布呈线状的浸润影，是由小支气管周围出血所引起。X 线胸片的变化于伤后 1 小时即可出现，但有 30％伤员可延迟到 4～6 小时后才出现。因此，怀疑肺挫伤时应连续复查胸部摄片。经治疗后 48～72 小时开始吸收，2～3 周后才能完全清晰。

2. 血气分析

单纯性肺挫伤动脉血氧分压（PaO_2）可正常或轻度下降，经吸纯氧 1 小时后，PaO_2 可以超过 40.0 kPa（300 mmHg），说明肺内无明显右向左分流。呼吸功能不全性肺挫伤动脉血气分析有明显低氧血症，而动脉血二氧化碳分压（$PaCO_2$）可正常或稍低，肺内右向左分流比值（Qs/Qt）显著升高，可达 20％或以上。

（五）诊断与鉴别诊断

1. 诊断

根据胸部钝性伤史、泡沫样血性痰、呼吸困难、X 线胸片显示片状浸润阴影或线状不规则浸润阴影、低氧血症可诊断肺挫伤。

2. 鉴别诊断

肺脂肪栓塞：伤员有误吸史。胸部钝性伤后可以发生肺脂肪栓塞，其临床症状和血气分析结果可与肺挫伤相似。但脂肪栓塞的胸片可表现为特征性的雪花样或细粒状或粟粒状改变。脂肪栓塞常可累及脑部，产生各种类型的意识障碍。此外，约 60％的脂肪栓塞伤员可以发现特征性的皮肤瘀斑。

（六）治疗与预后

治疗原则：及时处理合并伤，保持呼吸道通畅，吸氧，防治感染，应用肾上腺皮质激素，限制水分及晶体液输入，利尿，呼吸机治疗等。

1. 单纯性肺挫伤

无须特殊治疗，止痛、鼓励排痰即可很快康复。但在治疗早期仍需密切临床观察、重复胸片和血气分析，监视单纯性肺挫伤转变为呼吸功能不全性肺挫伤之可能。

2. 呼吸功能不全性肺挫伤

应及时有效处理合并伤，如胸廓骨折及浮动胸壁、内脏损伤、气胸、血胸等。凡有多发性合并伤者应施行预防性机械呼吸；肺挫伤合并心脏挫伤并伴有低排血量时，应行预防性机械呼吸；若伤员因合并伤手术已做气管插管，则应继续应用 1～2 天 PEEP；反常呼吸本身不是应用机械呼吸的指征，但由于软化的胸壁阻碍挫伤肺组织的膨胀，故应考虑早期应用机械呼吸。

3. 保持呼吸道畅通

在应用止痛药的前提下，拍击伤员背部，变换伤员体位，鼓励伤员咳嗽，做深吸气及腹式呼吸运动，协助伤员排痰，必要时可采用鼻导管吸痰。呼吸困难显著，潮气量低，有分泌物潴留时应及时行气管切开，有支气管痉挛时可应用解痉药物，目的在于避免肺不张、预防感染，尽可能不应用机械呼吸。

4. 吸氧

5～10 L/min。

5. 防治感染

肺部感染是常见的合并症，可加重呼吸功能不全，故所有肺挫伤伤员均应给予广谱抗生素。

6. 应用肾上腺皮质激素

皮质激素能阻止许多胺类的互相作用，从而减轻炎症反应，抑制毛细血管壁通透性增高及渗出，促进肺泡表面活性物质的产生，以促进肺挫伤康复，预防 ARDS 发生。氢化可的松 30～50 mg/(kg・d)，或地塞米松 1～1.5 mg/(kg・d)，但不宜长期应用，一般以 3 天为宜。

7. 限制水分及晶体液输入

医源性原因是促使肺挫伤并发呼吸功能不全的重要原因。如果大量输入晶体溶液，可触发 ARDS 使病情恶化。可适量输注清蛋白、血浆或全血以补充血容量之不足。如果复苏时已输入大量液体，可给利尿剂。呋塞米能减轻肺静脉收缩，先降低肺毛细血管床的静脉压，继而产生利尿效果。一般用量为 40～80 mg，有助于肺水肿的消退。

8. 呼吸机治疗

若伤员出现 ARDS 和低氧血症，PaO_2＜60 mmHg(7.98 kPa)，$PaCO_2$＞50 mmHg(6.65 kPa)，肺内分流≥25%，应立即进行气管内插管或气管切开连接呼吸机治疗。早期应用机械呼吸，可预防 ARDS 的发生，较产生病理改变后再治疗更为有效。机械呼吸时以采用 PEEP 最为有效。呼吸机治疗肺挫伤能防止和减少肺出血，促进不张肺膨胀，改善气体交换，纠正低氧血症。但长期使用呼吸机可产生严重并发症，待血气正常后即可停止使用。

三、胸壁软组织损伤

胸壁软组织损伤临床非常多见，单纯胸壁软组织损伤主要为外力或用力不当致胸壁肌肉的损伤或撕伤。由于胸壁对疼痛刺激比较敏感且伤后无法完全限制活动这一特殊的解剖学特点，使此类损伤的自然病程远较其他部位软组织损伤长，多在 4～6 周。严重胸部外伤均合并有胸壁软组织损伤，本部分仅涉及单纯胸壁软组织损伤。

(一)病因

胸壁软组织受到钝性或锐性暴力损伤时，均可以引起胸壁软组织(包括胸壁皮肤、皮下组织、肌肉、胸膜，其中包含有神经、血管和淋巴组织)的挫伤和(或)裂伤，有时损伤的原因很轻微以致患者不能准确叙述受伤原因及时间。

(二)临床表现

损伤部位均有明显压痛，部分患者伴局部组织肿胀、皮下瘀血斑或皮肤划伤痕迹，胸部锐器伤可以有伤口。

（三）诊断

胸壁软组织伤诊断时，应特别注意以下几点。

（1）有无伤口以及伤口的深浅、损伤的轻重，要排除是否穿入胸膜腔，以便决定清创的范围和麻醉的选择。通常可在清创时以质地较硬的导尿管顺其自然地反复试探，以了解伤道及其深浅和方向。污染严重时，可注入亚甲蓝，以便彻底清创，预防感染。

（2）闭合伤时注意皮肤挫伤痕迹或青紫，有无血肿、血肿的深浅和大小。浅层血肿可触及波动感，深部血肿张力较大时难以触摸或可触及“硬块”，可做双侧对比检查，必要时可行B超定位和血肿穿刺。血肿早期可加压包扎，以防止扩大、促其吸收；较大血肿尽量以粗针头抽吸，以防血肿继发感染变成胸壁脓肿。一旦深部脓肿形成，可有红、肿、热、痛，应行早期切开引流。

（3）胸部异物，特别是与纵隔重叠的金属异物，在诊断时应摄高电压X线后前位片及侧位片或加摄切线位全胸片，以防漏诊。

（四）治疗

1.镇痛

根据受伤的程度可给予止痛、化瘀等中西药物治疗，皮肤完整者受伤局部可外敷跌打损伤药物。

2.理疗

外伤后6小时内局部肿胀处可用冷敷，6小时后可用热敷或以音频电疗法或运动创伤治疗机进行方波治疗，有一定效果。

3.清创

有胸壁伤口者必须常规清创，清除异物及坏死组织，充分止血。术后常规做破伤风抗毒血清皮肤试验，如为阴性则肌注，如为阳性应脱敏分次肌注，并根据伤口污染情况给予抗生素治疗。只有深部较大异物（2 cm以上）或表浅可触及异物才考虑取出，但术前定位诊断很重要，一种简便的办法是先以针头扎探，只有在触及异物后，手术成功率才能提高。

四、创伤性血胸

胸部损伤后致胸膜腔积血者称创伤性血胸，常见于胸部穿通伤或严重钝性挤压伤，其发生率在钝性胸部伤中占25％～75％，在穿通伤中占60％～80％。

（一）病因

1.肺循环出血

钝性伤造成的血胸多由于肋骨骨折断端骨膜及骨髓腔出血难以自行收缩闭合，形成血肿及血凝块时出血可自行停止，但骨折端刺破胸膜，在胸腔负压的作用下很容易被吸入胸腔。如直接暴力较大，骨折断端向内刺入胸膜腔内，可刺破占据胸腔最大体积的肺组织导致损伤出血，这是最常见的出血来源（图1-3）。但由于肺循环的压力低（仅及体循环压力的1/6～1/5），损伤的肺组织因弹性回缩及局部血气的压缩，出血速度较慢，甚至全肺广泛挫裂伤出血多可自行吸收和愈合。单纯肺挫裂伤引起的出血，多可经胸腔穿刺（少量）和胸腔闭式引流而治愈，真正需行开胸手术探查者仅为5％左右。

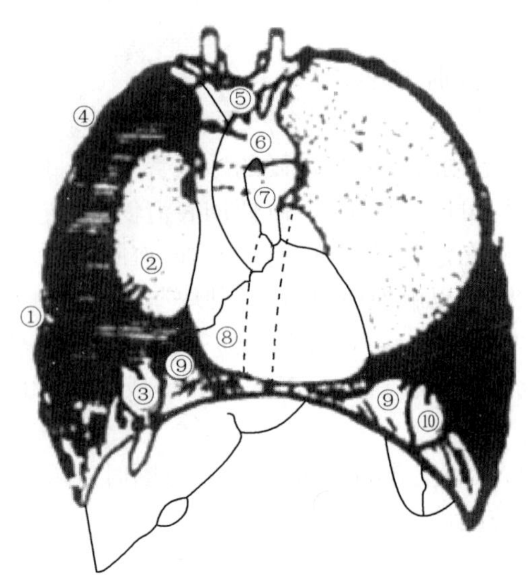

图 1-3 胸血积血的来源

①肋骨骨折；②肺实质；③肝脏；④肋间动脉或胸廓内动脉；⑤主动脉分支；⑥肺血管；⑦主动脉峡间；⑧心脏；⑨膈肌；⑩脾脏

2. 体循环出血

体循环出血主要指心脏大血管，主动脉及其属支肋间血管，胸廓内血管，锁骨下动静脉，腔静脉，无名动静脉破裂及肺动静脉出血，一般出血量大，速度快，休克和死亡发生率高。

(二)分类

临床上常根据出血量的多少，把血胸分成少量、中等量、大量血胸三类。单纯根据出血量分类是不够全面的，因为伤员胸腔有大有小、出血速度有快有慢、胸膜渗出有多有少。分类的目的应对判明伤情、分清轻重缓急、确定治疗原则有指导作用，根据液平面在 X 线立位胸片上的位置，估计出血量、症状和治疗原则。分类见表 1-1。

表 1-1 创伤性血胸分类

项目	小量	中等量	大量
X 线立位胸片液面位置	平膈肌	达前第 4 肋间	超过第 2 前肋骨
出血量/mL	300～500	500～1500	＞1500
症状	无或轻	可有休克	重度休克
治疗原则	可行胸腔穿刺	胸腔闭式引流	闭式引流，必要时开胸

临床上出血量对伤员的影响固然很大，但出血速度对伤员影响更大。短时间内有中等量或以上出血，可致伤员严重休克，甚至可致呼吸心搏骤停，而缓慢大量血胸不一定发生休克。

(三)发病机制

1. 急性呼吸循环功能障碍

当胸腔积血在短时间内超过中等量时，有效循环血量减少，可发生创伤和失血性休克，尤其是心房及腔静脉受压、推移萎陷和扭曲，使呼吸面积骤减，纵隔移位，回心血量减少，导致急性呼吸、循环功能障碍。

2. 凝固性血胸

少数伤员出血速度快，或使用大量止血药，心、肺、膈肌尚未去除或未完全去除纤维蛋白时，已经形成或部分形成了血凝块，称为凝固性血胸。血凝块占据了胸腔的部分空间，影响了肺膨胀。临床上经胸腔穿刺或闭式引流均不能引出，需在伤后 2～3 周内用胸腔镜或小切口行廓清术取出或吸出。

3. 创伤性胸腔积液

有时少量或中等量血胸没有及时处理，血细胞自行分解所产生的代谢产物，刺激胸膜，使渗出明显增加，可形成大量胸腔积液，使血胸稀释，此称为外伤后反应性或渗出性胸膜炎。当放置引流时，可见上为橘黄色渗出液，中为橘红色液体，下为酱油色和絮块状沉淀物。

4. 包裹性血胸

因纤维素在胸膜肺表面或叶间沉着分隔，形成包裹性血胸，使引流困难。此时，必须在 B 超定位引导下做胸腔穿刺或留置引流。

5. 血胸感染

平时创伤性血胸，由于在无菌操作下及时引流及拔管，同时应用抗生素预防感染，脓胸的发生率已大为减少。战时穿通伤多，有些引流不及时，无菌操作不严格，脓胸发生率高达 3.8%～20%。

6. 纤维胸

如果凝固性血胸或合并感染后未及时处理，由于纤维素的沉积，血管内皮细胞、成纤维细胞的侵入，使胸膜肥厚形成纤维板。脏层纤维板将影响肺的膨胀；壁层纤维板收缩，既影响胸壁的活动，又使肋间隙变窄、胸腔变小，脏、壁层纤维互相愈着称为纤维胸，可损害正常呼吸功能。

（四）诊断要点

根据受伤史、内出血症状、胸腔积血体征，结合胸腔穿刺、B 超和 X 线立位后前位、伤侧位全胸片，诊断创伤性血胸一般并不困难。但还应明确血胸的定位、定量和定性诊断及鉴别诊断，以便尽快确定抢救和治疗原则。特别要重视对进行性出血的诊断。

1. 出血量的诊断

（1）X 线立位全胸片是少量、中等量及大量胸血分类的最重要根据。但有些伤员因休克或脊柱、下肢骨折而难以站立者，在卧位下摄胸片时除看到伤侧透光度稍有减低外很难分清出血量多少。可摄坐位、立位或健侧卧位后前位全胸片，再结合仰卧位对伤侧胸壁进行叩诊，分清浊音界的位置，并与健侧比较，凡浊音界在腋后线以下为少量，腋中线为中量，达腋前线为大量。

（2）根据引流量和胸血血红蛋白量测定计算丢失的循环血量，作为补充血容量的参考。因为血液进入胸腔后对胸膜多有刺激，引起胸膜反应性渗出，使胸血多有稀释。因此丢失的循环血量可按下述公式计算：

已丢失的循环血量/mL＝胸出血量/mL×测出胸血血红蛋白量/mL×8.4/100

8.4 为常数，正常血红蛋白含量为 120 g/L，即 1 g 血红蛋白含在 8.4 mL 血浆内。

2. 定位诊断

为了准确定位可摄侧位胸片或胸部 CT 片，或在 X 线透视下找出最近胸壁积血位置，也可行超声定位，对了解液体的位置、多少、深度，估计出血量，分析有无血凝块、胸壁的厚薄，找出距胸壁最近的距离，确定进针方向和深度，避开邻近脏器均有实际意义。处理时应按超声检查时的体位，并在超声引导下进行胸腔穿刺。如仍不能抽出，则可能因针头细，致血液抽出很慢或针头被纤维蛋白或血凝块堵塞而难以抽出。

3.定性诊断

(1)进行性血胸(胸内活动性出血):对创伤性血胸,不仅要诊断有无胸血、判断胸血量和出血部位,更重要的是要判断胸内出血有无停止、出血量在减少或仍在增加。如确诊胸内进行性出血,经短暂抗休克仍不能逆转,应立即开胸止血。

凡有以下征象者应诊断为胸内进行性出血。

1)出血症状、体征明显,休克逐渐加深,每小时血红蛋白进行性下降者。

2)经快速补液、输血扩容后休克未能改善或改善后又复加重或补液、输血速度减缓时休克又见恶化者。

3)胸血经胸腔穿刺或闭式引流,液面下降后又复上升者。

4)引出的胸血迅速凝固但阴影逐渐扩大者。

5)在留置胸腔闭式引流放净胸血后,每小时仍有 200 mL 持续 2～3 小时或 15～20 分钟内又突然出血在 1000 mL 以上者。

(2)迟发性血胸:自 20 世纪 80 年代起,国内对迟发性血胸也开始有多组报道,其发生率占血气胸的 11.2%～25%。其诊断标准为:①胸部创伤入院时摄胸片无血胸,但 24 小时后出现者。②入院后确诊为血胸或血气胸,已行彻底引流摄片证明无血气胸而后又出现者。

迟发性血胸有以下特点:①出血量偏大,一般达中等量或中等量以上。②休克发生率高达 25%～65%。③确诊时间不一,短则 2 天,长则 18 天。

因此对严重胸部创伤的观察随访不得少于 2 周。迟发类型可分突发型和隐匿型,突发型约占 1/3,多在活动后突然发生,如咳嗽、翻身活动时,多因为血凝块脱落、骨折断端又刺破血肿或血液流入胸腔或异物感染继发性出血等。临床表现有面色苍白、出冷汗,甚至有脉快、血压降低等休克症状。隐匿型约占 2/3,为缓慢出血或血凝块破坏代谢产物刺激胸膜反应渗出增加,多在不知不觉中出现中等量或大量血胸。症状较前者平缓,也有当代偿失调时而突然出现气促、呼吸困难。迟发性血胸多在入院时无明显血胸表现而未被医护人员重视,在恢复期中突然或不知不觉中发生,容易漏诊、误诊而造成严重后果,应予警惕。

(3)血胸感染:血胸感染多发生于开放伤、反复胸腔穿刺和长期留置引流管的患者。由于抗生素早期应用和彻底引流,近 20 年来血胸感染发生率已明显降低。但在基层医院,血胸引流不彻底、无菌操作不严格,血胸感染仍有发生。对典型病例诊断多不困难,如有明确的胸外伤病史及急性脓胸的感染症状和体征,胸腔穿刺或闭式引流有浑浊、黄色脓液,即可确诊。但早期上述症状和体征并不明显,为尽早明确诊断,可借助以下方法确诊。

1)涂片法:取胸腔引出的血性液体行常规的胸液检查,特别是胸血染色,对红细胞和白细胞进行计数。正常红细胞和白细胞为 500∶1(即红细胞 5.0×10^{12}/L,白细胞为 10×10^{9}/L 以下),如红细胞和白细胞比例小于 100∶1,应考虑有感染。

2)试管法(彼得罗夫试验):取胸血 1 mL,加蒸馏水 5 mL,充分混合及离心沉淀,3 分钟后观察。正常液体为红色、清澈透明,异常(感染)液体为浑浊或见有絮状物。

3)细菌培养法:细菌培养(需氧菌及厌氧菌)+药物敏感试验,可见致病菌生长。

4.鉴别诊断

(1)进行性血胸伴休克与腹内实质性脏器伤伴内出血的鉴别,有以下 3 种情况:胸内、腹内均有出血;出血以胸内或以腹内为主;腹内出血伴膈肌损伤,胸内不出血,但由于胸腔负压的抽吸使腹内积血被吸入胸腔，结果腹内积血很少，胸内有大量积血。这3种情况有一个共同的特点，即均有内出血并伴休克，均需抗休克抢救。如果需要手术止血，因其出血的来源不同、手术切口的部位不同，术前必须明确出血的来源。

在抗休克同时，分析以下情况有助于鉴别诊断。

1)从创伤部位分析，如较大的直接暴力作用部位在第6肋以上或纵隔位置，首先考虑内出血来自胸部可能性大，而在第7肋以下的肋骨骨折，首先应考虑上腹实质性脏器伤可能性大，因为上胸部邻近胸壁的血管较多，而下胸部除近纵隔处外，血管相对较少。

2)从胸、腹腔穿刺或加腹部灌洗，应考虑积血最多的腔隙出血来源的可能性较大。

3)用B超探查胸腹积血多少，并确定脾、肝、肾或胸腔脏器或膈肌损伤的部位。

4)以胸腔或腹腔镜检查膈肌及胸、腹腔脏器损伤的可能性。

5)如果仍不能确定出血来源时，可以先放置胸腔闭式引流，引出胸血量尚不能解释休克的严重程度，而腹内出血又不能除外可先行上腹径路剖腹探查。

有学者认为胸腹腔内出血休克很难分辨时因腹内出血约占75%，也主张上述处理程序。

(2)进行性血胸与一侧肺叶、双叶或全肺不张的鉴别：气管、支气管或肺损伤时，因血块、分泌物堵塞致肺不张，而不张肺气体吸收后，肺体积明显缩小，见肺密度增加，胸片见大片致密阴影，容易和血胸混淆。鉴别方法是肺不张时气管或纵隔向患侧移位，膈肌抬高、肋间变窄，而血胸时气管纵隔向健侧推移，膈肌下降、肋间增宽。

(3)进行性血胸与一侧膈肌损伤伴创伤性膈疝的鉴别：当膈肌损伤并有腹内脏器被吸入胸腔时，可见膈肌上大片密度增高阴影，也可推移局部纵隔向健侧移位，有时也难与血胸鉴别。此时可在透视下改变体位，血胸或血气胸阴影始终为抛物线或液气平面并占据肋膈角和侧胸壁，而膈疝在站立位下阴影可部分回纳腹腔或仅局限在膈肌损伤部位。如做吞钡检查可见钡剂在膈上(和对侧比)显影。必要时行B超或胸、腹腔镜检查可以区分。当难以与创伤性膈疝鉴别时，不主张放置胸腔闭式引流，因为把疝入胸腔的胃泡误认为是血气胸的液平面而放置引流管后，会造成胃液外漏胸腔，发生组织腐蚀、自身消化，可引起严重胸腔感染，甚至造成中毒性休克。

5.治疗

(1)急救措施：急救措施强调边诊断边治疗，尤其是张力性、开放性、进行性血气胸需紧急处理。在保持呼吸道通畅的同时，迅速封闭伤口，以防纵隔摆动。血气胸有张力者即行胸腔闭式引流术。循环不稳定者迅速建立有效输液通道，积极抗休克治疗。心脏压塞者立即手术。心包穿刺仅作为辅助诊断与术前准备的临时措施，不能作为有效的治疗手段。剖胸手术指征是：①胸膜腔活动性出血。②心脏投影区损伤伴有大出血、休克，或锐器伤伤道通过心脏、大血管区以及心脏大血管损伤。③胸部开放伤口直径大于6 cm，在原伤口清创，扩大探查。④胸腹联合伤。

(2)胸腔闭式引流术：胸腔闭式引流术是创伤性血胸简单、有效的治疗方法。中量以上血胸、血气胸均应及早行胸腔闭式引流术。创伤性血胸引流术上应注意以下几点。

1)引流管应置于腋中线和腋后线之间的第6～第8肋间，其内径应大于0.8 cm。置管后应定期挤压，伤后初期每30～60分钟挤压一次，以防堵塞。当刚放置引流管后应逐渐或间断开放式引流，以防胸腔积液积气快速引出致胸腔压力迅速降低，肺膨胀太快引起肺水肿及纵隔摆动。

2)中量以上血气胸宜置上、下胸腔引流管。

3)在引流管无液体及气体流出2天后,如复查胸片无胸腔积液或积气,即可拔管。

(3)及时处理合并伤及并发症:胸腹联合伤应果断施行手术。首先确定威胁生命的器官伤,优先处理大出血。下列情况优先剖胸:①心脏、大血管损伤和心脏压塞。②胸腔内持续大出血。③气管、支气管和食管损伤。无剖胸指征优先剖腹。胸腹同时活动性出血者最好由两组医生经一个胸腹联合切口同时手术。创伤性血胸常伴肺挫裂伤,具备发生ARDS的病理基础,加上抗休克时输入大量晶体,容易诱发ARDS。ARDS多发生在受伤后48小时。创伤性血胸尤其是肺挫裂伤严重者,均应想到发生ARDS的可能。休克基本纠正后严格控制输液量,尤其是晶体液,适当补充血浆和清蛋白,定时行血气监测,及时发现ARDS倾向,一旦发生,及早使用PEEP机械通气及激素治疗。

五、创伤性气胸

凡因创伤造成气体进入胸腔者称为创伤性气胸。创伤性气胸发生率在胸部钝性伤中为15%～50%,在穿通性胸部伤中为30%～87.6%。

(一)气胸的来源

气胸中积气的主要来源(图1-4)分为如下几种。

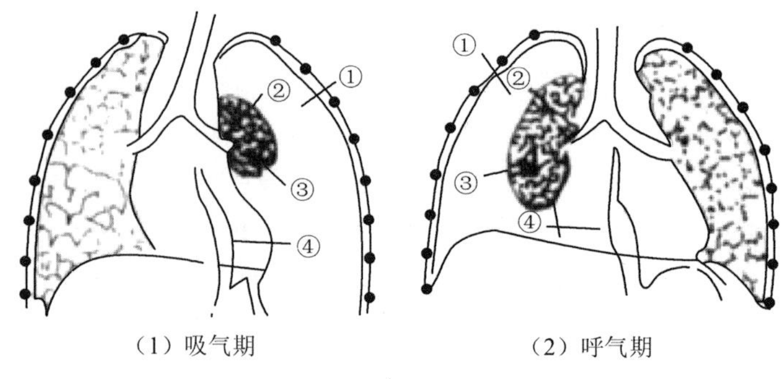

图1-4　气胸中积气的来源

①胸壁穿通伤;②气管、支气管伤;③肺挫裂伤;④食管伤

1. 肺挫裂伤

肺挫裂伤是最常见的原因,多因钝性伤致肋骨骨折,骨折断端刺破胸膜及肺组织,或因刃器、火器性穿通伤。偶有医源性损伤,如胸腔穿刺、臂丛麻醉、锁骨下静脉插管、针灸等引起,当针头进入胸腔即被胸壁固定,而肺组织每次因呼吸移动,在动与不动时很容易被划破成裂口。在肺大疱、肺气肿、肺结核、肺炎、肺脓肿及胸膜粘连时可因咳嗽、活动时撕裂漏气,此称自发性气胸。

2. 胸壁穿通损伤

胸壁穿通损伤即使时间短暂,在胸腔负压抽吸下气体也可迅速进入胸腔。

3. 气管、支气管损伤

气管、支气管损伤多因暴力挤压、牵拉或气管压力骤然升高致气管破裂和膜部穿孔。

4. 食管、胸胃(膈疝时)破裂

食管、胸胃破裂多因异物刺破食管或因剧烈呕吐,食管内压骤然升高而产生自发性破裂。

（二）气胸的分类

临床上根据病理生理变化把气胸分为闭合性气胸、张力性气胸和开放性气胸三类。

1.闭合性气胸

闭合性气胸指气体进入胸腔后与外界已无交通。为了确定治疗原则，根据肺被压缩的多少和临床症状、体征分为少量气胸、中等量气胸和大量气胸三类（表1-2）。

表1-2　闭合性气胸分类及治疗原则

项目	小量气胸	中等量气胸	大量气胸
肺压缩	30%～50%	50%～70%	70%～90%
症状	无或轻	气促、胸闷	呼吸困难
体征	与对侧相比呼吸音减弱	可气管移位，叩诊呈鼓音，呼吸音明显减弱	对侧代偿性增强，气管明显移位，叩诊鼓音明显，呼吸音消失
治疗原则	可不予处理或胸腔穿刺	胸腔穿刺减压	胸腔穿刺或闭式引流

在诊断时，只要伤情允许，必须摄立位后前位全胸片，以了解肺被压缩和纵隔移位情况。如果胸膜无粘连，当胸腔积气时，肺即有压缩，胸片上可见有压缩的弧形线，弧形线外无肺纹理。由于肺组织在胸腔内呈扇形分布，越近外带（远离肺门）肺组织占据体积越大。一般肺组织外带如压缩30%则实际已占肺体积的50%以上，如压缩50%（相当于中带中点）则实际已占肺体积的70%以上。肺组织压缩的多少和临床症状成正比，但和肺的质量、代偿能力、产生气胸的速度有直接关系。肺功能低下、弥漫性肺气肿患者即使出现少量气胸，有时也会出现明显呼吸困难和发绀，处理时应采取积极态度，尽快给氧和穿刺减压引流，但对青壮年完全可以不予处理。应该说明的是，气胸越少胸腔穿刺时越易划伤肺组织，造成更严重的气胸，尤其对有肺气肿及肺大疱者，要谨慎行事。有时胸片显示大量气胸，由于缓慢发生，发生后又经代偿适应，伤员呼吸困难不太严重，因此在诊断和处理闭合性气胸时，应根据每个伤员的不同情况具体对待。

2.张力性气胸

（1）病因和发病机制：张力性气胸又称压力性气胸、活瓣性气胸，因伤口为单向活瓣，造成只进不出或多进少出，胸腔内气体持续增加，而致胸膜腔内压力明显增高呈进行性呼吸困难者。有学者报道约占闭合性气胸的14%，由于伤侧肺组织被高度压缩，并将纵隔推向健侧，致健侧肺也被部分压缩，使有效呼吸面积骤然减少，肺循环血未经气体交换即由右向左分流，心脏，右心房以及上、下腔静脉受压、推移及扭曲，回心血量减少，颈静脉怒张，临床出现进行性呼吸困难、呼吸窘迫和发绀以及严重的低氧血症，如不能紧急减压，可迅速发生呼吸、循环障碍，可在短时间内发生呼吸、心搏骤停。

由于气胸压力过大，气体可穿破纵隔和壁层胸膜裂口，进入纵隔、胸壁肌肉间隙，在损伤的局部胸壁、颈部、锁骨上窝及胸骨切迹处出现皮下气肿，并可很快波及至胸、腹、面、头颈部，甚至四肢及阴囊皮下，有时可见到双眼睑皮下气肿，致不能睁眼视物和阴囊肿大似充气的足球等广泛性皮下气肿。

（2）临床表现和诊断要点：对张力性气胸伤员，必须在现场、运输途中或急诊科内迅速做出诊断和抢救处理，不宜做过多检查而延误救治时间。一般都有典型的临床过程，即进行性呼吸困难、呼吸窘迫和发绀以及因严重缺氧而造成伤员眼神的恐惧感，吸气时出现鼻翼扇动及三凹征（锁骨上窝、肋间隙、胸骨上窝），体瘦者和儿童尤其明显；颈静脉怒张、气管移向健侧、伤侧胸部叩诊呈鼓音、听诊呼吸音消失等。早期呼吸快、深，脉快，血压升高，继而呼吸转慢而不规则，血压下降，至呼吸动作难以察觉，此过程常常非常迅速，可在数分钟内发生，如不紧急处置，很快就会呼吸停止、心脏停搏。

(3)急救要领。

1)根据创伤史及典型症状和体征，立即行胸腔穿刺减压，紧急情况下应立即在锁骨中线第 2 肋间插入粗针头减压，并将针头与输血器管和水封瓶连接，可见大量气泡由水封瓶的导管下泛起，如同煮沸的开水气泡一般，并随着呼气动作总有水泡泛起，说明仍有持续漏气。此时应以直血管钳夹持露于胸壁皮肤外的针管，使针头斜面保持在刚进壁层胸膜的位置，加以固定，使针头既不会向内伸入，又不会向外滑出。

2)"针头＋指套"法特别适用于现场急救无输血器及水封瓶时。具体做法是在锁骨中线第 2 肋间插入粗针头，针柄处捆扎一只乳胶指套，末端剪一小裂口，当吸气时，气体由破口处排出，呼气时胸内压变小，指套萎陷，造成气体只出不进的单相活瓣。此法优点为简便、快捷，是最应急的办法，缺点是易堵塞、易滑落、易损伤肺组织。

(4)治疗：在上述紧急处置后，可以从容地行常规的胸腔闭式引流。在有条件时，最好选用已消毒包装的较粗的(28 F 或 26 F)带气囊导尿管，在锁骨中线第 2 肋间切开小于管径的皮肤及皮下切口，以钝性分离插入胸腔，如用气囊导尿管则向气囊注水 10 mL 再向外轻轻拔出，如遇阻力蘑菇头或气囊即位于壁层胸膜内。连接相应粗细、长短的胶管，远心段置于 500 mL 水封瓶内。其最大优点是不易堵塞、不易滑脱，也不影响肺的膨胀，更不会因膨胀造成肺刺伤，是气胸及婴幼儿行闭式引流减压的最佳选择。观察水封瓶气泡和负压水柱情况，如安放胸腔引流管 5～7 天后，仍有大量气体溢出，同时，X 线胸片示肺复张不良者，说明破口较大，需手术治疗。但对于引流管内气流极多，而氧分压不能改善者也应行急诊开胸手术。

3. 开放性气胸

战时由于高速枪弹、剧烈爆炸的弹片、锐性兵器致胸壁缺损或形成隧道损伤，平时由于交通事故、高处坠落、异物及刀刃刺伤等造成胸壁破损，使胸膜腔与大气相通，空气随呼吸自由进出胸膜腔，造成一系列病理生理变化及严重呼吸、循环功能障碍。如不及时救治，将导致早期死亡。

(1)发病机制。

1)呼吸面积骤减：气体一旦进入胸腔，使伤侧肺迅速压缩萎陷并推移纵隔向健侧移位，有效呼吸面积骤减，严重影响呼吸功能。

2)纵隔摆动：在呼吸时，由于两侧胸膜腔存在较大的压力差，致纵隔器官来回摆动，吸气时移向健侧，呼气时又返回伤侧，影响静脉回流，导致循环功能紊乱；纵隔及肺门神经受到刺激，可产生胸膜肺休克(图 1-5)。

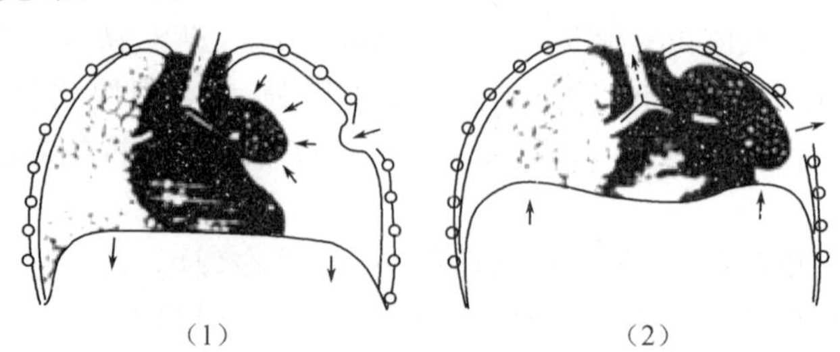

图 1-5　开放性气胸的病理生理

(1)吸气期；(2)呼气期

3)残气对流:当吸气时胸廓扩大,胸腔负压增加,健肺扩张,而伤侧进入大量气体,使伤侧肺受到挤压,留在伤侧的残气流向健肺。呼气时健肺回缩,内压增高,伤侧肺可因扩张内压无变化,致健侧肺内气体不仅排出体外,更容易“走近路”排入伤侧肺内,这样含有 CO_2 高的残气,在两侧呼吸道内往返流动,称为“残气对流”或“钟摆呼吸”,结果加重了残气和 CO_2 的蓄积。

4)静脉分流:由于伤侧肺受压、萎陷,肺泡失去气体交换功能,伤侧肺循环的血液未经氧化或氧化不完全即回左心而进入体循环,造成动脉血氧含量降低,又加重了伤员的缺氧和发绀。

(2)临床表现和诊断要点:开放性气胸伤员都有明确的外伤史和严重的呼吸困难,多在早期即出现发绀和休克,表现为呼吸急促、脉搏细数、躁动不安,检查受伤的胸壁发现胸壁创口即可确诊,小的创口多有出血和气体进出伤口时的软组织颤动和溅起的细小的血滴,并可听到“嘶嘶”的响声。一经确诊,应立即置带单向活瓣的急救包加压包扎,变开放伤口为闭合创口,不应做过多检查。值得注意的是已经现场包扎处理过的伤员,在急诊科内也应检查包扎是否确切。常由于包扎厚度、密封不够,或敷料已有移动,伤员呼吸困难继续加重,迅速导致呼吸骤停。

(3)治疗。

1)急救处理:必须立即封闭创口,变开放性气胸为闭合性单向活瓣引流,应在现场或运输途中、急诊科内或一线救护所内进行,超过创口边缘约 5 cm 者,要求将单向活瓣妥善固定,防止滑脱。简易方法有两种:①可将一只橡胶手套罩在胸壁缺损处,指套周围应密封,同时在任一手指尖端剪一裂口。②可将一块超过伤口的塑料薄膜,三面粘贴在缺损伤口周围,一面不贴,当吸气时可紧贴胸壁,呼气时又可打开。这两种方法都是形成一个使气体可出不可进的单向活瓣。

2)确定性治疗:包括抗休克,防治感染,另做切口开胸探查,处理继发性胸内脏器伤,同时清创修补、封闭胸膜和胸壁创口,并置胸腔闭式引流。

(张　磊)

第二章　胸外科术前准备和术后处理

第一节　术前评估

一、病史采集

胸外科手术涉及诸如循环、呼吸和消化等诸多方面，尽量详细地了解患者的现病史和既往史是每个胸外科医生必须重视的环节。

病史采集包含专科病史和既往病史。对于肺部疾患患者，专科病史应该了解患者的起病时间，有无发热、咳嗽、咳痰（痰液的颜色、性状、气味、痰量、与体位的关系、静置是否分层等）、痰血，有无咯血（咯血量、与体位的关系等），有无胸痛（钝痛还是刺痛、有无固定点、是否吸气痛等），有无乏力、盗汗、低热，有无异物吸入史等。对于食管疾病患者应该了解患者的起病时间，目前饮食状况（普食、半流食或流食等），进食梗阻是否持续性加重抑或受情绪波动影响，有无胸背疼痛，有无声音嘶哑、呛咳脓痰，有无呕血黑便，有无胸闷气急，有无反复发作的哮喘、肺炎等。对于纵隔疾病应该了解患者的起病时间，有无咳嗽、咳痰、痰血，有无胸痛、心悸、呼吸困难，有无头面部逐渐肿胀病程，有无肢体疼痛和运动障碍，有无异常血压增高史，有无严重乏力、睁眼无力伴复视和吞咽困难，有无急躁、怕热、心动过速等。对于一些特殊外伤病例应该了解患者的起病时间（精确到小时），是否进食，受伤当时状况和环境，是否施救以及方式，有无休克表现、严重感染表现等。

既往史应该按系统回顾详细询问。要了解患者既往是否存在慢性阻塞性肺疾病（COPD），是否存在心脏疾患，是否存在凝血异常，了解患者是否有内分泌疾病诸如糖尿病、甲状腺功能亢进（简称甲亢）、肾上腺皮质功能紊乱等，以此判断患者的手术耐受能力及决定术前术后特殊处理。对于既往手术史，食管疾病特别要了解腹部手术史和手术方式，这对于本次手术方式选择很重要。拟行胸腔镜手术的患者特别要了解术侧胸腔是否有外伤手术史，用以判断胸腔粘连程度，腔镜手术的可操作性等。

二、全面的体格检查

体格检查首先要从全面大体的角度观察患者的精神状态、营养状况、体力状况，借此初步判定患者对手术的耐受程度。然后按照系统检查逐一进行，不可遗漏。

专科检查主要是触摸患者双侧锁骨上区和颈部淋巴结是否肿大、固定。观察患者气管位置是否居中，双侧胸廓活动度是否对称，肋间隙是否增宽或变窄，触觉语颤是否正常，叩诊情况以及两肺听诊呼吸音是否存在干湿啰音、哮鸣音（吸气相及呼气相）或呼吸音异常减低、杂音等。对于胸腺肿瘤患者要详细检查患者眼睑是否下垂，必要时进行“动眼疲劳试验”。对于年轻男性患者怀疑纵隔生殖源性肿瘤的，应该扪诊患者睾丸。

三、物理和生化检测

胸外科手术创伤大、风险高，在手术前必须对患者进行全面的理化检查以排除隐匿性疾病。

生化检查应包括血、尿、便三大常规，肝肾功能，血糖，血气分析和电解质，凝血功能，肝炎全套，梅毒和艾滋病血清检测，血清肿瘤标志物等。纵隔肿瘤需检测血 LDH、α-FP 和 β-HCG。对于纵隔肿瘤伴有药物难以控制的严重高血压者，应检查尿液儿茶酚胺含量，以排除嗜铬细胞瘤。

物理检查包括一周内的胸部 X 线片、胸部增强 CT、心电图、肺功能检测以及心脏彩超（年龄＞60 岁），对于肺癌患者还应该包括腹部 B 超，头颅 MRI 和全身骨扫描显像等。如果肺部肿瘤侵犯胸顶部大血管和臂丛神经，应进行局部 MRI 扫描，必要时行血管造影。纤维支气管镜检查往往是必需的，有时需要进行 E-BUS 检查来了解纵隔淋巴结转移状况。对于食管癌患者还应包括胃镜检查和病理活检，上消化道吞钡造影，颈部淋巴结 B 超，腹部增强 CT 等。如果怀疑是食管良性肿瘤还需要进行食管超声内镜检查，但不宜取活检。食管贲门功能性疾病需要做食管压力测定、24 小时食管 pH 监测和食管闪烁照相检查等。后纵隔肿瘤累及锥孔或侵犯臂丛神经者需行局部 MRI 检查。上腔静脉综合征患者可行上腔静脉造影检查以了解肿瘤侵犯范围和侧支循环建立情况。怀疑有冠心病患者需行平板运动试验、冠状动脉 CT 或冠状动脉造影等检查。对于心律失常患者需行心脏电生理检测，以判断是否需要消融治疗或起搏器安置。

四、系统评估

在所有的询问和检查结束后，应该结合患者的理化检查指标，患者的教育程度、生活背景和患者的体能状态来判断手术对于患者的真正有益之处。系统评估需要回答三个问题："是否需要手术？""能否承受手术？"和"手术价值何在？"

（张　磊）

第二节　术前准备

一、术前生理准备

（一）循环系统

由于胸外科手术会干扰患者的呼吸和循环，所以在手术前必须对循环状态有一个全面的了解，充分纠治不良状态。

高血压是最常见的状态，凡静息状态下收缩压超过 160 mmHg，舒张压超过 95 mmHg 者手术前都需要口服降压药使血压降至接近正常水平，以减少围术期心脑血管并发症可能。若从未服药者，通常建议服药 1～2 周，使血药浓度达到稳定状态。

非发绀型先天性心脏病（房间隔缺损、室间隔缺损、动脉导管未闭等不伴有右向左分流）、风湿性心脏瓣膜病和高血压性心脏病等，手术前必须通过心脏超声评定心脏功能，左心室射血分数（LVEF）≥50％同时不伴有严重心律失常情况时，手术是较为安全的。轻、中度主动脉狭窄患者，术前和术中通过药物使其心率维持在 80 次/分左右对心室充盈极为有利。重度主动脉狭窄患者，由于存在心搏骤停猝死可能，为手术禁忌。轻、中度主动脉关闭不全患者，手术耐受性较主动脉狭窄者为好，术前和术中通过药物使心率维持在 90 次/分左右，轻度降低后负荷将十分有助于增加心脏射血。二尖瓣狭窄患者，术前和术中通过药物使其心率维持在80次/分左右，维持或适当增加前负荷，有助于维持左心室充盈，血压维持在正常水平即可，术前适当吸氧有助于降低肺血管阻力。二尖瓣关闭不全患者往往有阵发性心房颤动，术前和术中通过药物使其心室率维持在90次/分左右，降低后负荷对改善心排血量有利。

缺血性心脏病患者手术风险较高，轻度冠状动脉供血不足患者，术前应该使用硝酸酯类、钙通道阻滞剂、β受体阻滞剂等扩张冠状动脉、适当降低心率的药物。中重度冠状动脉供血不足患者，必要时手术前需要行冠状动脉支架手术，支架手术后通常建议口服氯吡格雷1个月后再进行手术。对于术前使用肠溶阿司匹林、氯吡格雷等抗血小板药物的患者，术前需停药1周，必要时可改用低分子肝素。也有胸外科手术同期行冠状动脉搭桥手术的报道，但总体风险较高。急性心肌梗死患者手术耐受性较差，6个月内不宜进行胸外科手术，6个月后无心绞痛发作，在严密监护和评估下可施行规模可控的手术。

心律失常患者手术风险性依据其是否同时罹患器质性心脏病而不同。例如室性早搏（期前收缩）频发，如果是由于缺血性心脏病引起则手术风险显著增加。对于恶性室性早搏（频发室性早搏、重复性室性早搏或室性心动过速病史等），在胸外科手术前必须进行药物干预，心脏电生理检查是单一起源的频发室性早搏也可以采取射频消融治疗。心房颤动患者除了需要寻找原因，例如是否有甲状腺功能亢进外，还需要通过药物降低其心室率或采取射频消融治疗。缓慢型心律失常如病窦综合征、二度Ⅱ型和三度房室传导阻滞患者，手术前建议安装永久或临时心脏起搏器以确保手术和术后安全。

（二）呼吸系统

胸部外科手术后，患者在短时间内肺功能处于急剧减退的状态，如果患者在手术前伴有阻塞性或限制性通气功能障碍，则手术后发生呼吸衰竭的概率大大增加。所以在胸外科手术前呼吸系统的准备显得异乎寻常重要。

通常要求胸外科手术前绝对戒烟2周。

术前培养和训练患者有效地咳嗽、咳痰，有效的深呼吸是必需的，同时要求患者进行可能的心肺功能锻炼，最简单有效的方法就是早晚各一次的登楼锻炼（标准楼层5楼）。

对于肺功能正常、没有肺部感染的患者，没有资料表明术前使用抗生素会使患者从中获益。但是对于术前胸部CT提示肺部感染、阻塞性炎症、COPD或慢性支气管炎的患者，手术前使用敏感的抗生素，对其是极其有利的。

对于COPD、慢性支气管炎的患者手术前应进行支气管解痉平喘治疗，研究表明术前进行此项治疗对改善肺功能有利。通常使用β_2肾上腺能激动剂促使支气管扩张，建议气道给药，可以结合超声雾化吸入，协助排痰。糖皮质激素的应用尚有争议，如有必要建议短期使用。对于支气管扩张的患者，如果术前痰量较多，必须给予体位引流指导，并结合痰细菌学培养结果选用敏感的抗生素，每日排痰量少于100 mL为手术时机。

对于术前血气分析表现为氧分压较低患者，在排除右向左分流的疾患后，单纯因为肺部因素造成低氧的，可以给予低流量吸氧，以增加患者术前的氧储备，并改善全身氧合状态。

（三）消化系统

手术前要详细检查肝脏功能和了解既往病史，因为肝硬化患者不仅因为凝血因子缺乏导致手术中及手术后容易出血，而且手术的创伤打击还会诱发肝衰竭，产生排毒和代谢障碍，术前如果发现肝功能异常，应进行必要的保肝治疗。既往有胃溃疡病史，术前应口服制酸剂，以防术后溃疡出血穿孔。食管手术患者，由于消化道是污染的空腔脏器，特别是结肠代食管手术，术中污染机会大，手术前必须进行必要的消化道准备。对于胃代食管手术患者，术前需口服甲硝唑 1 周，术前 1 天进流食，术前一晚清洁灌肠 1 次。对于结肠代食管手术患者，术前需口服甲硝唑 1 周，术前 3 天进流食，术前 1 天禁食，同时口服甘露醇导泻，并清洁灌肠一次。对于手术前严重梗阻患者，术前禁食 3 天，并置胃管冲洗，以保证手术时食管腔内相对清洁。

（四）血液系统

胸外科手术风险较大，手术时间长，对于患者的凝血功能有较高的要求。术前检验血常规和凝血全套时要特别注意血小板含量、红细胞和血红蛋白数量，以及出凝血时间、凝血酶原时间等。还要详细询问患者有无异常出血史，以了解是否存在先天性或获得性凝血因子缺乏。对于贫血患者，主要为缺铁性贫血和各种先天性或后天性溶血性贫血。中度贫血者，术前经补充铁剂、叶酸和维生素 B_{12}，一般纠正尚无困难，必要时术前给予小量多次输新鲜血，纠正较迅速。巨幼红细胞性贫血多见于恶性贫血和叶酸缺乏，手术宜推迟，待叶酸和维生素 B_{12} 得到纠正，一般需 2 周后方能手术。

（五）免疫及内分泌系统

对于胸外科患者来说，有一些特殊的免疫异常，手术前必须加以重视和控制。

重症肌无力是一种特殊的病症，对于胸腺肿瘤合并重症肌无力患者手术前必须对肌无力症状加以控制，通常使用两种药物协同：抗胆碱酯酶药和皮质类固醇。多数用溴吡斯的明治疗，用药期间必须仔细观察患者表现，谨防“胆碱能危象”发生。皮质类固醇在术前两周开始使用，常用泼尼松 20～30 mg、每天 1 次口服，但约有 8%患者在开始激素治疗初期，特别是在第 4～第 8 天重症肌无力可短暂加重。血浆置换可以迅速去除患者血液中的抗乙酰胆碱受体，目前认为血浆置换疗法配合皮质类固醇使用对于手术前改善患者症状最为迅速有效，但是血浆置换疗法疗效较短，适用于重症和术前短时间准备。

对于胸内甲状腺肿合并甲亢患者，手术前对于甲亢的控制至关重要。降低基础代谢率是术前准备的重要环节。常规使用碘剂与普萘洛尔合用作术前准备，普萘洛尔是一种肾上腺 β 受体阻滞剂，它能短时期内控制甲亢的代谢亢进症状，以利于进行甲亢手术，但对甲状腺激素的过度分泌并无作用。服用剂量是每次 40～60 mg，每 6 小时 1 次。一般在 4～6 天后心率即可接近正常，甲亢症状得到控制后，可以进行手术。由于普萘洛尔在体内的有效半衰期不满 8 小时，所以最后一次要于甲亢手术前 1～2 小时给予，手术后仍需继续用药 5～7 天。特别应注意手术前后都不能使用阿托品，以免引起心动过速。哮喘和心力衰竭是使用普萘洛尔的禁忌证。

糖尿病也是胸外科患者常见的合并症，糖尿病患者手术耐受力差，手术前应有一定的准备时间，术前应适当控制血糖，纠正体液和酸碱平衡失调，改善营养状态。接受口服降糖药物或长效胰岛素治疗患者，要停用或改用胰岛素以便调整胰岛素用量。一般视空腹血糖而异，血糖浓度≥16.7 mmol/L，术前皮下注射胰岛素 18～24 U/d；血糖浓度＜16.7 mmol/L 者，胰岛素用量为 8～16 U/d。对老年患者，术前不应长时间禁食，术日晨测血糖，并用胰岛素全日量的 1/2 皮下注射，上午手术者可静脉滴注葡萄糖代替早餐。经过积极术前准备，应达到以下标准：糖尿病症状得到控制，空腹血糖浓度 10 mmol/L 以下，尿酮体阴性。

嗜铬细胞瘤患者必须做专门的术前准备，包括：术前数天开始服用盐酸酚苄明，适当配用 β 受体阻滞药以控制高血压和心律失常，应用适量地西泮（安定）以控制焦虑，术中做到及时补充血液和白蛋白以尽快恢复血容量。采取这些措施，往往就可完全避免术后顽固性低血压并发症；肾上腺皮质功能不全患者，术前必须至少两天输注生理盐水，并口服氟氢化可的松0.2 mg，手术当天还需至少每6小时肌注可溶性磷酸氢化可的松或半琥珀酸盐可的松50 mg；尿崩症患者，应在术前每4小时肌内注射抗利尿激素10～20 U或静脉滴注5%葡萄糖注射液1000 mL，待血浆渗透压降至正常后再施行手术。

（六）体能支持

胸外科手术时间长、创伤大，手术导致的负氮平衡等都对患者的体能提出较高的要求，特别是对于老年患者。体能本身并不是一蹴而就的，不可能在短时间内获得大幅度的提升，但是在较短时间内改善患者的营养状态和能量储备，在较短时间内通过心肺功能锻炼来提升患者的耐受力还是可行的。

术前心肺功能锻炼被证实对于降低术后心肺并发症是有效的。临床医生应该指导患者术前进行有效的深呼吸，有效地咳嗽并进行适当的运动以提高机体对耗氧加大的耐受力，临床标准是患者缓慢登5楼后没有明显的心动过速（心率≤130次/分）和明显的呼吸频率加快（≤30次/分）。

营养状态的评估对于手术患者相当重要，许多胸外科患者，特别是长期慢性消耗性疾病患者及无法正常进食的食管贲门肿瘤患者，存在严重的营养不良，巨大的手术创伤对于他们来讲无疑是致命的打击。对于体重≤80%平均值，尿肌酸酐/身高指数≤80%，血白蛋白水平≤3.5 g/L等营养不良的患者手术以前必须加以重视，给予必要的营养支持。饮食调整是最直接有效安全的模式，但许多营养不良的状况往往是由于患者罹患消化道疾病不能正常进普食造成的，在这种情况下就需要采取多种营养-能量补充的途径，包括肠内及肠外营养支持。肠内途径可以采用鼻胃管和鼻十二指肠管营养液灌注，极端方法可以采用胃造瘘或空肠造瘘方式，肠外途径可以采用深静脉营养支持完全肠外营养（TPN）输注。术前营养支持的目标是患者体重增加，体力改善，血清白蛋白水平上升到正常值。

二、术前心理准备

（一）缓解恐惧情绪

胸外科手术创伤大，对患者的生理功能在短时间内会产生较大影响，加之可以预见的疼痛和呼吸不适会使患者术前产生严重的恐惧情绪。引起患者紧张不安、忧虑和恐惧情绪的因素还包括：对于肿瘤疾病预后的担心、对于手术可能造成生命威胁的担心、对于手术后机体运动障碍的担忧、对于高昂医药费用的担心，以及对于手术者能力的疑虑等。

术前对患者进行必要的心理疏导，缓解焦虑恐惧情绪，使之积极配合术后康复至关重要。必要时可以在术前适当使用镇静剂，例如苯二氮䓬类、丁酰苯类药物，以缓解患者紧张情绪，促进睡眠。

（二）加强医患沟通

胸外科手术风险高，手术及术后意外较多，为了相互理解以利于更好地治疗，医患良好的沟通显得尤为重要。首先要建立医患之间的相互信任感，使患者对医生采取的所有治疗措施毫不质疑。其次主管医生同患者及其家属要形成良好的互动，使治疗不单纯是自上而下的命令型，整个治疗过程主管医生、患者本人、患者家属都应该积极参与。治疗效果应该实事求是，不应夸大效果，使患者产生过高的期望值，最后产生巨大的落差。最后对待患者态度要和蔼可亲,使患者得到一种尊重感,快速适应病房环境,调整心理状态,为手术做好充分的心理准备。

（张　磊）

第三节　术后处理

一、全面的术后评估

胸外科手术风险大,对患者的呼吸循环影响严重,特别是对于全肺切除、气管肿瘤、巨大胸内肿瘤手术、老年等手术经过复杂、生理干扰严重的患者,全面的术后评估显得尤为重要。

首先,手术结束后必须有麻醉师、手术组医生和手术室护士亲自护送患者到达监护病房,并同监护室医生和护理人员现场床边交班,内容包括患者基本情况、诊断、术前生理状态及合并症、手术大致状况和特殊情况、术中生命体征变化、引流管的安置位置和作用及术后特别注意点等。

其次,患者进入监护室后,医护人员应该立即给予患者必需的生命监护措施,包括心电监护、有创桡动脉检测、无创袖带血压检测、中心静脉压(CVP)检测、指端血氧饱和度检测、呼吸频率检测等。同时必须将患者身上的各个管道重新检查,包括口插管(记录刻度)、深静脉穿刺管、桡动脉穿刺管、Swan-ganz 导管、胸腔引流管、鼻胃管(记录刻度)、鼻十二指肠营养管(记录刻度)、造瘘管等,整理并安置妥当,检查所有管道接口并牢固固定。

再次,在患者生命体征稳定的情况下,医生必须对患者做必要的物理检查。要判断患者神经和精神状态,判断患者意识是否清醒,麻醉是否完全苏醒,肢体运动是否存在障碍。要听诊双侧呼吸音,了解是否存在气胸、肺不张、肺水肿等状况。要听诊心音,初步了解心脏功能情况。要仔细观察胸腔引流管的连接和胸腔积液引流量及颜色,以防患者在从手术室搬运至监护室路途中出现意外,诸如胸管脱开或胸内大出血等紧急情况。

最后,结合患者病史、手术状况、手术效果、术后早期的物理和生化检查结果,来判断患者是属于高危患者(呼吸或循环需较长时间支持)、关注患者(呼吸或循环需短时间支持)或普通患者,以此来决定给予患者干预治疗的强度和频率。例如对于肺部巨大肿瘤侵犯胸壁的患者,手术施行肺叶切除并较大范围胸壁切除,此类患者手术后容易出现胸部反常呼吸、出血、痰潴留肺不张等意外情况,此类患者应属于高危患者,术后应特别注意呼吸支持和呼吸道处理以及循环的支持,要经常吸痰,必要时需要呼吸机辅助呼吸,此类患者的治疗强度和频率往往超出一般。而对于一般情况良好的肺叶切除患者,则属于普通患者,其治疗强度和频率明显降低,只要给予必要的拍背咳痰和适当的补液支持,静待其生理功能自然恢复即可。

二、生理状态的监测

胸外科手术对患者的呼吸循环功能影响较大,不同于一般手术,特别是术后早期容易出现心律失常、低氧、CO_2 潴留等危及生命的不良事件,及早发现异常并早期干预对降低术后潜在死亡事件是十分重要的。

(一)内环境

临床能够监测的内环境状态,主要是指血浆酸碱度、渗透压、电解质浓度、血浆蛋白含量、血氧和二氧化碳分压、血糖浓度，以及肝、肾功能指标等。动脉血气分析是了解胸外科手术后患者内环境状态最直接的手段，通过动脉血气分析，可以了解患者是否存在缺氧、CO_2 潴留、体内酸碱失衡等情况。通常患者在手术结束后，麻醉苏醒室拔出经口气管插管之前会有一次血气分析检测，以了解患者自主通气是否足够，内环境是否稳定，是否达到拔管指征。在患者进入术后监护室即刻，应该再进行一次血气分析检测，通过与在麻醉苏醒室拔口插管之前的血气指标进行动态比较，再次确认患者通气功能的恢复情况，因为麻醉药的体内蓄积作用，特别是在人体脂肪组织内的堆积缓慢释放效应，有时会出现苏醒回监护室的患者，因为麻醉药对中枢的抑制及肌松未完全消除，逐渐出现缺氧和 CO_2 蓄积，尤其是由于术后患者往往面罩供氧，指端血氧饱和度经常表现正常，但其血液 CO_2 浓度却已经上升到很高的程度，临床上往往容易忽视，甚至患者出现昏迷才被发现。胸外科患者手术后第二天清晨也必须进行一次血气分析检测，以了解患者经过一整夜的生理恢复，体内环境稳定状态。对于胸外科患者术后恢复过程中出现的呼吸急促、意识障碍、心律失常等临床表现，在判断其病因时血气分析也是必需的监测指标，通过了解血液的酸碱失衡和电解质紊乱程度，可以大致判断患者的异常状态是否由呼吸因素造成，抑或存在代谢性紊乱因素。

血浆电解质的变化也是反映内环境稳态的一个重要指标，对于胸外科术后患者，在体内起关键作用的电解质主要是钾、钠、镁、钙等。

脱水也是一种内环境严重紊乱的病理生理现象。特别是胸外科食管重建手术后，患者如果术后出现吻合口漏，长期十二指肠高营养素而同时又补水不足时，极易发生脱水。

（二）体温

胸外科手术后由于手术创伤，体内炎症介质的释放和胸腔液体的吸收均会导致体温上升。但在一些病理状态下，体温会出现异常的波动，有相当的临床价值，如食管手术后第 7 天或进食后出现高热，往往意味着可能出现吻合口漏的情况；又如胸外科手术 5 天后出现体温升高达 38～39℃，维持几天而且每天体温都不能回归正常值以下，往往提示有局灶性感染，最常见的是伤口液化或感染等；胸外科手术 7 天后出现体温升高达 38～39.5℃，伴或不伴寒战，维持几天而且每天体温都能回归正常值以下，往往提示深静脉穿刺污染可能等。所以密切观察术后患者体温的变化趋势，往往能够提示机体异常和判断治疗是否有效。

临床上往往可以看到外科严重并发症终末期患者出现持续高热或超高热，是预后不佳的标志。

发热的病因复杂，大概有以下几种：感染，无菌性组织坏死和破坏（如损伤、肿瘤变性、血管阻塞引起组织坏死），产热和散热异常（如甲亢等），大量失血和失水，生物制剂和药物反应，中枢神经调节异常及其他原因不明发热等。

（三）循环血流动力学

胸外科手术过程中，由于会对心脏产生一定的不良刺激，特别是手术中电凝刀和氩气电刀在心包表面的使用，另外肺切除特别是全肺切除手术会产生暂时性肺高压，从而影响右心功能，还有胸外手术后由于开胸手术创伤、缺氧、补液等因素引起的肺水肿造成左心功能减退，以及术后潜在的出血风险、心律失常风险，所以加强循环血流动力学的监测具有极其重要的临床意义。循环血流动力学检测还可以对患者基本循环状态、液体复苏和药物治疗有效性进行客观的评价。

血流动力学监测可分为无创伤性和创伤性两大类，创伤性测量法通常是桡动脉穿刺测压，也有采用足背动脉和肱动脉穿刺测压的。

由于手术当天患者的生理功能受到了前所未有的打击，生命体征尚不稳定，往往存在大出血或心血管意外可能，故通常胸外科手术当天需要保留桡动脉穿刺，以备实时监测血压动态变化，如果手术后第 2 天患者一般情况稳定可以撤除桡动脉穿刺，以利于患者活动。对于一些危重患者和复杂手术有大出血、严重低血压休克需要反复测量血压，并需要使用血管活性药物治疗、反复抽血做动脉血气分析、心搏骤停经过心肺复苏的患者需要保留较长时间桡动脉穿刺测压。桡动脉测压和袖带测压的数值经常会有所不同，据对比观察的结果，收缩压为 100～150 mmHg，两者结果相仿；超过或低于此范围就有差别。不过一般认为桡动脉测压比袖带测压略高，收缩压常常会高出 5～20 mmHg，在休克、低血压和低体温患者中，由于血管收缩，此种差别还会增加。如果由袖带测压测得的压力大于桡动脉测压时，多数系压力监测系统发生故障或操作欠妥而引起误差，包括监测仪零点的偏移。此时如果发现动脉压力波幅降低，呈现阻力，提示导管系统有问题，最常见的原因是气泡、凝血块、机械性阻塞或连接部分松动脱开等。假如动脉波形正常，则应检查用作间接测压的臂袖带大小是否适当、放置部位是否有误等。

CVP 是指上下腔静脉和右心房交界处的压力，是反映右心前负荷的指标，它受右心泵血功能、循环血容量及体循环静脉系统血管紧张度三个因素影响。测定 CVP 对了解有效循环血容量和右心功能有重要意义，CVP 的正常值为 5～10 cmH_2O（表 2-1）。

表 2-1 中心静脉压与血压监测的临床意义

中心静脉压	血压	原因	处理原则
低	低	血容量不足	加速输液
低	正常	血容量相对不足	适当输液
高	低	心功能不全	减慢输液，用强心药
高	正常	容量血管过度收缩	用扩血管药物
正常	低	心功能不全，血容量相对不足	补液试验后用药

补液试验：取等渗盐水 250 mL，于 5～10 分钟内经静脉滴入，如血压升高而 CVP 不变，提示血容量不足；如血压不变而 CVP 升高 0.29～0.49 kPa（3～5 cmH_2O），则提示心功能不全。

CVP 与动脉压不同，不应强调所谓正常值，更不要强求输液以维持所谓的正常值而引起输液过量。作为反映心功能的指标连续测定观察其动态变化，比单次的绝对值更有指导意义。CVP 仅反映右心室的功能情况，当左心室由于疾病、缺氧和毒素等影响而功能不全为主时，患者出现肺水肿而 CVP 可仍正常甚或偏低，但此时肺毛细血管楔压已有相应的升高，因此用 CVP 判断、预防肺水肿颇受限制。

肺毛细血管嵌顿压（PCWP）反映肺静脉压状况，一般情况下肺循环毛细血管床阻力较低，故 PCWP 能较准确地反映左心室舒张末期压力，从而反映左心室前负荷大小。PCWP 的正常值为 0.80～1.60 kPa（6～12 mmHg）。

随着 Swan-ganz 导管的应用越来越广泛，对于肺循环阻力的检测越来越精细化。通常胸外科手术不会涉及 PCWP 的测定，但对于肺移植手术，对于重症患者要了解其左心室功能、估计疾病的进程，诊断和治疗心律失常，诊治 ARDS，鉴别各种原因引起的休克，区别心源性和非心源性肺水肿，帮助评估氧供需平衡时，PCWP 是一个很好的预测指标。

患者以左心室功能不全为主时，CVP 不能反映左心室的功能情况，此时应做肺动脉压或 PCWP 监测。研究表明 PCWP 在 18～20 mmHg，肺开始充血，21～25 mmHg 肺轻至中度充血，26～30 mmHg 中至重度充血，>30 mmHg 开始出现肺水肿。临床和影像学检查提示有肺水肿的患者，PCWP 均上升，并超过 20～25 mmHg。

PCWP<6 mmHg 时，提示容量严重不足；PCWP<12 mmHg 时，仍提示容量不足；PCWP为 12～15 mmHg 时，提示容量正常或容量不足伴左心功能不全；PCWP>15 mmHg 时，提示容量过多或伴左心功能不全，有发生肺水肿的危险。

心脏排血指数(CI)的正常值为 2.6～4.0 L/(min・m^2)。

经体表面积化后排除了体重不同对心输出量的影响，更准确地反映了心脏泵血功能。CI>2.5 L/(min・m^2)，PCWP>2.0 kPa(15 mmHg)，治疗目标为降低 PCWP，可应用利尿剂、静脉扩张药；CI 为 2.0 kPa(15 mmHg)，治疗目标为提高 CI、降低 PCWP，使用血管扩张剂、利尿剂，必要时加用正性肌力药物；CI 为 4.0 kPa(30 mmHg)，治疗目标为提高 CI、降低 PCWP，以正性肌力药及血管扩张药为主。

目前还有一项技术，即脉波指示剂连续心输出量监测(PICCO)，可以较为全面可靠地充分评估围术期的血流动力学变化，为指导临床治疗提供更好的证据。通过经肺热稀释法可测量心输出量、心脏指数、胸内容量指数、全舒张末容积指数、血管外肺水指数、肺血管通透性指数。同时对动脉脉搏轮廓初次校正后，可以连续监测脉搏轮廓、心输出量、心率、每搏输出量、平均动脉压、容量反应(每搏输出量变异性、脉搏压力变异性)、系统性血管阻力指数、左心室收缩力指数(dPmax)等。

PICCO 是可以对血管外肺水(EVLW)进行量化监测的一种方法。EVLW 在胸腔内血容量中所占比例，即肺通透性指数(PBI)，正常值为 20%～30%，PBI 升高则为通透性水肿。EVLW 与液体容量相关，可用来预测肺水肿的发生，鉴别心源性呼吸困难和非心源性呼吸困难。EVLW 与存活率显著相关，是一个独立的预测因素。临床上常采用胸部 X 线片来间接判断 EVLW，但其影响因素多、准确性差，经肺热稀释技术能较为敏感、准确地监测到 EVLW 的改变，这些在肺移植患者治疗中甚为重要。

另外还有一些周围循环监测指标包括：毛细血管充盈时间(正常值为 2～3 s)、体温(中心温度与足趾温度相差≤2℃)、尿量(正常值为每小时 30 mL)。

(四)呼吸稳态

胸外科手术患者由于开胸时肌肉的切断、肋骨的离断、肺的切除、术后疼痛不敢深呼吸，痰阻塞致肺不张，支气管痉挛，肺间质水肿等因素会造成术后呼吸功能减退，严重时会造成缺氧和 CO_2 蓄积，产生致死性并发症。所以加强术后呼吸稳态的监测，对于医生评价患者呼吸功能状态、判断患者呼吸衰竭类型、了解呼吸治疗的效果具有十分重要的临床意义。

1. 临床观察

胸外科手术后的患者，要特别注意临床观察其可能涉及呼吸状态的一系列表现。要注意观察患者的神志表现，因为在缺氧或 CO_2 蓄积时患者会出现神志模糊、嗜睡、异常兴奋、烦躁不安的表现。要注意观察患者的口唇、甲床有无苍白或发绀等缺氧表现。要注意观察患者的肺呼吸音变化，有没有存在呼吸音异常降低、干湿啰音、喘鸣音等。要注意观察患者的呼吸运动节律、呼吸频率或有无反常呼吸(特别是对于胸壁切除的患者)。有经验的外科医师往往通过对患者呼吸频率和氧合指标的观察就可以对患者可能存在的呼吸问题有一个大致的判断。

2. 动脉血气分析

一般根据 pH、$PaCO_2$、剩余碱(BE)[或实际碳酸氢根(AB)]判断酸碱失衡，根据 PaO_2 及 $PaCO_2$ 判断缺氧及通气情况。pH 超出正常范围提示存在失衡。但 pH 正常仍可能有酸碱失衡。$PaCO_2$ 超出正常提示呼吸性酸碱失衡，BE 超出正常提示有代谢性酸碱失衡。但血气和酸碱分析有时还要结合其他检查，结合临床动态观察，才能得到正确判断，动脉血气分析的临床意义如表 2-2 所示。

表 2-2　动脉血气分析的临床意义

指标	参考值	临床意义
动脉血氧分压(PaO_2)	正常值：10.6～13.3 kPa(80～100 mmHg) ＜10.6 kPa(80 mmHg)：缺氧	判断机体是否缺氧及缺氧程度 (1)PaO_2＜60 mmHg：呼吸衰竭 (2)PaO_2＜40 mmHg：重度缺氧 (3)PaO_2＜20 mmHg：生命难以维持
动脉血二氧化碳分压($PaCO_2$)	4.67～6.0 kPa(35～45 mmHg)	1. 结合 PaO_2 判断呼吸衰竭的类型和程度 (1)PaO_2＜60 mmHg、$PaCO_2$＜35 mmHg：Ⅰ型呼吸衰竭 (2)PaO_2＜60 mmHg、$PaCO_2$＞50 mmHg：Ⅱ型呼吸衰竭 2. 判断是否有呼吸性酸碱平衡失调 (1)$PaCO_2$＞50 mmHg：呼吸性酸中毒 (2)$PaCO_2$＜35 mmHg：呼吸性碱中毒 3. 判断是否有代谢性酸碱平衡失调 (1)代谢性酸中毒：$PaCO_2$ 可减至 10 mmHg (2)代谢性碱中毒：$PaCO_2$ 可升至 55 mmHg 4. 判断肺泡通气状态：二氧化碳产生量不变，$PaCO_2$ 肺泡通气不足，$PaCO_2$ 下降，肺泡通气过度
动脉血氧饱和度(SaO_2)	95%～98%	—
血液酸碱度(pH)	7.35～7.45	1. pH＜7.35：失代偿性酸中毒(酸血症) 2. pH＞7.45：失代偿性碱中毒(碱血症)
碳酸氢根(HCO_3^-) 实际碳酸氢根(AB) 标准碳酸氢根(SB)	 22～27 mmol/L 是动脉血在 38℃、$PaCO_2$ 5.33 kPa、SaO_2 100%条件下，所测的 HCO_3^- 含量。AB＝SB	 1. 呼吸性酸中毒：HCO_3^- 升高，AB＞SB 2. 呼吸性碱中毒：HCO_3^- 下降，AB＜SB 3. 代谢性酸中毒：HCO_3^- 下降，AB＝SB＜正常值 4. 代谢性碱中毒：HCO_3^- 升高，AB＝SB＞正常值
全血缓冲碱(BB)	是血液(全血或血浆)中一切具有缓冲作用的碱(负离子)的总和，正常值为 45～55 mmol/L	1. 代谢性酸中毒：BB 下降 2. 代谢性碱中毒：BB 升高
二氧化碳结合力(CO_2CP)	22～31 mmol/L	临床意义与 SB 相同
剩余碱(BE)	±2.3 mmol/L	临床意义与 SB 相同 1. BE 为正值时，BB 上升 2. BE 为负值时，BB 下降

注：1 mmHg＝0.133 kPa。

（五）消化系统

对于胸外科术后患者，我们必须了解他们的饮食状况，判断患者的胃肠功能恢复状况，虽然肺切除手术并没有累及消化道，但是患者由于术后较长时间卧床，同时手术过程中可能损伤迷走神经，患者在手术后经常会出现胃肠运动障碍，出现进食少、食后饱胀甚至反流误吸、便秘甚至导致粪块阻塞引起肠梗阻。大手术后有时也会发生应激性溃疡出血、穿孔等意外事件，要注意鉴别。

对于常规胸外科手术患者，术后一周内应检测一次肝功能。对于重症患者、术后有并发症需长期静脉高营养或肠内营养支持患者、严重感染患者、长期呼吸机支持患者、长期使用抗生素患者等，应该每周检测肝功能。

对于食管手术患者，每天要仔细观察胃管引流量，每天胃管引流维持在 100～300 mL，淡绿色胃液，尚属正常。如果每天胃液引流量达到 600 mL 以上，特别是 800 mL 以上在排除出血时要高度怀疑胃潴留的发生。

（六）血液系统

手术后对于血液系统的监测通常是血常规的检查，用以了解血白细胞、红细胞、血红蛋白等状况。对于血红蛋白要特别注意它的动态变化，如果出现短时间内进行性下降，必须及时查找原因。临床上往往会出现一些不易察觉的潜在出血，例如三切口胃代食管术后腹腔出血，虽然比较少见，但在临床上患者往往表现为进行性血压下降，但胸腔引流却量少色清。如果发现血红蛋白进行性下降，往往提示腹腔可能存在出血情况，需要做诊断性腹腔穿刺。另外例如食管癌手术患者，胃代食管是通过胸骨后途径，胃在通过胸骨后上提到颈部的过程中，胃网膜血管结扎线可能被撕脱造成术后胸骨后出血，患者往往表现为低血压，但胸部 X 线片往往仅提示纵隔略增宽，这时如果动态随访血红蛋白，就可以发现其动态下降趋势，用以判断是否有剖胸探查指征。

另外，胸外科手术患者如果手术中发生过大出血或手术后存在胸腔活动性出血，有大量输血病史，必须监测患者凝血功能状态，如果发现患者会出现凝血功能障碍，表现为血小板下降、纤维蛋白原缺乏等情况，表明患者已经进入恶性循环，胸腔出血不止，即使反复进行剖胸探查止血都收效甚微，这时及时补充血小板、冷沉淀、钙、纤维蛋白原和凝血酶原复合物才会真正有效。机体的止血功能是由血小板、凝血系统、纤溶系统和血管内皮系统等共同作用来完成的。

（七）内分泌系统

由于胸外科基本上属于老年外科，肿瘤患者发病年龄都较大，所以内分泌代谢紊乱，特别是糖尿病和隐匿性糖尿病患者占相当大比例。术后对于血糖的监测十分重要。业已确认，在患者人群中，糖尿病患者的预后相对不良；在非糖尿病患者中，住院期间高血糖症是多种不良临床预后的独立危险因素。手术后早期高血糖症往往是由于手术创伤应激、胰岛素抵抗、外源葡萄糖摄入、周围灌注，葡萄糖利用和血管活性药物应用（肾上腺素促进糖原分解及酵解，故增加血糖及血中乳酸，这是由于肾上腺素活化肝脏与肌肉中的磷酸化酶所致）等因素造成，而高血糖直接导致的不良改变是免疫球蛋白糖基化、巨噬细胞及中性粒细胞功能下降、高血糖环境下胶原酶活力增强和渗透性利尿等病理现象，从而造成患者术后内环境紊乱，免疫功能下降，细菌易感性和伤口不愈合。对于胸外科手术后无糖尿病基础的患者，建议术后 2 天监测空腹血糖，若正常者可每周检测一次。有糖尿病基础而术后使用静脉胰岛素泵患者，应每 2 小时监测一次血糖，血糖波动大者缩短监测时间。对于术后继发严重感染、长期禁食依靠静脉营养或长期鼻饲高要素饮食的患者，由于存在糖代谢障碍危险因素，患者即便是没有糖尿病基础，也必须每天一次监测血糖指标。空腹血糖正常值为 3.9～6.0 mmol/L。最近的 NICE-SUGAR 研究公布的数据表明对于外科术后患者和 ICU 重症患者，血糖控制目标是 7.8～10.0 mmol/L，虽然有证据显示更好的血糖控制对患者更加有益，但是由于将血糖控制在 3.9～6.0 mmol/L 会导致更多危及生命的低血糖事件发生，所以术后患者血糖控制目标是比正常值略高的水平。定期血糖监测不仅针对高血糖，有时候也用来判断危及生命的低血糖事件。有一些外科手术患者，术后莫名出现全身出汗，心率增加，在排除其他因素时，应该怀疑低血糖的发生。

其他的一些内分泌指标包括患有甲亢的胸内甲状腺患者血液血清游离三碘甲腺原氨酸、血清游离甲状腺素的测定，特别是一些隐匿病史的患者，术后不明原因心率增加，必要时需要检查甲状腺功能。

（八）泌尿系统

胸外科手术患者，由于手术创伤大，术中、术后出血多，术后缺氧发生率高，感染以及药物的使用都会对患者的肾功能产生一定的负面影响，所以术后应该常规监测肾功能，包括 24 小时尿量、血尿生化检查等。

尿量是肾滤过率的直接反映，因此少尿是急性肾衰竭最明显的临床表现，通常成人 24 小时尿量 0.8～2.0 L。一昼夜尿量＞2500 mL 为多尿，＜400 mL 为少尿，＜100 mL 为无尿。但由于尿量受到多方面影响，特别是手术后机体抗利尿激素的影响，会产生暂时性少尿，这时就需要通过尿液比重来进行判断。由于浓缩尿液是肾脏最重要的功能之一，而肾性肾衰竭恰恰又常是肾小管受损，因此，尿比重测量的诊断价值很大。无论尿量多或少，尿比重＞1.020 的高比重尿提示肾灌注不足则为肾前性肾衰竭；反之，比重＜1.010 的低比重尿则为肾性肾衰竭。无论是肾前性或肾性肾衰竭，真正完全无尿是少见的。一旦发生，应首先排除尿路梗阻或损伤，除外尿管位置不当或阻塞。血尿素氮和血肌酐测定是肾功能检查比较常用的检查项目。正常的血尿素氮浓度为 1.7～8.3 mmol/L，血肌酐浓度为 44～133 μmol/L，当各种严重的肾脏疾病引起肾功能不全时二者升高。上消化道出血、严重感染和饮食中蛋白质过多时，均可使血尿素氮暂时性升高。血肌酐浓度受饮食等因素影响比较小，明显升高提示预后差。

（九）神经精神系统

由于胸外科手术患者老年人居多，往往伴有一些基础疾病，诸如高血压、糖尿病、高脂血症、动脉粥样硬化等，加之术中或术后血压的巨大波动，一些脑血管意外事件随时可能发生。另外，由于缺氧或 CO_2 潴留造成患者意识障碍，患者较长时间在重症监护病房与家人隔绝产生心理疾病甚至出现躁狂表现，这些都会对患者的疾病恢复产生不良影响。所以胸外科手术后对于患者的神经精神监测极其重要。

对于胸外科重症呼吸机辅助镇静的患者，原则上应每天唤醒一次以了解患者意识状态，判断脑功能状态，切忌为图治疗方便，持续镇静，结果不知患者何时进入昏迷状态。

总之，胸外科术后患者出现脑功能障碍的原因很多，包括脑栓塞、脑出血、蛛网膜下腔出血、缺血缺氧性脑病、代谢性脑病和精神障碍等。

三、一般性术后管理

(一)液体管理

1. 液体管理目标

近年来,随着微创外科及麻醉技术不断进展、手术适应证的相应宽泛,与传统普胸外科术式相比,手术创伤已今非昔比。但患者的高龄化及高难度、大范围、体外循环辅助手术的常规开展仍对术后早期液体管理提出挑战。在普胸外科术后早期,因手术创伤、应激及失血等综合病理状态,结合各术式的特殊情况,术后液体管理仍以持续保持全身重要器官良好灌注,并尽可能维护液体分布及诸内环境指标至生理范围为最终目标。

在禁食患者,必须参考患者年龄、体重及胃肠营养总量,按患者生理需要合理安排24小时热量及液体摄入总量,严格避免医源性脱水及内环境紊乱的发生。

(1)临床监测指标的特点:①结合患者病情综合判断容量状态,而不可迷信单一指标。②充分预计指标可能存在的误差,着眼于指标的连续动态变化而非指标的绝对值。③应结合触诊、问诊等综合手段掌握患者的病情动态,而不主张仅关注指标,治疗“数字”而非患者本身。

在患者处于持续较大量出血、大量胶体丢失、心泵功能不全、毛细血管渗漏明显、心外梗阻、内环境危象时,如何早期迅速恢复灌注,挽救重要器官功能,阻止休克发生是对临床医师综合处置能力的重大考验。

(2)术后处理。

1)术后持续多量出血(>1200 mL/d):此类患者需要精确的液体管理,在老年患者,如处理不当往往造成进一步的重要器官功能受损。患者可因大量失血发生循环不稳,儿茶酚胺的持续静脉应用也将混淆容量治疗的效果,患者虽宏观血压尚可,但重要脏器灌注仍可受损。除每小时精确计算外科引流外,需结合观察多次胸部X线片估计患者失血总量;血总蛋白含量、血细胞比容及血红蛋白的动态变化也可辅助判断患者失血量。由于血浆胶体等比例丢失,为维持胶体渗透压,天然胶体的应用至关重要,可由血液生化检测指导胶体补充剂量。除非紧急情况,一般不考虑每日人工胶体的使用。为防止液体单位时间过度负荷,每搏输出量的监测可有效减少不必要的输液。可简单多次通过触诊肢端、躯干了解外周灌注。

2)体外循环辅助术后:在体外循环辅助术后即期,因存在血液稀释,胶体渗透压下降,第三间隙液体增多,患者整体处于水钠潴留状态,体重可较术前有5%~10%的增加。同时,由于低温、麻醉药物扩血管作用残留,患者外周血管张力的神经-体液自主调节能力低,循环状态对容量相当敏感,可简单通过晶体或人工胶体维持患者最适容量状态。在心功能良好的患者,第三间隙向血管内的液体回流术后即可出现,表现为尿量的额外增多。而不加限制的液体输注将造成显著的血管内容量过负荷。一般术后48小时以不超过25 mL/(kg·d)为宜。而在心泵功能受损的患者,毛细血管渗漏明显,水钠潴留更甚,液体回流建立迟缓,需精确限制液体术后摄入,除正性肌力药物外,缩血管药物的持续应用也可帮助减少患者的容量需求。可简单多次通过触诊了解患者复温状态,尽早恢复自主血管张力;在体外循环后早期患者,血压对前负荷敏感,可测量上腔静脉压比较液体给予前后前负荷变化。在判断容量状态时,应注意低的静脉压(0~2 mmHg)并非直接的容量不足标志,在循环不稳的患者,低的静脉压往往仅提示患者循环状态可能被液体治疗纠正。而过高的静脉压往往意味着存在其他的循环问题,且此循环不稳可能无法由液体复苏纠正。相对于液体负荷试验,简单的抬腿试验也可获得明确的结论。

3)高龄患者术后:高龄患者因存在重要生命器官功能储备差,对低灌注损害敏感,营养状况差,术前血浆胶体含量低,术中/术后失血等综合情况,容易因液体管理失当发生术后并发症,此类患者需精确的液体管理。在术后早期,高龄患者的水钠潴留依靠自身调节回流缓慢,尿量偏少。对于术后早期难以通过自身调节达到液体平衡的患者,我们主张在内环境稳定的前提下限制液体摄入,积极应用天然胶体及利尿药物。在某些术式,因大范围淋巴清扫可导致淋巴回流受阻、肺水增加,以上情况在高龄患者中尤甚。合理地设置液体摄入总量,胶体及利尿的应用,严密的出量监测是防止高龄患者肺部并发症的关键。高龄患者液体管理的原则同样适用于双肺移植患者。

4)术后急性大出血:急性术后胸腔内大出血是普胸外科术后早期最凶险的并发症,常见于胸内较大血管急性破裂。当值医师应毫不犹豫动员科室所有力量进行抢救,并在第一时间开胸探查止血,液体复苏、建立人工气道供氧、开胸准备必须同时进行。在血制品暂未获得时,应首先选择黏滞度较低的人工胶体进行快速液体复苏。可令护士以两人一组,手执50 mL注射器连接三通切换器,急速连续推注进行液体复苏。严密观察患者循环及脉搏变化,随时准备给予肾上腺素推注以维持连续的心泵功能。开胸止血成功后,可进一步应用天然胶体及利尿药物,加速排出第三间隙水钠潴留。

2. 常见液体种类及选择

在毛细血管基膜完整时,无论输注何种液体,短时间内该液体仅分布于与其渗透压相等的体液间隙。

(1)5%的葡萄糖注射液可迅速分布全身,过度输注可致全身水肿。

(2)平衡盐类及生理盐水的分布范围为血管内及细胞外液,1.5 小时后其在血管腔内的容量仅约 20%,扩容作用有限。

(3)人工胶体、天然胶体可停留于血管腔内数小时,是较满意的容量补充液体。

(二)感染治疗策略

胸外科术后感染直至今日仍是最重要的术后并发症之一。胸外科手术多属二类切口手术,2%～5%的患者会发生手术部位感染(SSIs),包括手术切口、手术入径以及手术脏器的感染。严重的感染本身病死率较高,因其本身常可诱发其他并发症,或者作为多种并发症的组成部分而同时发生。因此,有效的抗感染策略是保障手术成功、减少不良事件的重要环节。

术后感染的主要治疗措施是感染灶(外科因素)的处理、改善机体营养、增强机体免疫力以及抗生素的使用。

1. 各部位感染灶的处理

胸腔感染(脓胸)常见原因包括术中污染、术后胸腔积血或积液、术后并发胸腔内空腔脏器穿孔(如肺切除术后支气管胸膜瘘、食管术后的吻合口漏等)。影像学检查、超声检查对于脓胸的诊断有很大帮助,可以显示胸腔积液(脓)的位置和程度,有无分隔及包裹,还可为胸腔穿刺或胸腔闭式引流提供定位。

(1)肺部感染:肺部感染的发生不仅与患者术前的基础疾病以及手术本身的创伤有关,而且与术后呼吸道的处理有着密切的关系。有效的呼吸道管理不仅可以咳痰引流,更可以起到减轻呼吸负荷、改善氧合的作用。对于自主呼吸较弱的患者积极使用呼吸机加压面罩供氧,辅以气管镜吸痰常可获得较好的效果;对于感染严重的患者早期行气管切开能够更有效地进行呼吸道管理,改善预后。

(2)腹腔感染:常见原因包括术中污染、术后腹腔内空腔脏器穿孔(如空肠造瘘口漏、应激性溃疡穿孔和肠血供受损所致肠穿孔、坏死)、术后胸腔感染波及腹腔。腹腔感染由于感染细菌的毒力、患者的营养状况以及其他并发症等情况,可局限化而成为局限性腹膜炎甚至腹腔脓肿,也可扩散发展成为弥漫性腹膜炎,CT 和超声检查对局限性腹腔脓肿的诊断与穿刺定位有很大帮助,体积较小的腹腔脓肿可保守治疗,待其吸收,体积较大则应引流或手术处理。弥漫性腹膜炎诊断确立后,应行开腹手术,对引起腹腔感染的原发因素如胃肠道穿孔妥善处理,并行腹腔引流。

(3)胸壁感染:主要是手术切口的感染。常见原因多与手术处理不当有关,如胸壁组织止血不彻底,关胸时未能全层缝合组织而留有腔隙等。胸壁感染的初期,可能仅有局部组织的炎性浸润,可应用抗生素及局部理疗。若已有化脓表现则应敞开切口引流,必要时行清创术。

(4)纵隔感染:较少见。多为正中切口纵劈胸骨行纵隔手术造成的前纵隔感染。诱发或易感因素包括术中污染、术中胸骨机械创伤重、关胸时胸骨缝合固定不牢发生移动等。纵隔感染的引流常采用对口冲洗引流,即由胸骨上窝与剑突下相向分离纵隔,再分别置入硅胶管行冲洗引流。若纵隔感染累及胸壁,应敞开切口引流。胸骨哆开在感染期不宜缝合固定,为保持胸廓完整性,宜采用胸带加压包扎的方法。

(5)心包感染:常在心包腔积脓后方显现并得到确诊。胸部 X 线片检查对心包感染的诊断有一定的限制,须较大量的心包积液(成人一般需在 300 mL 以上)才能有心影增大呈烧瓶样或梨形的表现。彩色多普勒超声检查对心包积液较为敏感,也可为穿刺定位提供协助。心包感染时应依照急性化脓性心包炎的治疗原则及时引流。

(6)泌尿系统感染:多为急性膀胱炎和尿道炎。对于此类患者,若仍留置导尿管的则应及早拔除,选用经肾排泄而尿中浓度较高的抗生素。

(7)血管内导管感染:首先应拔除导管并取导管尖端送细菌培养,然后选用敏感的抗生素静脉注射。

2.抗生素的应用

对于抗生素的使用而言,目前据国内外文献报道,临床多选用第二代头孢菌素,β-内酰胺类过敏者选用万古霉素或克林霉素。抗生素的首剂使用时间多于术前 30 分钟,以保证整个手术过程中达到有效的血药浓度,对于手术时间过长(>3 小时)可于术中增加 1 剂,对于没有术后感染危险因素的患者术后持续用药并不能够进一步减少感染,因此美国胸科学会推荐的预防用药时间是术后 24～48 小时。

目前国内外的研究显示,胸外科手术的 SSIs 菌落:革兰阳性杆菌主要有金黄色葡萄球菌、凝固酶阴性葡球菌等,革兰阴性杆菌主要有铜绿假单胞菌、肠道杆菌等。因此,在进行 SSIs 的经验性治疗时,应根据可能的病原体进行使用,并要注意考虑细菌的耐药情况。近年来大量使用第三、第四代头孢菌素可以使产 β-内酰胺酶的革兰阴性杆菌耐药率增高,使用抗菌增效剂(舒巴坦钠及他唑巴坦钠)可竞争性、不可逆地抑制 β-内酰胺酶,使抗生素增效并降低耐药率。然后再根据细菌培养和药敏结果及时调整。此处值得一提的是应用纤维支气管镜吸痰、支气管肺泡灌洗液行细菌学检查,其结果更可靠。

肺移植手术后由于免疫抑制,因此除了应用广谱抗生素预防或治疗感染,其他如曲霉菌感染常选用伊曲康唑、伏立康唑;念珠菌感染常选用氟康唑;巨细胞病毒感染则常选用更昔洛韦等治疗。

（三）循环系统管理

胸外科手术中术侧胸腔负压消失对患者循环功能产生不可避免的影响，加之手术操作引起的牵拉、压迫等机械性刺激，麻醉及其药物的不良反应，术中血容量的急剧变化等因素，都会使得循环系统发生明显的生理改变。手术期间的循环系统生理改变可延续至术后，在此期间若再合并有其他系统并发症出现，则循环系统易出现相应的并发症。

常见的循环系统并发症如下。

1. 血压不稳定

（1）高血压：造成胸外科术后高血压的原因很多。对于术后高血压的防治，均应针对其诱因着手，如满意的镇静、镇痛，纠正容量负荷的超标，纠正低氧血症和二氧化碳潴留以及适当保暖避免寒战反应等。多数患者经上述处理，术后高血压可得到缓解。对于严重高血压患者，为避免由此而引起的其他并发症，应使用血管活性药物。以选用短效、速效、强效药物为宜，这样降压效果易于控制和维持，也利于药物的撤除。

（2）低血压：低血压的治疗应针对病因着手。一般术后早期出现的低血压，多由血容量不足所造成。在纠正低血容量时，不能单纯把血压的高低作为唯一的监测指标，还必须同时监测 CVP 的变化、尿量以及周围末梢循环的改善情况。若考虑低血压的原因有外周血管张力因素时，则应使用血管活性药物来纠正。为了改善和恢复受损害的心脏功能，可使用正性肌力药物，但使用时需注意所选择药物不仅能增加心排血量，而且能降低心肌氧耗量。补充血容量和使用血管活性药物后，若低血压的状态仍得不到纠正，则注意分析有无胸腹腔内出血、张力性气胸、急性心脏压塞以及心脏疝等外科因素存在。若存在此类情况，再次手术是唯一有效的方法。

2. 心律失常

胸外科术后患者心律失常多见，有报道显示平均发生率约为 20%。其诱发因素有多种：缺氧和（或）二氧化碳潴留，体循环压力的改变，电解质、酸碱平衡失调，血容量的急剧变化，麻醉药物的影响等。此外，术前即有心脏疾病史、高龄、全肺切除术后等也是高危因素。因此对于术后心律失常的处理，首先需理解术后心律失常实际上是这些诱发因素或并发症的表现形式之一，且多非单一因素作用的结果。处理术后心律失常时需注意首先准确判断可能造成心律失常的诱因或并发症，尽快纠正解除。

（1）窦性心动过速：一般由术后切口疼痛、血容量不足、体温升高、缺氧或二氧化碳潴留等诱因造成，多不会引起血流动力学的明显变化，一般在上述诱因解除后可自行缓解。当相应的诱因解除过后，心动过速仍持续存在，特别是出现血流动力学改变时，应当警惕循环系统其他并发症发生的可能。

（2）房性期前收缩（房性早搏）：胸外科术后出现的房性早搏，一般在解除诱发因素后多可自行缓解。但若房性早搏频发，患者自觉明显不适，或频发房性早搏可能进一步诱发其他严重心律失常时应积极处理。

（3）心房颤动：最常见于老年患者。心房颤动患者心排血量减少，可造成显著的血流动力学改变。术前即有心房颤动患者，由于已建立代偿机制并已适应，故可能不会引起严重后果。对于术后新发心房颤动患者应及时处理。

1）控制心室率：这是处理快速心房颤动首先应该采取的措施，理想目标是使心室率安静时保持在60～70次/分，轻度活动时不超过100次/分。可选用洋地黄类制剂、β受体阻滞剂等。

2)恢复窦性心律：可采用同步直流电复律和药物复律。对合并出现心绞痛、心力衰竭以及血压降低甚至休克的患者，同步直流电复律应为首选的方法，复律后使用药物维持。

(4)室性期前收缩(室性早搏)：若无心脏器质性基础病变，原则上不需要特殊治疗。对于多形性室性早搏、短阵室性心动过速、心肌缺血或心肌梗死后出现的频发室性早搏，应积极处理，以免诱发更为严重的室性心律失常。

(5)心室颤动(室颤)：室颤是非常危急的心律失常，已属心搏骤停而须心肺复苏的范畴。一旦发生室颤，应立即实行直流电电击除颤，这是终止室颤最有效的方法。

3.术后急性心功能不全

外科术后患者所发生的心力衰竭，一般为急性心力衰竭(心力衰竭)，且多为心室收缩性心力衰竭。常分为左心衰竭、右心衰竭以及全心衰竭。

(1)急性左心衰竭：胸外科术后急性左心衰竭患者，往往以肺水肿的形式表现，常有频繁咳嗽，咳粉红色泡沫样痰，端坐大汗，烦躁，发绀，脉搏细弱，心率增快，血压下降。心音听诊可发现第一心音减弱、舒张期奔马律。肺部听诊可闻及双肺弥漫中细湿啰音。胸部X线片检查可显示肺水肿表现。急性左心衰竭一旦发生，即应积极治疗，在此主要强调强心、利尿、扩血管的药物应用。

(2)急性右心衰竭：胸外科术后右心衰竭患者，可因左心衰竭继发而来，但更多是由于病肺切除手术所引起。其病理生理基础在于肺组织的切除将直接造成肺血管床容积的减少，造成余肺循环容量负荷增大，而容量负荷的增大反射性引起余肺内的小肺动脉痉挛收缩，从而进一步致肺循环阻力负荷增大，肺动脉压力增高。右心后负荷增大，右心泵功能减退，继而发生右心衰竭。

右心衰竭患者临床表现常见：由于静脉系统瘀血而导致食欲缺乏、恶心、呕吐、腹胀、少尿、颈静脉怒张、水肿以及胸腔积液、腹水等。胸部X线检查可显示肺瘀血、胸腔积液等征象。右心衰竭的治疗与左心衰竭相似，需要强调的是，肺切除手术对右心功能产生的不利影响非短时间所能消除，右心功能需有一个过程来适应以代偿，因此治疗措施应持续对右心功能进行辅助。强心、利尿、扩血管药物的使用与左心衰竭基本相同。

4.休克

胸外科手术后发生的休克以失血性休克与感染性休克最常见。休克的发病原因虽有不同，但其治疗的基本程序仍然是恢复血流动力学的稳定性与保证组织的氧合血流灌注。休克的治疗原则：①恢复血液循环正常功能，改善器官与组织毛细血管灌注，恢复与维持机体正常的氧输送能力，纠正组织缺血缺氧。②改善机体反应状态，保证内环境稳定平衡，预防炎性介质的激活，预防缺血再灌注引起的细胞损伤。③消除引起休克的原发疾病。

(四)氧疗和呼吸支持

胸外科手术后由于肺组织切除、胸壁肌肉切断、神经损伤、胸腔积液、肺不张、肺水肿、心脏负荷加重、感染等因素，会对患者的呼吸功能产生巨大的影响，从而发生呼吸困难，缺氧，伴或不伴CO_2蓄积。所以术后给予患者一定程度的吸氧对于纠正低氧血症、改善组织氧合、维持器官功能有着重大的意义。

影响氧代谢的因素：呼吸道炎症时分泌物增多、支气管阻塞、肺活量减低、肺不张、肺炎等;血红蛋白减少时影响氧的运输;血氧分压与组织氧分压差异大时氧释放多,差异小时释放少,当毛细血管处于痉挛状态时,血流不通畅将影响氧的释放利用;组织细胞利用氧多,氧分压低,氧释放多。

缺氧可以分为四大类:低张性缺氧(气道阻塞)、循环性缺氧(缺血或瘀血)、血液性缺氧(低血红蛋白)和组织性缺氧。

1. 氧疗

氧疗最直接的作用就是可以纠正低氧状态,因为缺氧的改善,患者的呼吸频率和幅度会逐渐下降,减少呼吸做功,避免因为缺氧造成呼吸运动加剧,引起进一步缺氧的恶性循环。因为缺氧的改善,患者因缺氧而引起的心血管代偿现象诸如心率加快、血压上升等加重心脏做功的反应会逐渐趋于平和。

(1)呼吸障碍引起的缺氧可分三级:①轻度缺氧:发绀轻度,呼吸困难不明显,血氧分压50～70 mmHg,二氧化碳分压<50 mmHg。②中度缺氧:发绀明显,呼吸困难明显,血氧分压35～50 mmHg,二氧化碳分压50～70 mmHg。③重度缺氧:发绀较显著,呼吸困难严重,血氧分压<35 mmHg,二氧化碳分压>70 mmHg。

(2)给氧浓度:吸氧浓度一般根据吸入氧流量计算,即吸氧浓度(%)=21×4 氧流量(L/min)。吸氧浓度可根据患者缺氧程度和导致缺氧的病因综合考虑,具体分为低浓度(24%～35%),中浓度(36%～60%),高浓度(>60%)。

(3)根据缺氧程度确定给氧浓度:①轻度缺氧:吸氧浓度 25%～29%,氧流量 1～2 L/min。②中度缺氧:吸氧浓度为 29%～37%,氧流量 2～4 L/min。③重度缺氧:呼吸支持,加压给氧。

(4)氧疗的注意事项:氧疗过程必须注意加温和湿化,呼吸道内保持 37℃和 95%～100%湿度是黏液纤毛系统正常清除功能的必要条件,故吸入氧应通过湿化瓶和必要的加温装置,以防止吸入干冷的氧气刺激、损伤气道黏膜,致痰干结和影响纤毛功能。

氧疗过程中必须注意到氧气也是一种药物,临床上使用氧气时不仅要注意其“治疗剂量”,也应该注意其“中毒剂量”。通常氧疗的浓度不应超过 50%,高浓度的吸氧会产生对组织细胞有害的氧自由基,具有强的氧化作用,能直接或间接损伤组织细胞,对脑、心、肺、肾、胃肠、胰腺、眼均有毒害作用,尤其对肺和眼的损伤更为严重。高浓度吸氧后,肺泡内氮气被大量置换,一旦支气管有阻塞,其所属肺泡内的氧气被肺循环血液迅速吸收,引起吸入性肺不张。Ⅱ型呼吸衰竭者,由于 $PaCO_2$ 长期处于高水平,呼吸中枢失去了对 CO_2 的敏感性,呼吸的调节主要依靠缺氧对周围化学感受器的刺激来维持,吸入高浓度氧,解除缺氧对呼吸的刺激作用,会使呼吸中枢抑制加重,甚至呼吸停止。

(5)氧疗的基本目标是改善患者的缺氧状态,所以在氧疗的过程中必须仔细观察患者氧疗效果,如患者神志、发绀、呼吸节律、幅度、心率、血压等变化。一旦发现患者氧疗效果不佳,呼吸困难持续加重,必须寻找原因,同时要求呼吸支持技术,以暂时改善呼吸状态,为寻找病因提供充足的时间。

2. 呼吸支持

呼吸支持技术包括无创的加压面罩呼吸机辅助呼吸和人工气道建立呼吸机辅助呼吸。

对于患者在经过常规氧疗后,缺氧改善不明显,呼吸频率加快,幅度加深或幅度极浅,口插管拔除的患者呼吸仍然较为费力时可考虑无创通气。有创通气中应用的所有通气模式均可用于无创通气。持续气道正压、双水平气道正压(BiPAP)、压力控制通气、比例辅助通气等较为常用。其中,BiPAP是无创通气最常用的模式。BiPAP的工作方式相当于有创通气中的压力支持通气(PSV)+PEEP,呼吸机通过感知管路内的压力或者流量变化来进行触发,其参数调节简单,仅需要设定高压和PEEP。

(1)无创通气:①优点:患者易接受,避免了局部创伤,较少需要镇静剂,通气机相关肺炎发生少,患者可自主排痰,不影响进食与声带功能。②缺点:气路难以密闭,吸氧浓度不易精确调节,气道湿化与引流不够充分,一般缺少完整的监测装置,有误吸及面部受压、皮肤损伤的危险。

无创通气时建议给患者安置鼻十二指肠营养管,以防饮食后因为加压面罩正压通气造成胃反流误吸。

在无创通气效果不佳时,应果断建立人工气道呼吸机辅助通气。临床上往往可以看到一些医生对于给患者气管插管瞻前顾后、犹豫不决,殊不知这样往往会耽误最佳治疗时机,越早改善氧合,减少患者呼吸做功,对减少肺损伤越有裨益。

(2)人工气道建立的指征:①呼吸道梗阻:例如胸内甲状腺手术后气管软化、塌陷;颈部、上纵隔手术后局部出血、血肿压迫;气管内新生物;过敏引起的喉头水肿等。②气道分泌持续增多:如术后严重肺部感染排痰量增加,患者无法自咳并氧饱和度下降;术后发生较严重的误吸;肺水肿影响氧合等。③气道保护性反射消失:如昏迷或神志不清者,无法自主排痰者;心搏骤停复苏者;双侧喉返神经受损者等。④无创通气无效:患者在无创通气治疗后,呼吸困难持续加重,或不能耐受无创通气;行无创正压通气后2小时内若患者呼吸困难症状无缓解,呼吸频率、心率、血气分析指标无改善甚至恶化,出现呕吐、严重上消化道出血、气道分泌物增多、排痰困难、低血压、严重心律失常等情况时也应及时考虑建立人工气道,改为有创通气。

临床上是否存在缺氧并非是建立人工气道的唯一标准,指端血氧饱和度尚可的患者,如果呼吸急促,频率>35次/分,预见即将有缺氧发生或是休克患者存在严重酸碱平衡紊乱,从复苏角度来说建立人工气道也是最佳选择。关键在于医生对患者疾病严重性的判断,从某种角度来说插管可能面临的是过度治疗,而不插管可能面临的是患者死亡的风险。口插管的指征可以适当放宽,这对于减少不良医疗事件的发生有益。

(3)气管切开适应证:①喉及气管上段阻塞:由喉部、气管上段肿瘤,外伤,异物等引起的严重阻塞。②下呼吸道分泌物潴留:严重肺部感染经短期治疗痰液持续增多需频繁吸痰、长期昏迷患者。③双侧喉返神经损伤、反复误吸。④需长时间机械通气。⑤预防性气管切开,术中发现气管软化。

气管切开的时机,个人掌握不同,预计机械通气时间在2周之内的,可以选择气管插管。如果预计时间超过2周以上的,建议早期切开。但是在预计时间的把握上确实很难。Griffiths等荟萃分析提示:早期气管切开可降低机械通气时间和住院时间,但不改变肺炎的发生率和病死率。

(4)有创呼吸支持:是最有力的手段,当然也不可避免产生一些不良后果,诸如呼吸机相关肺炎、气压伤(气胸)、肺纤维化、氧中毒、呼吸机相关的呼吸肌失用、循环影响、人工气道建立产生的相关并发症(出血、狭窄等)。

(5)机械通气:应遵循个体化模式,切忌所有患者不论其通气模式定容或定压,压力支持、峰流速等都采用同一种模式。临床上往往给予患者小潮气量定容通气,这样能保持患者的分钟通气量，但通常会产生一定的气压伤，这对于胸外科手术后，特别是支气管袖形切除或是肺表面有漏气的患者，或是怀疑有支气管胸膜瘘的患者来说是不适合的。这时就需要根据患者的个体病情采用定压模式，以保证减少气压伤。但定压模式使用有一定风险，要求医护人员十分关注患者，如果患者呼吸道分泌物增多，则必须及时彻底清除，不然患者很有可能分钟通气量不足，导致缺氧或 CO_2 蓄积。另外，机械通气应遵循动态调整原则，参数的设置不是一成不变的，动态观察血气分析，动态观察内源性 PEEP，动态观察患者呼吸监测参数，动态观察患者的自我感觉结合心率、呼吸频率、呼吸幅度、出汗等现象来调整呼吸机参数。机械通气也应遵循尽早撤离原则，呼吸机通气尽管能模拟人类呼吸，但呼吸机相关肺损伤随机械通气使用的时间延长而不断加重，在可能的情况下，要鼓励患者尽早脱机，以保护肺组织。

（五）改善营养状态

胸外科手术创伤大，患者因为术后卧床、疼痛、药物反应、禁食、缺氧等因素，饮食往往不足。另外严重感染、呼吸机辅助呼吸等因素会造成严重的负氮平衡，所以营养支持对于外科患者的恢复，尤其是重症患者的恢复，降低其病死率极为重要。

营养支持的原则是尽量经口进食，额外适当补充，早期肠内营养。对于危重患者为允许性低热量营养支持原则。

一般胸外科非消化道手术患者，术后通过自身饮食调节通常能够获得足够的能量、蛋白质、脂类、水分、维生素、电解质和微量元素。

需要讨论的是禁食患者、严重感染患者、重症患者的营养提供。合理的热量供给是实现重症患者有效营养支持的保障。有关应激后能量消耗测定的临床研究表明：合并全身感染患者，能量消耗第 1 周为 25 kcal/(kg・d)，第 2 周可增加至 40 kcal/(kg・d)。创伤患者第 1 周为 30 kcal/(kg・d)，某些患者第 2 周可高达 55 kcal/(kg・d)。大手术后能量消耗为基础代谢率的 1.25～1.46 倍。但这并非是急性应激状态的重症患者的能量供给目标。不同疾病状态、时期以及不同个体，其能量需求也是不同的。应激早期合并有全身炎症反应的急性重症患者，能量供给在 20～25 kcal/(kg・d)，被认为是大多数重症患者能够接受并可实现的能量供给目标，即所谓“允许性低热量”喂养。其目的在于避免营养支持相关的并发症，如高血糖、高碳酸血症、淤胆与脂肪沉积等。值得注意的是，对 ICU 患者来说，营养供给时应考虑到危重机体的器官功能、代谢状态及其对补充营养底物的代谢、利用能力。在肝肾功能受损情况下，营养底物的代谢与排泄均受到限制，供给量超过机体代谢负荷，将加重代谢紊乱与脏器功能损害。肥胖的重症患者应根据其理想体重计算所需能量。

临床营养支持途径分为肠外营养支持(PN)（通过外周或中心静脉途径）与肠内营养支持(EN)两种。荟萃分析结果提示，PN 与感染并发症的增加有关，而早期 EN 可降低感染并发症发生率和缩短住院时间等。有关外科重症患者营养支持方式的循证医学研究表明，80％的患者可以完全耐受 EN，另外 10％可接受 PN 和 EN 混合形式营养支持，其余的 10％胃肠道不能使用，是选择 TPN 的绝对适应证。EN 应是重症患者首先考虑的营养支持途径，只要患者肠道还保留一定的功能，就应尽量应用 EN。与 PN 相比，EN 有助于维持小肠黏膜的完整性和屏障功能，还可以抑制各种前炎症介质的释放，增加内脏血流，使代谢更符合生理需要，并可减少肝、胆并发症的发生。但应该指出，重症患者 EN 不耐受的发生率高于普通患者，此时需要进行积极的 PN 支持。

1.热量

正常人体热量需要可根据 Harris-Benedict 公式计算：

男性：66.473+[13.7516×体重(kg)]+[5.0033×身高(cm)]－(4.6756×年龄)

女性：665.095+[9.5634×体重(kg)]+[1.8496×身高(cm)]－(4.6756×年龄)

应激因素下应乘以校正系数 C：无并发症的大手术为 1.0～1.1；中等创伤、中等腹膜炎为 1.25；严重创伤、感染或器官衰竭为 1.3～1.6；烧伤面积≥体表面积 40%为 2.0；肌肉做功活动为 1.1～1.25；发热为 1.05～1.10℃。呼吸衰竭患者体能消耗增高，应乘以校正系数 C(男性为 1.16.女性为 1.19)。

碳水化合物：35%～70%的非蛋白热量，<7 g/kg。

脂肪：20%～30%的非蛋白热量，应激状态可达 50%，<2 g/kg。

正确地估计热量供给十分重要，尤其是对肺部损害的患者，因为过高的热量会引起机体糖代谢异常、肝脏的脂肪浸润等。当疾病还在发展时，维持平衡是主要目标，不要求丢失了的营养物质与组织的复原。

2.蛋白质、脂肪与碳水化合物的构成

(1)蛋白质需求量：无应激并具有一定的器官功能[0.8 g/(kg・d)]；代谢需求增加(2.0 g/kg・d)。

(2)水需求量：成人 30～40 mL/kg 或 1.0～1.5 mL/kcal。

体内 CO_2 主要来自营养物质的氧化，从脂肪到糖 CO_2 的产生量为 70%～100%，如果摄入营养过高且以糖类为主，将导致大量 CO_2 产生，而正常生理状况下肺排泄 CO_2 的能力约为 12 000 mmol/d，超过此限即可造成 CO_2 潴留。故食物中蛋白质、脂肪与碳水化合物的构成要视患者肺功能而定，如患者有急性或慢性呼吸衰竭，其呼吸贮备低时，碳水化合物在氧化中会比蛋白质与脂肪产生更多的 CO_2，增加呼吸负荷。尽管临床证明，较高水平的蛋白质摄入可增加呼吸功，导致呼吸肌疲劳。但蛋白质摄入不足会导致体内蛋白水平的缺乏，不利于疾病的康复，实际中推荐供给量维持在 1 g/(kg・d)。实验证明，对肺部疾病患者用较高的脂肪代替糖供给热量更稳妥些，故食物中脂肪可占总热量的 30%～50%。另外需注意补充电解质如钙、磷等以及维生素等。

谷氨酰胺(Gln)是一种特殊的营养物质，已引起人们普遍关注，成为研究热点。Gln 是体内含量最丰富的非必需氨基酸，约占总游离氨基酸的 50%，是合成氨基酸、蛋白质、核酸和许多其他生物分子的前体物质，在肝、肾、小肠和骨骼肌代谢中起重要的调节作用，是机体内各器官之间转运氨基酸和氮的主要载体，也是迅速生长细胞的主要燃料。近年来，越来越多的动物实验和临床研究均证实，强化 Gln 的营养支持具有改善机体代谢、氮平衡，促进蛋白质合成，增加淋巴细胞总数，改善机体免疫状况，维持肠道功能的效果。

EN 不利之处在于存在误吸风险，所以建议采用鼻十二指肠营养管，减少反流。使用 EN 患者经常会出现呕吐、腹胀、腹泻，究其原因通常是营养液渗透压过高、输注速度过快、脂肪含量过高、脂肪过敏或不耐受、营养液温度过低、营养液受污染、抗生素相关性肠炎、低蛋白血症等。因此，大量研究支持 EN 输液泵持续输注优于重力滴注和传统注射器分次推注，可以降低腹泻、低血糖、吸入性肺炎、恶心、呕吐发生率，为吸收力受限的患者提供最大程度的营养支持。

对于术后早期不宜肠内营养，不能耐受肠内营养的危重患者、消化道出血患者、严重腹泻患者可以选用 TPN，或 PN+EN。TPN 的非蛋白热量的供给以 30～35 kcal 为宜，葡萄糖注射液的输入速度不宜超过 5 mg/(kg·min)，至于脂肪建议使用长链甘油三酯（LCT）和中链甘油三酯（MCT）的混合制剂，因为 LCT 进入线粒体需要肉碱，在高代谢状态下，肉碱内源合成不足，LCT 利用有障碍，特别在有肝损害时，使用 LCT/MCT 的混合制剂可以减轻肝脏负担。蛋白质可以增加到 2～3 g/kg 体重，最好选用高支链氨基酸和低芳香族氨基酸的氨基酸溶液，在营养治疗的同时给予各种维生素和矿物质。临床医生要注意患者营养物质的全面供给。

营养支持的常见并发症：血糖水平异常、高渗性非酮症昏迷、血脂水平异常、低白蛋白血症和电解质紊乱等。

四、胸外专科术后管理

（一）外科引流的处理

胸外科手术后通常会有一根或多根胸腔引流管，手术结束时胸腔引流管应该连接到水封瓶，应保持−0.29～−0.50 kPa 的负压。全肺切除后，水封瓶水柱波动通常调节在 5 cm 左右。每天应注意观察胸管引流通畅与否，如果水封瓶水柱波动很小甚至消失，除非是肺扩张极佳，一般是胸管阻塞，需仔细检查胸管是否折叠、扭曲，是否被血块阻塞。如果水封瓶水柱波动很大，甚至有气泡溢出，通常是肺扩张不佳，肺组织表面漏气或支气管胸膜瘘，同时也要检查是否是水封瓶连接处存在漏气。每天要观察胸腔积液引流量、颜色和胸腔积液是否澄清，判断是否存在出血、感染、乳糜胸等病理状态。对于拔出胸管的标准，因人而异。对于常规手术，每日胸腔积液量在 200 mL 以下，胸腔积液澄清、颜色淡红，咳嗽时无持续气泡产生，听诊呼吸音清晰，胸部 X 线片提示肺扩张良好，即可拔出胸管。对于曾经水封瓶持续漏气，经过引流不再漏气的患者，必须夹闭胸管 24～48 小时后，复查胸部 X 线片，肺扩张佳者，可拔出胸管。对于手术中怀疑胸腔污染者，手术后胸管安置时间应适当延长。对于术后存在胸腔感染、支气管胸膜瘘、胸内食管胃吻合口漏患者则应长期保留胸腔引流管，直到疾病恢复，感染局限为止或改开放引流，逐步退出。对于一些手术后胸腔积液持续增多，颜色清亮，在排除感染、出血、乳糜胸的情况下，在充分补充白蛋白的基础上，可予夹闭胸管，使胸内压力超过静水压，从而达到减少渗出的目的。

食管重建手术后胃管拔出的时机也是因人而异。通常在术后患者肛门排气后，胃液量<200 mL，且颜色淡绿或淡黄后可予拔除胃管。但不同的术式也不尽相同，例如胃代食管手术，胃行走于胸骨后者，由于患者咳嗽时胃内压力较高，会对吻合口产生不良影响，建议胃管引流放置较长时间（7～9 天）。对于术后胃潴留患者，胃管应该持续引流，直至胃肠动力恢复，机械梗阻消失。对于食管胃吻合口漏的患者，特别是在颈部吻合口漏较大的患者，建议胃管保留较长时间，因为过早拔出胃管后，在吻合口愈合过程中，漏口可能被肉芽组织长闭，给后期食管扩张带来麻烦。

胸内甲状腺手术后颈部引流负压小球，在引流液色淡量少后即可拔除。食管胃颈部吻合手术后，颈部皮片的拔除通常在术后 48 小时。

（二）剖胸探查止血指征

胸外科手术后，由于胸腔负压的原因，往往胸腔引流量较多，但这里指的是胸腔内出血的状况。手术后如果患者胸腔引流液颜色鲜红或黯红类似静脉血样，引流量>300 mL，连续 3

小时;或引流量 150～300 mL,连续 5 小时即有剖胸探查指征。但是,决定何时剖胸并非拘泥于此。如果患者表现为扩容后心率持续加快、血压不稳、血红蛋白水平进行性下降,胸部 X 线片提示胸内大量积血,即便胸腔积液引流量达不到“标准”,也应该毫不犹豫地剖胸止血。如果患者胸腔积液引流达到“标准”,但生命体征平稳、四肢温暖、呼吸平稳、没有任何休克代偿表现,在充分扩容、应用止血药的基础上,可予继续观察。胸内有较多量凝血块,对肺组织产生压迫者是否需要再次剖胸止血,也是根据实际情况判断。如果患者在短时间内胸腔出血停止,随访血红蛋白不再持续下降,则不必再次剖胸,可以在出血停止 3 天后用尿激酶冲洗胸腔融化凝血块,效果很好,肺大多能完全复张。如果患者在短时期内胸内出血不断,即便是量少者,因为无法用尿激酶冲洗胸腔,时间久后血块机化,肺表面纤维膜形成,今后肺很难复张,容易发生胸腔感染和肺部感染,通常建议再次剖胸探查止血并清除凝血块。

对于手术后怀疑心脏压塞的患者,表现为心率增快、血压下降、脉压缩小,不必等待心脏彩超结果,因为此类患者随时有心搏骤停的风险,果断剖胸探查。

对于术后突然胸管内涌出大量鲜红色胸腔积液、血压不稳患者,必须立即夹闭胸管,不宜搬动患者,立即床边开胸,方能挽救生命。

(三)肺不张的处理

胸外科手术后,肺不张是较为常见的并发症,首先要判断患者是压迫性肺不张还是阻塞性肺不张。压迫性肺不张通常是由胸腔大量积液、肺表面纤维板形成或是气胸造成。胸腔积液和气胸患者只要在合适的位置安置胸腔引流即可。肺表面纤维板形成的患者如果肺不张明显,需要再次剖胸行纤维板剥脱术才可以解决问题。阻塞性肺不张通常是由痰液或血块阻塞支气管造成。通过定期给患者拍背咳痰、雾化吸入、痰培养调整抗生素、鼻导管吸痰、纤维支气管镜检查吸痰往往可以使肺复张,如果肺仍然扩张欠佳,则可以使用呼吸机加压面罩,给予正压通气加速肺扩张。另外,还有一种肺不张的形式,是由于肺组织在胸腔内受到脓液或化学性液体刺激引发的肺不张。例如食管癌手术后胸内吻合口漏患者,在没有胸腔引流管的情况下,患者肺组织受到脓液和胃酸化学性液体刺激产生的肺不张,胸部 X 线片仅仅表现为肺扩张不佳,胸腔积液量也不多,纤维支气管镜吸痰也不多,这类患者必须自胸腔引流后肺组织才会慢慢复张。

(四)术后肺漏气的处理

胸外科肺切除后持续漏气的原因通常是肺表面的粗面不愈、肺泡胸膜瘘和支气管胸膜瘘。共同的处理原则是保持胸腔引流的通畅,静待其愈合,很少有需要再次手术治疗者。当然对于支气管胸膜瘘的处理有所不同,对于肺表面的粗面不愈的患者可以尝试抽自体血液注入胸腔,使其在肺表面形成凝血块,产成纤维膜封堵肺粗面破口。也可尝试胸腔内注入粘连剂,例如产生强烈胸膜刺激的红霉素类,注射后嘱患者翻滚活动,然后水封瓶接负压吸引,使肺扩张与胸壁产生粘连,使之愈合。部分肺泡胸膜瘘患者会发生脓胸,则需要按照脓胸处理。

(五)肺栓塞的处理

肺栓塞(PE)是由于肺动脉的某一支被栓子堵塞而引起的严重并发症,最常见的栓子是来自静脉系统中的血栓。当栓塞后产生严重血供障碍时,肺组织可发生坏死,即称肺梗死。PE 也是近年来出现的越来越多的并发症。由于胸外科患者很多年纪较大,较长时间卧床,术后因为出血也使用了较多量的止血药物,患者本身处于高凝状态,所以静脉栓子脱落造成肺动脉栓塞的发生。

PE 常见为多发及双侧性，下肺多于上肺，特别好发于右下叶肺，约达 85%，这无疑与血流及引力有关。

1. PE 的临床症状和体征

常常是非特异性的，且变化颇大，与其他心血管疾病难以区别。症状轻重虽然与栓子大小、栓塞范围有关，但不一定成正比，往往与原有心肺疾病的代偿能力有密切关系。

(1)急性大块 PE：表现为突然发作的重度呼吸困难、心肌梗死样胸骨后疼痛、晕厥、发绀、右心衰竭、休克、大汗淋漓、四肢厥冷及抽搐，甚至发生心脏停搏或室颤而迅速死亡。

(2)中等大小的 PE：常有胸骨后疼痛及咯血。当患者原有的心肺疾病代偿功能很差时，可以发生晕厥及高血压。

(3)肺的微栓塞：可以产生成人呼吸窘迫综合征。因微栓塞引起肺血管阻力增高、通透性增强，导致通气-灌注比例失调、肺内分流，产生严重的缺氧型呼吸衰竭。

(4)肺梗死：常有发热、轻度黄疸，体温一般为 37.8～38.3℃，如高于 39℃应考虑伴感染。

术后 PE 患者往往是久卧床起身后突发的胸闷不适，呼吸困难，早期听诊呼吸音没有特异改变，胸部 X 线片通常没有特殊表现，但患者表现为极度缺氧，血气检查肺血管床堵塞15%～20%即可出现氧分压下降，PaO_2＜80 mmHg 者发生率为 88%，有 12%的患者血氧正常。Cvitanic 等发现急性 PE 患者中 76%有低氧血症，93%有低碳酸血症，86%～95% PaO_2 增大，后两者正常可能是诊断 PE 的反指征。实验室检查血浆 D-二聚体含量异常增高对诊断 PE 的敏感度在 90%以上。本测定的主要原理是多数 PE 患者有进行性内源性纤维蛋白溶解，某些纤维蛋白降解为 D-二聚体。尽管血浆 D-二聚体增高对 PE 的诊断很敏感，但是非特异性，至少术后 1 周患者的 D-二聚体含量升高，心肌梗死、脓毒症或几乎所有的其他全身疾病也增加。因此，血浆 D-二聚体的测定最好用于疑似 PE 而不合并急性全身疾病的患者。D-二聚体浓度＜500 μg/L 强烈提示无急性 PE，有排除诊断的价值。另外，结合心脏彩超检查和 CT 检查可以协助判断 PE 的存在。

2. PE 的治疗

(1)一般治疗：本病发病急，需做急救处理。应保证患者绝对卧床休息、吸氧、镇痛、纠正急性右心衰竭及心律失常。抗休克常用多巴胺 200 mg 加入 500 mL 葡萄糖注射液内静脉滴注，开始速率为 2.5 μg/(kg・min)，以后调节滴速使收缩压维持在 12.0 kPa(90 mmHg) [10～25 μg/(kg・min)]。右旋糖酐可作为主选扩容剂，而且还具有抗凝、促进栓子溶解、降低血小板活性的作用。

(2)抗凝疗法。

1)肝素：凡临床一经确诊或高度可疑急性 PE，又无抗凝绝对禁忌证者，应立即开始肝素治疗。肝素使用方法如下。①持续静脉内滴注：适用于巨大 PE，首次应用大剂量肝素(10 000～20 000 IU)静脉内冲入，这样可抑制血小板黏附于栓子上。2～4 小时后开始标准疗法，每小时滴入 1000 IU，由输液泵控制滴速。每日总量 25 000 IU。②间断静脉内注射：每 4 小时(5000 IU 肝素)或每 6 小时(7500 IU 肝素)静脉内给肝素一次，每日总量为 36 000 IU。③间断皮下注射：每 4 小时(5000 IU)或每 8 小时(10 000 IU)或每 12 小时(20 000 IU)皮下注射一次肝素。

2)华法林：肝素一般连续使用 9～10 天，当栓塞危险因素消失，移动患者没有发生 PE 症状,可合用口服华法林,待起效时即可停用肝素。

(3)溶栓治疗

1)UK:20 000 IU/kg,2 小时静脉滴注。

2)rt-PA:50～100 mg,2 小时静脉滴注。

3)SK:负荷量 500 000 IU,后以 10 000 IU/h 持续静脉滴注。

溶栓治疗的适应证:①广泛型急性 PE。②非广泛型急性 PE 合并重症心肺疾病,抗凝疗法无效。③深静脉血栓形成。

(六)肺水肿的处理

肺水肿是肺脏内血管与组织之间液体交换功能紊乱所致的肺含水量增加。肺水肿是胸外科手术后较为常见的病理生理现象。

1. 胸外科手术后肺水肿的原因

(1)肺毛细血管内压增高:见于各种原因引起的左心衰竭、输液过量等,肺毛细血管内压力增高致血管内液外渗产生肺水肿。

(2)肺毛细血管通透性增高:肺部感染、误吸等。

(3)血浆胶体渗透压降低:低蛋白血症等。

(4)淋巴循环障碍:乳糜胸或纵隔淋巴结充分清扫后由于淋巴管被大量结扎,肺内淋巴回流受阻。

(5)复张性肺水肿:短时间内去除大量胸腔积液可使肺内压骤降形成肺组织负压和对毛细血管产生吸引作用,因而发生肺水肿。

(6)原因不明的 ARDS。

2. 临床表现

肺间质水肿期,患者常有咳嗽、胸闷,轻度呼吸浅速、急促。查体可闻及两肺哮鸣音,心源性肺水肿可发现心脏病体征,PaO_2 和 $PaCO_2$ 均轻度降低。肺泡水肿期,患者可表现为面色苍白、发绀、严重呼吸困难,以及咳大量白色或血性泡沫痰,两肺满布湿啰音。血气分析提示低氧血症加重,甚至出现 CO_2 潴留和混合性酸中毒。

胸部 X 线片表现根据病程,起先为肺纹理增多增粗,肺门部位结构不清。发展到后期表现为两肺满布斑片状影。

3. 治疗方法

(1)去除病因:减慢补液速度,防止误吸,控制感染,加强心脏功能,去除过敏因素等。

(2)加强利尿:呋塞米 40～100 mg 或布美他尼 1 mg 可迅速利尿、减少循环血量和升高血浆胶体渗透压,减少微血管滤过液体量。

(3)适当镇静:吗啡可减轻焦虑,并通过中枢性交感抑制作用降低周围血管阻力,将血液从肺循环转移到体循环;还可松弛呼吸道平滑肌,改善通气。

(4)呼吸支持:必要时无创或有创呼吸机辅助通气,迅速改善氧合。

(5)扩张血管:静脉滴注硝普钠 15～30 μg/min 可扩张小动脉和小静脉,减轻后负荷。

(6)强心药物:主要适用于快速心房纤颤或心房扑动诱发的肺水肿。

(7)糖皮质激素应用:甲泼尼龙可以减轻肺水肿。

(七)支气管胸膜瘘的处理

支气管胸膜瘘是肺切除手术后较为少见的并发症。肺切除术后患者出现水封瓶持续漏气或是咳嗽时出现胸腔积液样痰，随体位变化而改变，一般向健侧卧位时痰量明显增加，术侧卧位时明显减少。有时候晚期发生支气管胸膜瘘患者首先表现为口腔里呼出恶臭气味，伴大量脓痰。

支气管胸膜瘘一旦确诊，首先是给予充分引流，避免脓液或胸腔积液灌入肺组织造成进一步损伤。对于再次手术治疗必须持有谨慎的态度，除非发现及时，在胸腔还没有明显污染时，可予以谨慎的再次手术修补或余肺切除。一般一旦证实胸腔已经有较明显的急性感染，则再次手术修补或是余肺切除往往都会失败，因为感染的胸腔会造成二次手术支气管残端的不愈合，此时患者遭受双重打击，往往预后不佳。这时通过长时间的胸腔引流，瘘口往往会逐渐愈合，关键是要消灭残腔，使肺扩张。全肺切除术后发生的支气管胸膜瘘较难愈合，再次手术失败的可能性较大，患者往往需要终身带胸管。

（八）消化道吻合口漏的处理

颈部吻合口漏处理较为简单，一旦发现颈部存在感染或吻合口漏，应该及时将颈部伤口完全打开，彻底清理坏死组织，以过氧化氢溶液（双氧水）冲洗伤口，每日换药直至愈合。

胸内吻合口漏一旦发现，在24小时内可以再次手术进行修补。超过24小时，胸腔污染已经十分严重，只能采用充分引流的方法，必要时在CT或B超定位下放置引流。同时调整抗生素和加强营养支持，保持胃管引流。值得注意的是，如果发现是胸胃穿孔的患者，胃穿孔往往是由于胃壁血运不佳，胃壁坏死，较难愈合，建议再次手术修补或进行残胃切除，分期结肠代食管手术。

（张　磊）

第三章　胸外科手术切口选择

胸部手术切口既要求手术野充分暴露便于操作，又应考虑尽可能减少正常组织损伤和更多地保留组织功能，同时还要选择在紧急情况下延长切口以利复杂情况时手术处理。根据胸部的解剖特点，依据病变部位正确选择手术切口开胸，对胸部外科手术操作安全有效地进行至关重要。胸部切口的发展与胸外科手术和麻醉技术的发展密切相关。21 世纪以来，随着气管插管和单肺通气等麻醉技术的发展，胸外科手术，尤其是微创胸腔镜外科和机器人技术应用于心、肺、食管和纵隔等手术中，大量新术式得以开展，从传统的大切口显露好，到现在要求保留完整肋骨、肌肉，以孔和洞形式的微创切口为主，切口更小，创伤更轻，大大减少胸部切口对患者呼吸功能的影响，而且皮肤切口美观，加快术后康复时间。

胸部外科的手术切口，应遵循以下原则，以达到最佳手术效果：

(1)切口必须提供良好的手术野显露。对于一些特殊病例，术前要充分预计到术中可能遇到的困难和延长切口的可能。

(2)切口的大小、部位和方向，应根据手术的器官和组织的位置而定。如做胸部小切口，则切口应能直达下部病变。

(3)充分保护胸壁的功能和形态。不应过多地造成组织损伤，皮肤切口应顺皮线，尽量保留肌肉、肋骨，保护肋间神经血管束，不过分扩张、牵引肋骨和胸骨。

(4)关胸时保持胸廓稳定性并分层缝合。肋骨和胸骨的浮动可增加呼吸做功，使呼吸道分泌物滞留，增加伤口疼痛和伤口感染、裂开等并发症。严格遵守分层缝合原则，肌肉缝合错位可影响切口愈合和功能恢复，即使是不重要的组织如筋膜也要分层缝合，浅表感染就不致向深层发展引起纵隔炎或脓胸。

第一节　后外侧切口

一、手术指征

适用于肺、气管、食管、贲门、中后纵隔肿瘤，胸壁肿瘤及心脏和一些大血管等手术，包括各种肺叶切除、各式袖状肺叶切除、全肺切除和气管隆突手术。

后外侧切口可为手术部位提供良好显露，适用于多种手术，是胸外科最常用的切口之一，故临床上称之为标准剖胸切口。后外侧切口原则上从第 3 肋到第 10 肋均可进胸，最常用是第 4～第 7 肋间或经肋床进胸。具体手术操作时要依据病变部位选择正确的肋间进胸，例如行肺尖部病变，可选第 3 肋间；上叶肺切除术及上纵隔病变可选第 4 肋间；全肺切除和中下叶切除可选第 5 肋间；食管和经胸裂孔疝修补以第 6 肋间切口为佳。目前，胸外科医师多倾向在下一肋骨的上缘，从肋间进胸以避开肋间血管和神经。如上叶肺切除术可沿第 5 肋骨上缘进胸后，根据患者年龄、胸腔深浅等选择是否切断第 5 后肋骨以利切口显露和手术操作。如进入错误肋间，则会因手术野显露不良而过分撑开使邻近肋骨骨折，切口疼痛，切断肌肉，运动受限，对肺功能有不良影响。麻醉双腔气管插管单肺通气技术可以使术侧肺萎缩，胸腔获得更佳显露。

二、体位

患者取 90°侧卧位,术侧在上,健侧腋部用软枕适当垫高,使肋间隙增宽,也可预防腋动脉以及臂丛神经受压。健侧下肢伸直,术侧下肢髋、膝关节屈曲,两下肢之间垫软枕,在腰部置支撑架,骨盆前方耻骨联合处和后方骶尾部分别以海绵软垫垫稳固定,两上肢伸直放于支架上。用 2 条宽布带横跨臀部和下肢上方固定患者于手术台上。电灼用电极板应放在小腿的外侧部。将麻醉架、器械架及与患者连接的各种管线放置妥当。常规消毒皮肤,消毒范围:上界至颈部和上臂上 1/2 处,下界达腋中线季肋缘,前界至胸骨旁线,后界过脊柱达对侧腋后线。铺手术巾,先用 2 块双层手术巾分别垫于术野下方手术台和患者之间,用手术巾 4 块以先上(头侧)后下(腹侧),再前胸后背的顺序铺于切口四周,使切口充分暴露,在其上覆盖大单。

三、手术操作

切口呈弧形,沿背部肩胛骨内侧缘与脊柱之间中线,平肩胛冈间下绕过肩胛下角(约距肩胛下角 2～3 cm),向外前至腋前线。女性切口前部应切向乳房下缘。切开皮肤、皮下组织达肌层,出血点一般电凝止血即可。切口下第一层肌肉为斜方肌和背阔肌,第二层为菱形肌和前锯肌。在肩胛骨下角筋膜三角处(听诊三角区)切开,该区组织较薄、血管少,与胸壁易于分离。用肩胛骨拉钩将肩胛骨抬起,手掌深入肩胛骨下,手指沿胸壁外筋膜向上触及最高位置的一根肋骨即为第 2 肋骨,由此向下数清要进入胸腔的肋间,用电刀烧灼标记预定切除的肋骨。然后沿肋骨方向向前切开背阔肌和前锯肌,向后切开斜方肌和菱形肌直达骶棘肌。通过后外侧切口有四种方法进入胸膜腔:

1. 经肋床切除肋骨

用电刀切开骨膜,后用骨膜剥离器进行骨膜剥离。因肋间纤维的行走方向是由后上方斜向前下方,骨膜剥离器在肋骨上缘由后向前剥离,下缘则由前向后剥离。用肋骨剪切断肋骨,其断端要平整,不应留有骨刺,以免刺破肺。

2. 经肋床保留肋骨

仅剥离上缘肋骨膜,保留肋骨,从肋床进胸。

3. 经肋间

沿下一肋骨的上缘,用电刀切开肋间肌进入胸腔,可避免损伤肋间神经血管束。切断一根或多根一小段(1 cm)后肋,可获更大显露。

4. 中断肋骨剖胸切口

前上型中断肋骨剖胸切口适用于下胸部手术,在中断线前部剥离下方骨膜,中断线后部剥离上方骨膜,于腋中线处由后上向前下斜形 45°切断肋骨。前下型中断肋骨剖胸切口适用于上胸部手术,在中断线前部剥离上方骨膜,中断线后部剥离下方骨膜,于腋中线处由前上向后下斜形 45°切断肋骨。也有保留胸壁肌肉的后外侧切口,术中切开听诊三角筋膜后,显露斜方肌、背阔肌及前锯肌,充分游离上述肌群,将斜方肌向后牵拉,背阔肌及前锯肌向前牵拉,在第 5 或第 6 肋骨上缘切开肋间肌进胸。胸外手术时,胸膜粘连是比较常见的情况,为避免分离或处理不当造成肺破裂漏气、出血等损伤,在进胸时,先将胸膜切开一小口,如胸内无粘连,肺即萎陷，用手指引导将胸膜电凝切开。如胸膜有粘连，应将肺用小方纱布稍向下压，夹起肋间肌于近胸壁处在壁层和脏层胸膜之间用电凝进行锐性分离或手指和小方纱布进行钝性分离，然后再分离切口上下两个肋间的粘连，放入撑开器将胸廓撑开，要防止发生肺脏撕裂和肋骨骨折。视野显露后，继续逐一分离上下粘连，如遇致密粘连可行部分胸膜外剥离，注意邻近纵隔血管神经、食管、气管等解剖结构损伤。

手术结束时胸腔内常规放置胸腔引流管1～2根。如肺上叶切除后放置2根胸管，而中下叶切除后放置1根胸管即可。下胸管放于胸腔最低位相应的肋间，一般在腋中线第7～第8肋间皮肤做一小切口引流，胸腔内保留胸管以侧孔在内2 cm左右。放置褥式皮肤缝线缚于引流管，拔除胸管后结扎，闭合切口。引流管远端接水封瓶。如要放上胸管，从切口内肌层下的第2、第3肋间腋前线处插入胸腔，不须另做皮肤切口。

缝合切口：一般放置4道7号双粗丝线，绕过上下肋骨间断缝合，用肋骨合拢器将肋骨拉拢，然后一一结扎，将胸膜和肋间肌及上下肋骨骨膜间断缝合。缝合肌肉层时，应将肩胛骨推回原位，再将切断的各层肌肉逐一缝合，要防止交错对合，其间勿留残腔。后按常规间断缝合或以可吸收线连续缝合皮下组织和皮肤。

（张　磊）

第二节　前外侧切口

一、手术指征

适用于前纵隔肿瘤，肺上、中叶切除术，肺移植术以及心脏手术，如左侧或右侧径路闭式二尖瓣交界分离术、上腔静脉和肺动脉分流术、心包剥离和开窗引流术及心搏停止紧急开胸术等。前外侧切口优点为切口小，不须切除肋骨，损伤组织轻，容易快速进胸。

二、体位

仰卧位，手术侧肩背及臀部软枕垫高30°～45°，术侧上肢外展伸直放在支持板上或上臂前举，肘关节屈曲90°悬挂于手术台投架上。对侧上肢仍平放在身体旁边，稍向后，并用宽布带固定在手术台上。

三、手术操作

以胸骨柄体交界为解剖标志，相当于第2肋间水平，一般在第4或第5肋间进胸。自选定的肋间部位从胸骨缘开始向下外做弧形皮肤切口，男性应于乳头下约2 cm，女性应绕过乳房下缘，向后上至腋中线。切开皮肤、皮下组织，在乳腺组织和胸大肌筋膜之间游离疏松的结缔组织，将皮肤与乳腺向上翻转，显露选定的肋间。切断胸大肌、胸小肌及部分前锯肌，从第4或第5肋间隙肋骨上缘切开肋间肌和壁层胸膜，进入胸膜腔，放入撑开器撑开切口。注意切开肋间隙近胸骨缘时不要损伤胸廓内动静脉，一旦损伤应严密结扎止血。如手术野暴露较差，可将上或下1肋软骨切断。有些手术如恶性纵隔肿瘤、心包剥离术，手术野要继续扩大，可以向内延长切口并横断胸骨，注意勿将对侧胸膜剪破，向外侧可切断前锯肌，并牵开背阔肌前缘以扩大手术野。

手术结束时，胸腔放置引流管，方法同前。多道双粗丝线间断缝合拉拢肋骨。前外侧切口肋间呈弧形，张力高，不易用肋骨合拢器闭合，特别是肋软骨处，可用大毛巾钳将肋间合拢。要确保牢固、可靠的多层肌肉和软组织缝合，以防切口裂开。

（张 磊）

第三节 胸骨正中切口

一、手术指征

常用于心脏直视手术，也适用于前纵隔肿瘤，如胸腺瘤、胸内异位甲状腺瘤等许多下颈部及胸内纵隔器官手术和同期双侧肺部病变手术。部分和全部胸骨正中劈开，可用于下颈部手术，包括气管肿瘤或气管狭窄切除端-端吻合术、甲状腺肿块和甲状旁腺瘤切除术、下颈部淋巴结清扫术和颈段食管肿瘤切除术等。由于对心脏和大血管显露极佳，胸骨正中切口已成为许多心脏手术的金标准切口，尤其是需要体外循环的病例。胸骨正中切口还可显露双侧肺、肺门和胸膜腔，适用于肺叶切除术、双侧肺减容术和双侧肺转移性肿瘤切除术。对部分冠心病合并肺部肿瘤患者采用此切口，同期施行心脏搭桥术和肺叶切除术。对于再次肺叶切除术，尤其是全肺切除，肺门粘连较轻，也可采用胸骨正中切口。胸骨正中切口的优点有：可快速并良好地显露心脏、大血管和前纵隔；可显露双侧肺、肺门和胸膜腔；如果不进入胸膜腔，则对呼吸影响较小；手术安全，切口愈合快，尤其是部分胸骨劈开，切口疼痛轻。缺点为垂直皮肤切口不美观，对下部胸腔和后纵隔显露差，术后可出现胸骨不固定、胸骨肋软骨炎和纵隔炎等。

二、体位

仰卧位，肩背部垫以薄枕抬高，使胸骨向前突出。两上肢仍平放在身体旁边伸直，置长条软枕并用宽布带固定于手术台。

三、手术操作

消毒范围上界至颈颌部及上臂上 1/3 处，下界至脐部，左右界至双侧腋后线。如为再次心脏手术需股动静脉插管，则消毒范围应扩大至腹部、耻骨联合部、会阴部和大腿上 1/3 处。

自胸骨切迹下一指至剑突下 2 cm 做直切口，纵行切开皮肤。牵引胸骨上端皮肤，剥离胸骨甲状肌的胸骨附着处，尽可能以钝性分离显露胸骨切迹上凹，避开或切断颈横静脉。用直角血管钳或示指紧贴胸骨后深入，分离肌筋膜，使无名静脉与胸骨完全分开。下端显露剑突，用直粗剪刀剪开剑突，并紧贴胸骨用手指钝性分离胸骨后组织，注意尽量不要损伤两侧纵隔胸膜。沿两侧胸大肌纤维接合处用电刀切开肌层和骨膜，可保证切口居中线，较手指触摸肋间隙更准确。根据术者习惯用胸骨电锯沿正中线由下而上或由上而下地纵行锯开胸骨。切线必须保持中线位置，边向上提起，边向前锯开胸骨。较少情况下，也可用胸骨刀劈开胸骨。锯开胸骨时应请麻醉师暂时停止鼓肺，以免造成双侧胸膜破裂。胸骨切缘用电灼止血，骨髓腔用骨蜡涂封止血。应用叶片可滑动旋转的双叶胸骨撑开器，可使胸骨切缘受力均匀，减少胸骨损伤。撑开器不宜放置过高、扩张过大，以免引起颈丛神经和无名静脉损伤。将胸膜推向两侧,即可显露前纵隔胸腺、心包等。再次心脏手术胸骨正中劈开增加手术病死率,与再次开胸引起心脏、大血管损伤和破裂出血密切有关。正确的方法是:松开原来的钢丝但不拔除,用直钳夹住向上提起,应用摇摆锯锯开胸骨至钢丝层,然后拔除钢丝,用骨髓腔拉钩轻轻提起胸骨,用电刀或剪刀锐性分离胸骨后粘连。胸骨撑开器不宜放入过早、撑开过大,因瘢痕牵拉可造成心肌撕裂出血。

对于前纵隔体积较小的肿瘤及异位甲状腺和上段气管肿瘤或狭窄等手术,仅需要显露前纵隔上部,不必要行胸骨完全劈开。前胸正中切口设计上方基本同于胸骨正中切口,下端可根据病变需要止于第2、第3或第4肋间平面,在选定横断肋间处紧贴胸骨侧缘分离肋间肌,然后用电锯横断胸骨,放入小号胸骨撑开器显露术野。如需在第2肋间水平横断胸骨,术后胸骨上下两端缝合钢丝较困难,如有出血不易止血,可仅给予纵行劈开胸骨左右钢丝缝合固定,术后早期虽然有胸骨轻微移动,因胸骨上缘有锁骨连接相对稳定,再用胸带辅助固定,不会影响后期切口愈合。而在第3、第4肋间水平,可以根据肿瘤位置而采取胸骨1/2部分横断,仍可良好暴露术野,以利于术后胸廓稳定。

手术结束时,放置纵隔引流管,如切开心包或心脏手术需缝合心包,放置多孔心包引流管,经腹横筋膜、腹直肌及其前鞘从上腹壁穿出。有些心脏手术如冠状动脉搭桥术、法洛四联症等,心包可不予缝合。如胸膜破损时,较小者可予以胸膜缝合,大者可扩大破口,放置胸腔引流管,但心包腔内仍需放置引流管。胸骨可用钢丝间断固定,上部穿过胸骨体,下部经肋间,一般缝合5～6道,也可采用8字钢丝缝合。对于胸骨劈离中线、骨折或骨质十分疏松的患者,可采用Robicsek方法,经肋间来回放置水平褥式钢丝,再在纵行钢丝外放置间断钢丝,使应力均匀分布于一侧胸骨。密切缝合两侧腹直肌鞘膜,防止术后切口疝形成。胸壁肌层、皮下和皮肤的缝合按常规方法。对于一些危重患者,如果术后血流动力学不稳定、出血、心律失常、心脏水肿和植入心室辅助装置,可保持胸骨敞开,创面覆盖以手术塑料贴膜,待患者病情稳定后再做延迟关胸。

(张　磊)

第四节　双侧前胸切口

一、手术指征

双侧前胸切口适用于双肺移植,两侧局限肺部病变,双侧肺减容术,巨大前纵隔肿瘤手术,双径二尖瓣狭窄交界扩张分离术等。此种手术切口暴露较好,但对组织损伤较大,同时对呼吸系统功能影响也较明显。

二、体位

仰卧位,背部垫软枕,上肢外展,固定在手术支持板上。

三、手术操作

沿着两侧乳腺下缘做弧形切口,一般在胸骨缘第4肋间相互连接,两端达腋中线。女性患者则于乳房下缘做两弧形切口,向后上至腋中线。切开皮肤、皮下组织,在乳腺组织和胸大肌筋膜之间游离疏松的结缔组织，将皮肤与乳腺向上翻转，用粗丝线缝合向上牵拉暴露视野，显露选定的肋间。切断双侧胸大肌、胸小肌及部分前锯肌，根据预先选定（如第 4 肋）的肋间隙肋骨上缘切开肋间肌和壁层胸膜，进入胸膜腔，放入撑开器撑开两侧切口。在胸骨缘左右两侧分别游离两侧胸廓内血管，在左右胸廓内动脉上下两侧分别给予缝合结扎后切断。用胸骨锯在同一肋间横行切断胸骨，胸骨切缘用电灼止血，骨髓腔用骨蜡涂封止血。分离前纵隔结缔组织，显露双侧肺、纵隔、心包和心脏。根据手术操作需要前外侧切口在两侧相同肋间胸骨横断或不横断，上海市胸科医院对 COPD 等因肺气肿致肋间隙增宽、胸腔较大、术野显示良好、无明显肺动脉高压、手术中不需要体外循环的患者，在行肺移植手术时可以不断胸骨采用序贯式双肺移植；而在特发性肺纤维化等病变时，由于患者肺纤维化萎缩致肋间隙缩窄导致胸腔较小，有较明显肺动脉高压，术中需要体外循环者，横断胸骨更有利显露和手术操作。也可以根据病变部位采用左侧第 5 肋间、右侧第 4 肋间进胸，胸骨不横断。胸内手术操作结束时，为使肺早期扩张和引流充分，关胸前双侧上下各放置两根胸腔引流管。横断胸骨的上下两端用两根钢丝固定，再逐层缝合肋间肌、胸壁肌层和皮肤切口。

（张　磊）

第五节　颈、胸和腹部三切口

一、手术指征

适用于食管中上段癌肿切除术、颈部食管胃吻合术。中、上胸段食管在胸部略偏于右侧，尤其肿瘤位于气管隆嵴部位或主动脉弓及以上水平时，经右胸径路能获得良好显露，可提高肿瘤切除率和气管隆嵴及上纵隔区淋巴结清扫。右胸径路有右前外侧切口和右后外侧切口两类，传统多以右前外侧切口进胸，术中患者不需改变体位，术者在探查胸部食管肿瘤可以切除后，手术可以分两组同时进行腹部胃的游离和颈部食管胃的吻合，以缩短手术时间。近年来研究证实，食管癌转移的主要途径是淋巴结转移，手术时淋巴结清扫是食管癌根治性手术的重要组成部分，胸段食管癌有颈、胸、腹三区淋巴结转移的特点。随着外科医师对食管癌手术清除淋巴结重要性认识的提高，胸、腹部二野和颈、胸、腹选择性三野淋巴结清扫手术广泛开展，右后外侧切口对食管和纵隔淋巴结显露明显优于前外侧切口，有利于原发性食管肿瘤的根治性切除和胸部纵隔淋巴结的彻底清扫。此术式为先行右后外侧切口根治性切除肿瘤及胸段食管，清扫胸部上至右喉返神经旁淋巴结、左侧喉返神经旁淋巴结、奇静脉旁淋巴结等，下达气管隆嵴、左右主支气管旁和食管下段旁淋巴结等。胸部手术完成后，需变换到平卧位，头偏右侧进行二次消毒铺巾。目前，对中、上段食管癌手术多采用经右胸后外切口径路谓之“翻身三切口”手术。

二、体位

1. 传统体位

仰卧位，右胸软枕垫高 20°～30°。头部向右旋转，右上肢上抬屈曲固定在手术架上，左上肢平放或外展伸直在支持板上。

2.翻身三切口体位

患者取90°左侧卧位，右侧在上同后外侧切口体位，胸部手术结束时，体位变换至仰卧位，头偏向右侧。两上肢仍平放在身体旁边伸直，置长条软枕并用宽布带固定于手术台。

三、手术操作

右胸切口，采用右前外侧切口，在第4肋间进胸；右后外侧切口则可在第5肋间进胸，打开纵隔胸膜，将食管和奇静脉游离。左颈部切口一般沿胸锁乳突肌的前缘进行，上至该肌肉中部，下止于胸骨柄。切开皮肤、皮下组织、颈阔肌深筋膜，将胸锁乳突肌及颈动脉向外牵拉，将胸骨舌骨肌、胸骨甲状肌等带状肌群向内牵拉。沿气管及甲状腺外缘向后解剖至椎体前缘，一般可见有甲状腺中静脉，予以结扎切断血管，食管即可显露于椎体前方。腹部切口采用正中上腹直肌切口，上切缘在剑突处，下切缘在脐上，由于超声刀的应用，切口大小以深入一手为宜，明显缩小切口长度。进腹腔后游离胃，一定要保留胃网膜右动脉，尽量保留胃右动脉，胃经直线切割器适当裁剪做好管状胃，其上提至颈部一般有两种路径，根据术者经验和习惯选择经纵隔食管床径路或经胸骨后径路。如果食管肿瘤切除术后需行食管床放射治疗者，应选择经胸骨后径路将胃管上提至颈部，最后将胃和颈部食管残端在颈部切口处进行吻合。颈部放置皮片或负压小球引流，胸腔置胸管闭式引流，逐层缝合切口。

（张　磊）

第六节　右胸、上腹二切口

一、手术指征

右胸、上腹二切口适用于胸部中下段食管癌，手术根治性切除和淋巴结清扫均优于经右胸前外侧切口和左胸后外侧切口，手术创伤小于颈、胸、腹三切口。

二、体位

先仰卧位，腹部手术结束后，变换为左侧卧位。

三、手术操作

1.腹部操作

上腹正中切口，游离胃大部，一定要保留胃网膜右动脉和胃右动脉，胃左血管要双道结扎和缝扎，胃短血管可结扎或超声刀等离断。清扫胃周围全部淋巴结，胃游离下达幽门，上至贲门上方食管，同时用手指纯性或用电刀扩大膈肌食管裂孔达三指宽。根据患者身体状况选择十二指肠营养管或空肠造瘘术。完成腹部胃游离和淋巴结清扫后，止血关腹，更换为左侧卧位。

2.胸部操作

右后外侧第5或第6肋间进胸后，打开纵隔胸膜游离食管大部分，广泛切除肿瘤和清扫纵隔淋巴结。经膈肌裂孔提出胃至胸部，选择适当位置，若病变位置较高，可于胸腔内将食管向下牵拉，其吻合口位置几乎相当于颈部吻合，但颈部无切口，减少损伤。根据术者经验行手工或吻合器食管胃胸顶端-侧吻合。此切口胸腔术野显露好，直视下操作方便，对喉返神经、胸导管损伤少，如病变晚期肿瘤外侵累及胸导管，可于膈肌上行胸导管结扎。常规放置两根胸部引流管，关闭胸部切口。

（张　磊）

第七节　胸腹联合切口

一、手术指征

此切口可用于上腹部和下胸部手术，适用于食管下段、贲门和胃、脾、左侧横膈和降主动脉等手术，如食管下段癌累及贲门或贲门癌累及食管下段手术、全胃切除术、胸腹主动脉瘤及胸腹联合损伤等手术。此种切口术野开阔、暴露广泛，兼有开胸开腹之优点，能彻底切除癌灶以上足够长的食管及彻底清扫下段食管旁淋巴结，减少上切缘癌残留率；能在直视下清扫腹腔动脉周围淋巴结，有利于腹腔淋巴结的清扫和腹腔联合脏器的切除；能在直视下切除膈肌脚处受累的膈肌，并进行修补；在胸腹联合切口下，解剖与吻合均在直视下完成，提高了手术安全性。由于切断肋弓损伤较大，切断处肋软骨易发生感染不愈合、肋弓不稳定、切口疼痛，会影响术后患者的咳嗽排痰和术后发生膈疝等。

二、体位

仰卧位，右侧 45°卧位，左侧胸部抬高，臀部和肩部用软枕垫稳，上肢抬高弯曲固定在麻醉架上。

三、手术操作

自肩胛骨下 2 cm 向剑突与脐连线中点做斜切口，如果是恶性肿瘤，可先剖腹探查，明确肿瘤能否切除，再延长切口。用电刀切开背阔肌，在肋骨附着点分离前锯肌，从上向下数清肋骨。根据手术种类决定进胸位置，通常为第 7 肋间。进胸后切除一小段肋弓，沿着食管裂孔方向放射状切开膈肌，保留膈神经分支，将切开膈肌两侧用 7 号线数针悬吊于切口两侧，增加术野显露。切开腹外肌和腹直肌。如需要，可按后外侧切口向外延长，或沿腹中线向下延长。放置引流，间断缝合膈肌，8 字缝合固定肋弓、肌层，皮下和皮肤按常规缝合。

（张　磊）

第八节　颈、胸前径路 L 形切口

一、手术指征

主要对肺尖部癌行根治性手术，包括肺部病灶及肺门纵隔淋巴结、邻近胸壁和胸廓上口受累软组织及血管、神经等结构的整块切除。1993 年 Dartevelle 首次应用经颈、胸前径路 L 形切口进行根治性肺尖部肿瘤切除术。此术式可以很好地显露胸廓上口处的结构，尤其在锁骨下血管受侵或累及臂丛神经时，更有利于肿瘤的根治性切除。

二、体位

患者取仰卧位，肩背部垫软枕使头颈部后仰，头偏向健侧，患侧上肢外展。消毒术野，其范围上至乳突，下至剑突平面，内至健侧锁骨中线，外至腋中线。

三、手术操作

手术切口应以L形从颈部沿着胸锁乳突肌前缘向下，延伸至锁骨内侧端，劈开部分胸骨并延至前胸切口，锁骨内侧在锁骨中线处可以切断，以利于术野显露，但术后影响功能和外形。目前倾向于保留胸锁关节，对斜角肌脂肪垫行标准切除，同时结扎颈内静脉。如果锁骨下静脉受到侵犯，需对其整块切除而不需要重建。当进行左侧手术时，需仔细寻找并结扎胸导管；如果斜角肌受到侵犯，需切除其在第1肋结节附着处以上部分。术中尽量保护膈神经和迷走神经，防止损伤。沿着锁骨下动脉行外膜切除，结扎乳内动脉。如果一小段锁骨下动脉受到侵犯，可以人造血管替换（6～8 mm）。左侧肿瘤由于靠近锁骨下动脉，人造血管可从前方置于主动脉弓上。更广泛的侵犯需替换锁骨下动脉及颈内动脉，同时需要后外侧开胸，从主动脉近端处结扎锁骨下动脉。由于臂丛神经从斜角肌旁发出，直视下从外向内松解神经效果更好。前径路手术可切除第一肋的颈端及 T_1 神经根，也可完成颈动脉鞘内侧的椎体切除。胸壁切除自第1肋骨和软骨连接处切断，第2肋自肋弓中部切断，第3肋沿其上缘向肋脊角方向剥离，后部肋骨自第1、第2或第3椎体横突处离断，将气管和食管向一旁牵拉，电刀切开椎体前筋膜，从肿瘤的前内侧进行截骨手术、上肺叶切除、第1至第4肋的胸壁切除及淋巴结清扫。放置上、下胸腔引流管，颈部切口乳胶管负压小球引流，缝合胸锁乳突肌后逐层闭合颈部切口。

（张　磊）

第九节　微创切口

一、指征

微创手术是20世纪90年代开展的新技术，优点为手术切口小、创伤小、术后疼痛轻、出血输血少、恢复快、住院周期短，降低了医疗费用。由于胸腔镜和机器人等设备的不断进步，微创技术可用于各类胸部手术，如肺大疱切除、各类肺叶切除、食管病变切除、纵隔肿瘤切除、心脏瓣膜替换或成形术、先天性心脏病纠治术、冠状动脉搭桥术，甚至升主动脉瘤切除术等。

二、体位

根据术式不同，可以采用侧卧位、仰卧位、斜卧位、侧俯卧位等。如肺手术多用侧卧位，颈部切口或经胸骨部分劈开切口，则取平卧位，如做肋间小切口或胸骨旁切口，则切口侧肩背抬高30°～45°，食管手术可采用侧俯卧位以利于术野空间的显露等。

三、切口

（一）切口的位置选择

根据手术方式不同而变化，目前多以全胸腔镜或胸腔镜辅助小切口为主。胸腔镜切口位置选择以切口呈三角形分布为原则，结合具体手术操作灵活变化。胸腔镜切口第一是观察孔，大小为 1～2 cm。由于患者的身高和体重不同，其膈肌高度也不同。临床一般根据胸部 X 线片选择平膈肌顶高度，通常在腋中线第 6～第 8 肋间，可以在此肋间先行手指叩诊，为鼓音时再行切口，以免位置偏低损伤腹腔器官。其次是操作孔，大小为 3～5 cm，在腋前线处第3～第 5 肋间，此切口长度根据手术肿瘤或肺叶标本大小、胸腔粘连程度等决定。第 3 切口一般在肩胛线下一个肋间做一个 1～2 cm 的切口。估计需要辅助小切口者，第 2 和第 3 切口之间距离在 10 cm 左右为佳，当要延长切口的时候，将两者切开即可。制作胸腔镜切口时，应保持健侧单肺通气，使术侧肺萎陷，避免器械进入胸腔时损伤膨胀肺。切开皮肤、皮下组织及肌层，在肋骨上缘电刀游离切开至合适大小，用血管钳于肋骨上缘分离后插入胸膜腔。再将胸腔镜套管插入。选择切口位置时牢记第 1 切口的观察孔位置不可过低，以免伤及腹部器官。操作孔之间不可太近，一般孔间距在 10 cm，以免操作器械互相碰撞，切口与病灶呈倒三角形有利于手术操作。根据手术操作需要，可在平观察孔的肩胛下线约第 9 肋间处加做一个约 0.5 cm的辅助孔，其角度更利于腔镜手术器械的放入使用。

（二）微创手术的操作

微创手术径路包括颈部横切口、胸骨上端和下端部分劈开、前胸肋间小切口和胸骨旁小切口，手术切口长度一般为 3～8 cm。

1. 胸骨上端部分劈开

此切口可对位于前上纵隔，尤其在左右无名静脉处的纵隔肿瘤切除有良好显露。该切口也可较好地显露升主动脉、主动脉瓣和右心房，通过右心房-房间隔-左心房顶切口可较好地显露二尖瓣，可提供多数微创心脏手术显露，而且与胸骨横断相比，胸骨稳定性比较好，容易愈合，术后疼痛也较肋间和胸骨旁小切口要轻。切口自胸骨切迹下 1～2 指至第 3～第 4 肋间，切开骨膜后，用直角钳分离胸骨顶端背面的无名静脉，以及右侧第 3～第 4 肋间胸骨旁的胸廓内动脉，用小头胸骨电锯或摇摆锯切开胸骨，根据肿瘤位置于第 3～第 4 肋间向右或左部分横断胸骨，置入小儿胸骨撑开器后，行纵隔肿瘤切除。如心脏微创切口，可在第 4 肋间向右部分横断胸骨，撑开显露后，主动脉插管采用特制的直弹簧螺旋插管或经股主动脉插管，静脉引流管为 46～48 F 单根双节扁平静脉管，占据术野较小空间。如需上下腔静脉分别插管，上腔静脉采用直角插管直接插入上腔静脉，下腔静脉采用一般性腔静脉插管，在上腔静脉部分体外循环心脏排空后插入下腔静脉右心房入口。在剑突下做胸腔引流管切口，于胸骨后引入长弯钳，收紧下腔套带，术毕可利用此长弯钳将胸引流管从胸骨后自剑突下引出。Cosgrove 主动脉阻断钳可弯曲深入切口。关闭胸骨切口时，胸骨部分横断处采用常规钢丝缝合。

2. 胸骨下端部分劈开

可较好地显露右心房、右心室及右心室流出道，通过房间沟切口显露二尖瓣，可提供多数微创先天性心脏病和二尖瓣手术显露。手术切口自第 2 肋间至剑突，直角钳分离胸骨旁和胸骨后组织，向右部分横断或横断胸骨，向下牵拉升主动脉进行插管，腔静脉插管按常规，关胸与胸骨上端部分劈开。

3. 胸骨旁小切口

根据肿瘤位置，在左或右第 2～第 4 肋间距胸骨旁 2～3 cm 做一直切口，切开皮肤、皮下组织，沿胸大、小肌肌纤维分离达肋骨，切断或切除一小段左或右第 2～第 3 肋软骨进胸，行肿瘤活检。如心脏手术插管技术同胸骨上端部分劈开。缺点为局部有反常呼吸，切口疼痛明显，有可能损伤胸廓内动脉。

4. 前胸肋间小切口

于左第 4 肋间前外侧做一弧形切口，沿胸大、小肌肌纤维分离达肋骨，经肋间进胸，若需改善显露可切除一段第 4 肋软骨。一般用于微创冠状动脉旁路移植手术，将左乳内动脉与左前降支做吻合。

5. 颈部横切口

可行气管切开、造瘘、纵隔镜检查和纵隔肿瘤全胸腺切除等手术。患者在经口插管全麻后取肩背抬高仰卧位，口插管偏于一侧，保持充分颈过伸并在头部两侧适当固定以防术中转动。手术床应保持头高脚低位，这样既有利于降低颈部静脉压力，也有利于术者坐在患者头侧进行直视的操作。手术的消毒铺巾范围按照正中切口的要求进行，以备术中万一发生严重出血时可以及时地中转为正中切口开胸止血。颈部切口位置位于胸骨上凹切迹上一横指，颈部正中皮纹内，切口为弧形，约 3～4 cm。逐层横行切开皮肤、皮下及颈阔肌层，通过手指的按压明确气管的位置后在其上方正中纵行切开胸骨舌骨肌与胸骨甲状肌的中间白线，并用甲状腺拉钩向两侧拉开充分暴露气管前壁。沿气管前壁向头侧游离甲状腺使其能略向上牵拉以利于暴露。此时应注意保护甲状腺下静脉，影响视野时也可以结扎或电凝断离此静脉。环形切开气管固有鞘前壁并用 Allis 钳夹持后提起，用示指深入鞘内后紧贴气管前壁向下钝性游离气管前间隙，并沿环形的气管软骨向气管的两侧扩展游离范围，直至整个示指均进入气管前间隙。可显露胸腺上极，然后行全胸腺切除，术毕可放置负压小球管引流，如果止血满意也可不放引流，逐层缝合颈部。

（张　磊）

第四章　乳腺良性病变

第一节　乳腺疾病的病史

乳腺疾病的病史对乳腺疾病做出正确的诊断是非常必要的。乳腺疾病的病史包括现病史、既往史、月经史和婚育史以及家族史。

一、现病史

以乳房肿物就诊者，必须详细询问发现肿物的时间、肿物的生长速度；诉有乳腺疼痛者应详细询问疼痛的性质和规律以及是否有改变和改变时间长短，疼痛与月经周期有无关联；诉有乳头溢液者，应详细询问发生的时间，溢液的性质和溢液的量，溢液是突发、偶发或频发，浆液性还是血性；有无腋窝淋巴结肿大。另外，还应详细询问有无其他不适以及患者的一般健康状况等。

二、既往史

应详细询问乳房的先天发育是否正常，包括青春期、成年期、妊娠期、哺乳期、绝经期等各期的乳腺状况。有时乳房的发育异常与后天的病变有一定的关系，如乳头先天发育不良形成乳头内陷者，成年后影响哺乳，也容易引起乳汁淤积并继发急性乳腺炎。先天性乳头内陷在临床上还可能与乳腺癌所致的乳头退缩发生诊断上的混淆。

应详细询问既往乳房是否有手术史或外伤史。因腺纤维瘤反复做过肿瘤摘除术而目前又有复发者不仅应考虑腺纤维瘤的复发，而且还要考虑有恶变为纤维肉瘤的可能；曾患导管内乳头状瘤的患者，手术后一旦又有乳头溢血现象，也应考虑乳头状瘤再发或恶变为乳头状癌的可能；乳房外伤后在伤处的皮肤有凹陷现象，患乳房外伤性脂肪坏死的可能性大。乳腺囊性小叶增生病一旦肿物硬度明显增加，或有腋窝淋巴结肿大，应考虑是否已恶变为乳腺癌。另外，还应询问乳腺有无炎症病史；是否有盆腔部手术史；是否患过甲状腺疾病，有报道称乳腺癌的患者大多伴有甲状腺功能低下。

三、月经史与婚育史

应详细询问初潮年龄，月经的情况如何，如月经量的多少、持续时间、有无痛经、月经是否规律、何时闭经、有无闭经症状等。月经初潮早于 12 岁，或闭经迟于 50 岁，患乳腺癌的相对危险性增加；初潮年龄≤13 岁年龄组的相对危险性为≥17 岁年龄组的 2.2 倍；14～16 岁年龄组的相对危险性为≥17 岁年龄组的 1.6 倍。绝经晚、行经年限长、月经周期紊乱都反映性激素功能状况与乳腺癌的关系密切，与绝经年龄≤44 岁年龄组相比较，≥50 岁年龄组患乳腺癌的相对危险性增加 1 倍。

应仔细询问结婚年龄；有无妊娠及妊娠次数；有无生产及产次，包括早产和流产的次数；产后是母乳喂养还是人工喂养；哺乳期中奶量是否充足；两乳的泌乳量是否相等；哺乳的时间长短；哺乳期中有何疾病发生，如乳腺的炎症和脓肿、积乳囊肿等。>40 岁未育的患者患乳腺癌的相对危险性增加。天津市肿瘤医院对天津南开区>35 岁的 14 868 名妇女的调查表明，在有生育因素的人群中，发病率最高者为婚后未育者，达 293.26/10 万，$RR=5.5$，$P<0.05$，进一步证明婚后未育与乳腺癌发病的关系相当密切。通过调查表明，结婚为乳腺癌的保护性因素，单身未婚妇女发生乳腺癌的相对危险性为 4.06。将≤22 岁及>23 岁分为两组对照，提示结婚晚者易发病，>23 岁结婚者乳腺癌危险性较前者高 1.46 倍。将≤29 岁第 1 胎生育年龄和>30 岁分为两组对比，说明>30 岁生育第 1 胎者更易发病，其相对危险性为 2.16。第 1 胎生育年龄的分层分析，26～30 岁组的相对危险性为 1.12，与一般人接近；≤20 岁及 21～25 岁组均低于 26～30 岁组；>30 岁生育第 1 胎者的相对危险性为 1.91。天津市肿瘤医院的资料更清楚地说明未育和晚育妇女患乳腺癌的相对危险性随着第 1 胎生育年龄越晚相对危险性越高的趋势，此趋势与国际性合作研究所得的结论非常相近。未育妇女患乳腺癌的相对危险性为第 1 胎生育在≤20 岁的 3 倍。

多次生育具有保护性作用。该作用在调整去除第 1 胎生育年龄的影响后依然存在。在经产妇，哺乳时间同样有保护性作用。但当去除胎次的混杂因素后，该保护性作用趋于不明显。因此，可认为哺乳时间的保护性作用是由于病例组生育胎次所造成的。北京市肿瘤研究所进行的有关哺乳因素的研究结果表明：哺乳者与未哺乳者相比，乳腺癌的相对危险性的降低有显著意义，并随哺乳时间延长而有降低的趋势。

另外，还应详细询问月经周期中有何变化，乳腺肿物是否与妊娠、哺乳有关，是否长期应用大量性激素，是否进行卵巢切除或其他妇科手术等，对乳腺的变化也有一定的影响。详细了解这些病史，对正确认识乳腺的变化也是必要的。

四、家族史

一般认为乳腺癌有一定的遗传性，即局部组织有癌瘤易感性，这种易感性往往有一定的家族性倾向，常在某一家族中可以发现有几个人或几代人都有乳腺癌病史。特别是受检查者的母亲和姐妹曾患本病，更应提高警惕。有研究统计表明，有乳腺癌家族史者其乳腺癌的发生率较普通人约高 3 倍，且其第二代患癌的平均年龄较一般人提前 10 年。与乳腺疾病有关的既往病史可以归纳如下。

(1)基本信息：姓名、年龄、籍贯、民族。

(2)哺乳史：①人工喂养。②母亲哺乳及其时间的长短。

(3)月经史：①初潮年龄。②月经周期：是否规则，行期天数。③绝经年龄。

(4)结婚史：未婚，已婚及其结婚年龄(岁)，是否守寡。

(5)怀孕、流产、分娩史：①第一次怀孕年龄，怀胎总数。②自然流产次数，人工流产次数。③分娩胎次。

(6)哺乳史：①未曾哺乳。②曾哺乳孩数，乳量多少。

(7)乳房发育情况：①乳房大小：正常、肥大、瘦小。②两侧是否对称。③乳头有无内陷。

(8)既往乳腺病史：①两侧乳腺有无病变。②急性乳腺炎、乳腺脓肿。③乳腺纤维瘤。④导管内乳头状瘤。⑤囊性小叶增生病。⑥其他(外伤、疼痛、皮下出血)。

(9)内分泌治疗史：①雌激素。②黄体素。③睾丸素。④其他性激素类药物。⑤抗雌激素类药物。⑥是否有卵巢切除和放射卵巢去势。⑦其他妇科手术史。

(10)家族史:①有无乳腺癌病史。②其他肿瘤病史。

(刘晓丹)

第二节　乳腺疾病的症状

一、乳腺肿块

乳腺肿块是乳腺癌的主要症状,80%以上的肿块是患者自己偶然发现的,只有一小部分是在查体时被医生发现的。肿块绝大多数位于乳腺的外上象限,其次为内上、上方及中央,其他的部位较少见。所以当发现有乳腺肿块时,要注意它的部位、大小、生长速度、边界、表面是否光滑、与周围有无粘连固定、有无压痛、肿块的数目,对侧乳腺内是否发现肿块,是否与妊娠和哺乳有关,是否与乳腺的急慢性炎症或外伤有关。一侧乳腺的单发肿物较常见,原发双侧乳腺肿块和单侧乳腺的多发肿块临床上不多见。

乳腺癌的肿物一般较硬,形状可多种多样呈圆形、卵圆形或不规则形。在肥胖患者或肿物位于乳腺后方者可摸不到肿物,仅能触及局限性、质地较坚硬的增厚腺体组织。髓样癌、小叶癌质地较软,黏液癌质地较韧,囊性癌则有波动感。乳腺癌肿物边界多数不清,但髓样癌、黏液癌和高分化腺癌有时可有较清的界限。

乳腺炎性肿块多伴有红、肿、热、痛,多有哺乳史,但并不尽然,应与炎性乳腺癌鉴别。炎性乳腺癌也伴有红、肿、热、痛,但其病程短、起病急、发展快,肿物可不明显,与妊娠哺乳期乳腺炎相似。

乳腺纤维瘤多为单发,肿物的边界清楚,表面光滑,质地韧硬,活动度大。

乳腺囊性增生症的肿物有特殊的颗粒感,界限既不规则,又不清楚,硬度中等,有时一个乳腺内不止一个肿物,甚至对侧乳腺也有相似性质的肿物,而且这些肿物在月经来潮前几天明显增大并伴有疼痛,月经来潮后肿块缩小,疼痛减轻,呈现周期性的变化。

二、乳腺腺体的局限性增厚

乳腺腺体的局限性增厚常见于乳腺增生,但近几年来随着诊断水平的不断提高,乳腺癌的早期诊断已逐渐被重视,当临床上已摸到肿物时,瘤体的最大直径>1 cm,此时它至少经历了3年以上的时间,已不属于早期癌的范畴。在临床上,乳腺出现比其周围稍厚的组织,界限不清,难以测出其确切大小,要给予足够的重视,不能仅冠以“增生”而付诸观察。此种情况如出现在未闭经的妇女,尤其随月经周期有大小的变化时,多属生理性。如果增厚组织长期存在,与月经周期变化无关,或日益增厚及范围增大,尤其出现在绝经期后妇女时,必须予以重视,以排除乳腺癌的可能性。天津肿瘤医院曾以此类病变选择合并易患因素的98例患者进行局部切除病检,发现8%为乳腺癌,故此类检测方法为更多地发现早期乳腺癌提供了有效的途径。

三、乳腺疼痛

剧烈疼痛伴有触痛常为乳腺的炎症性表现,常见于急性乳腺炎和乳腺脓肿。

临床上出现局部乳腺疼痛，一般见于乳腺的单纯增生和囊性增生。单纯性乳腺增生疼痛多因末端乳管及腺泡的上皮有脱落和增生，致乳管被堵塞而其近端部分继发膨胀和疼痛，间或伴有淋巴细胞浸润及管周围的纤维组织增生，多见于青年妇女，年龄在18～30岁，尤以未婚者或已婚未育者或虽已育而未曾授乳者较为多见。突出的症状为乳痛，可同时累及双侧乳腺，但多以一侧为重。检查时可发现全乳腺弥漫性结节状病变，但60％的病例外上象限比较明显，20％位于中上部乳腺。在少脂肪的乳腺可扪及轻度或中度片状增厚的腺体中有许多小结节，伴有触痛；在丰满的乳房或肥胖的妇女则不能触及增生性病变，在临床上称为“乳痛症”。囊肿性乳腺增生是末梢乳管和腺泡不同程度的扩张形成大小不等的囊肿样改变，囊内和扩张的腺泡上皮常呈乳头状增生，多见于30～35岁，尤其是未生育者更为多见。乳腺疼痛和触痛较轻，多因乳腺肿物而就诊，这些疼痛与月经周期有明显的关系，常于经前加剧，经后疼痛减轻或消失。如果疼痛的性质和规律改变，疼痛为局限性并有固定部位，尤其在闭经后的妇女，则应查明原因。

乳腺癌的疼痛极其轻微，性质多为钝痛、隐痛，不少患者主诉为针刺样疼痛，多局限于病变处，有时呈间断性，这种疼痛与乳痛症的疼痛不同，应加以鉴别。

四、乳头溢液

在妇女非哺乳期间，发生乳头溢液多属病理性，这种乳头异常分泌占各种乳腺疾患的5％～8％。其中最常见的病因是导管内乳头状瘤，约占半数病例；其次是乳腺囊性病及乳管扩张症；约15％病例为恶性病变。发生于导管内乳头状瘤的乳头溢液常为间歇性、自然排出的陈旧性血水，少数为棕黄或黄色浆液，系瘤体表层细胞脱落所致。瘤体位于乳腺周边的小乳管或腺泡溢血则少见，约1/3病例在乳晕区可触及0.5～1.0 cm的软结节，积血挤出后结节可消失。乳腺的导管原位癌或乳腺的囊性病变偶尔也可乳头溢液；乳腺的炎症可有脓性分泌物。据近年来报道，血性溢液多与乳腺癌并存，尤其50岁以上的妇女出现血性溢液时，半数以上可能为恶性。以下几点有助于鉴别诊断：①一般认为血性溢液60％～70％有患癌的可能，浆液、乳汁样或水样者良性病变可能性大。②伴有肿块者应疑为恶性，无肿块的非血性乳头溢液常为良性。③年龄＞50岁者患癌的可能性大，而良性病变则多发生在＜40岁。④应了解是否正在服用雌激素、氯丙嗪及避孕药等，药源性乳头溢液为双侧多导管性，呈清亮浆液或乳汁样分泌物，月经前期症状加重，停药后可自愈。乳腺癌伴有乳头溢液者不多，占1.3％～7％，如乳头溢液为浆液血性伴有肿物，患癌的可能性较大。

五、乳房皮肤的改变

多数乳腺病变的局部皮肤无任何改变，急性乳腺炎常有皮肤红、肿；乳腺结核可有皮肤溃疡或瘘管；严重的乳房皮肤外伤可因皮下脂肪出血坏死引起瘀斑甚至凹陷或粘连。

乳腺癌的病灶位于深部或初期，皮肤表面多正常；病灶位于浅表，虽早期也可使皮肤凹陷形成“酒窝征”，用手指提起粘连的皮肤或按压病灶周围的皮肤，在临床上称为Plateau test。肿瘤堵塞淋巴回流也可引起皮肤的“橘皮样”改变，是晚期乳腺癌的征象。炎性乳腺癌的表面皮肤也可有较大范围的充血、潮红，同时伴有腋窝淋巴结肿大，与急性乳腺炎相似，但炎性乳腺癌大多发生在孕期和哺乳期，皮肤呈一种特殊的紫罗兰色和硬韧感，病变部位多在乳腺的下部。

六、乳房轮廓的改变

正常乳房具有完整的弧形轮廓，此种弧形的任何缺陷或异常均十分重要，常为早期乳腺癌的表现。急性乳腺炎可有乳房外形的改变，但与肿瘤较易鉴别。

七、乳头的改变

乳腺先天性发育不全时可见乳头凹陷，多见于无哺乳史的妇女，此种凹陷可用手拉出。逐渐加重的乳头回缩或固定，或乳头抬高于健侧，经常为乳腺癌表现。乳腺癌的乳头回缩主要见于以下 2 种情况：①癌瘤位于乳头下或甚为接近，早期即可造成乳头回缩。②癌瘤位于乳腺的边缘区或深居乳腺内，因癌瘤侵犯大乳管周围的淋巴管，使大乳管硬化、抽缩，造成乳头固定，此为晚期乳腺癌的表现。炎症和乳腺导管扩张症也可造成乳头回缩。

乳头糜烂可发生在哺乳期，因婴儿吮吸致破，乳汁和其他因素的刺激而形成。皮肤湿疹、皮肤瘙痒，一般经适当治疗后痊愈。但如乳头糜烂和皮肤湿疹经久不愈，应考虑 Paget 病，此病细胞涂片阳性率很高，能及时做出诊断。

八、腋窝淋巴结肿大及上臂水肿

腋窝淋巴结肿大并不是乳腺癌的特有症状，上臂、肩部及胸壁等处的急、慢性炎症均可引起腋窝淋巴结肿大。但当乳腺内发现肿物，同时腋窝淋巴结肿大，应考虑患乳腺癌的可能性，而且炎性腋窝淋巴结肿大和癌转移的腋窝淋巴结肿大在手感上也有区别。

上臂的水肿系腋窝淋巴结广泛转移，影响了上肢的淋巴回流所致。偶尔也有腋窝淋巴结肿大不明显而上肢淋巴管阻塞而引起的上肢水肿，多是乳腺癌的晚期表现。

九、乳腺癌远处转移的表现

已发生远处转移的乳腺癌多伴有相应脏器的症状，如锁骨上淋巴结肿大、咳嗽或咯血、脊柱或骨骼疼痛以及腹腔或神经系统症状。近年来发现Ⅰ期乳腺癌已有 20%发生血行转移到其他脏器。

乳腺病变可能产生的临床表现和检查应注意几点，总结归纳如下。

(1)乳房形态：①两侧是否对称。②有无特殊隆起。③是否有明显缩小。④局部是否隆起。

(2)乳内肿块：①数目。②部位。③大小。④境界。⑤硬度。⑥压痛。⑦移动度。⑧皮肤粘连或深层固定。

(3)乳腺疼痛：①部位。②性质。③放射性。④周期性。

(4)皮肤变化：①水肿。②粘连。③凹陷。④溃疡。⑤皮内结节。⑥异常红晕。

(5)乳头：①高低。②退缩。③指向。④分泌物(血性、浆液性、脓性)。

(6)乳晕：①瘙痒。②湿疹(渗出、糜烂、痂皮)。

(7)腋窝淋巴结：①数目。②大小。③硬度。④粘连或固定。

(8)远处转移表现：①锁骨上淋巴结肿大。②同侧上臂水肿。③对侧腋窝淋巴结肿大。

④骨骼疼痛。⑤咳嗽、咯血。⑥腹内转移(肿块、腹腔积液)。⑦神经症状(颅内压增高、下肢瘫痪)。

(刘晓丹)

第三节　乳腺增生性疾病

乳腺增生性疾病又称乳腺结构不良症,是妇女常见的一组既非炎症也非肿瘤的乳腺疾病。常有以下特点:在临床上表现为乳房周期性或非周期性疼痛及不同表现的乳房肿块。组织学表现为乳腺组织实质成分的细胞在数量上的增多,在组织形态上,诸结构出现不同程度的紊乱。本病好发于30～45岁的妇女,而且有一定的恶变率。

本病与内分泌失衡有着密切关系。多数学者称本病为乳腺结构不良症,也是世界卫生组织(WHO)所提倡的名称。从临床习惯上,一些学者称"乳腺增生症"或"纤维性囊性乳腺病"。文献中名称繁多,很不统一,造成临床诊断标准的不一致,临床医师对恶变尚缺乏统一的诊断标准。尤其是临床表现,尚无明确指征作为诊断依据。因此,在治疗中所用方法也较混乱,治疗效果欠佳,故对预防早期癌变,尚无可靠的措施。本病在不同发展阶段有一定癌变率,如何预防癌变或早期发现癌变而进行早期治疗,尚待进一步研究。

一、发病率

Haagen Sen 报道,本病占乳腺各种疾病的首位。Frantz 等在225例生前无乳腺病史的女尸中取材镜下检查,53%有囊性病。栾同芳等报道的3361例乳房病中,乳腺增生及囊性乳房病600例,分别占全部病例的17%和9%。这些报道足以证明,该病是妇女乳房疾病中的常见病。因本病有一定癌变率,因此应引起医师的注意。近些年来,随着人们物质及文化生活水平的提高,患者逐年增多,且发病年龄有向年轻化发展的趋势。有人称其为妇女的"现代病",是中年妇女最常见的乳腺疾病,30～50岁发病达最高峰,青春期及绝经后则少见。欧美等西方国家,有1/4～1/3的妇女一生中曾患此病。从文献报告的尸检中,有乳腺增生的妇女占58%～89%。在乳腺病变的活检中,乳腺增生症占60%。我国报道的患病率因资料的来源不同,>30岁妇女的发生率为30%～50%,有临床症状者占50%。河南医科大学附一院5年间对门诊248例乳痛及乳房肿块患者(仅占乳房疾病就诊者的1/20)进行病理学检查,其中151例有不同程度的乳腺增生,有12例不典型增生至癌变。发病率为58%,较之前有明显的上升,是原来的2倍左右。尽管这种诊断方法是全部乳腺疾病患者的一部分,但也说明了一个问题,从病理学检查中已有半数患者患此病。城市妇女的发病率较农村高,可能与文化知识及对疾病的重视程度乃至生活压力有关。

二、病因和发病机制

本病的病因虽不完全明了,但目前从一些临床现象的解析认为与内分泌的失衡有密切关系,或者说有着直接关系。

1. 内分泌失衡

尽管乳腺增生症的病因尚未完全探明,但可以肯定,与卵巢内分泌激素水平失衡有关,其原因如下。

(1)乳房的症状同步于乳腺组织变化，即随月经周期(卵巢功能)的变化而变化。就是随体内雌激素、孕激素水平的周期变化，发生周而复始的增生与复旧。乳腺增生症的主要组织学变化就是乳腺的增生过度和复原不全。这种现象必然是雌激素、孕激素比例失衡的结果。

(2)从发病年龄看，患者多系性激素分泌旺盛期，该病在青春期前少见，绝经后下降，与卵巢功能的兴衰相一致。

(3)从乳腺病变在乳房上不规律的表现，也说明是受内分泌影响。乳腺组织内的激素受体分布不均衡，而乳腺增生在同一侧乳房上的不同部位可表现为程度上的不一致，病变位置每个人也不相同。激素水平波动后乳腺组织对激素敏感性的差异，决定着增生结节的状态及疼痛的程度。生理性反应和病理性结构不良的分界，取决于临床上的结节范围、严重性和体征的相对固定程度。然而两者往往很难鉴别，也往往要靠活检来鉴别。

(4)切除实验动物的卵巢，乳房发育停止，而给动物注射雌激素可诱发乳腺增生，目前无可靠依据说明乳腺增生症患者体内雌、孕激素的绝对值或相对值比正常女性高。

性激素引起本病的生理机制主要表现在性激素对乳腺发育及病理变化均起主导作用。雌激素促进乳腺导管及管周纤维组织生长，黄体酮促进乳腺小叶及腺泡组织发育。正常的乳腺组织结构，随着月经周期激素水平变化而发生着生理性增生-复旧这种周期性的变化。如雌激素水平正常或过高而黄体酮分泌过少或两者之间不平衡，便可引起乳腺的复旧不完全，组织结构发生紊乱，乳腺导管上皮和纤维组织不同程度的增生和末梢腺管或腺泡形成囊肿。有人认为，雌激素分泌过多而孕激素相对减少时，不仅刺激乳腺实质增生，而且使末梢导管不规则出芽，上皮增生，引起小管扩张和囊肿形成。也有观点认为失去孕激素对雌激素的抑制性影响而导致间质结缔组织过度增生与胶原化及淋巴细胞浸润，并认为这种增生与复旧的紊乱，就是该病的基础。另外，近年来许多学者注意到催乳素、甲基嘌呤物与乳腺增生症的关系。因此，目前认为这种组织形态上的变化，并非一种激素的效应所为，而是多种内分泌激素的不平衡所引起。

2. 与妊娠和哺乳的关系

具体如下。

(1)多数乳腺增生症患者发生在未哺乳侧，或不哺乳侧症状偏重。

(2)未婚未育患者的乳腺增生症(尤其是乳痛症)，在怀孕、分娩、哺乳后，病症多可缓解或自愈。

3. 精神因素

此类患者往往以性格抑郁内向或偏激者为多。部分患者诉说，每遇生气乳房即感疼痛且有硬块出现，心情好时症状减轻，局部肿块变软。这也说明本病与精神情绪改变有关。

三、病理

由于本病组织形态改变较为复杂，病理分类意见纷纭，迄今尚未统一。

正常时，乳腺组织随卵巢周期性活动而有周期性变化，经前期表现为乳腺上皮增生，小管或腺泡形成、增多或管腔扩张，有些上皮呈空泡状，小叶间质水肿、疏松。月经期表现为管泡上皮细胞萎缩脱落，小管变小乃至消失，间质致密化并伴有淋巴细胞浸润。月经结束后，乳腺组织又进入新的周期性变化。如果雌激素分泌过多或孕激素水平低下而使雌激素相对过多时，则刺激乳腺实质过度增生，表现为导管不规则出芽，上皮增生，引起小导管扩张而囊肿形成，同时引起间质结缔组织增生、胶原化和炎性细胞浸润等。上述病理变化常同时存在，但由于在不同个体、不同病期，这些病变的构成比例不同而有不同的病理阶段和病理改变。

乳腺增生症是有着不同组织学表现的一组病变，尽管其病理分型不同，但病因都与卵巢功能失调有关，各型都以管泡及间质的不同程度的增生为病理特点。各型之间都有不同程度的移行性病理改变，此点也被多数医师认为是癌前病变。为了临床分类及诊断有一明确概念，按王德修分类意见，使临床与病理更为密切结合，可将本病分为乳腺腺病期和乳腺囊肿期两期，对临床诊治实属有利。

1.乳腺腺病期

是乳腺增生症的早期，本期主要改变是乳腺的腺泡和小导管明显的局灶性增生，并有不同程度的结缔组织增生，小叶结构基本失去正常形态，甚者腺泡上皮细胞散居于纤维基质中。Foote、Urball 和 Dawson 称之为“硬化性腺病”，Bonser 等称之为“小叶硬化病”。根据病变的发展可分 3 期：即小叶增生、纤维腺病和硬化性腺病。有文献报道，除小叶增生未发现癌变外，后两期均有癌变存在，该现象有重要临床意义。

(1)乳腺小叶增生：小叶增生(或乳腺组织增生)是腺病的早期。该期与内分泌有密切关系，是增生症的早期表现。主要表现为小叶增生，小叶内腺管数目增多，因而体积增大，但小叶间质变化不明显。镜下所见：主要表现为小叶数目增多(每低倍视野包括 5 个以上小叶)，小叶变大，腺泡数目增多(每小叶含腺泡 30 个以上)，小导管可见扩张，小叶境界仍保持，小叶不规则，互相靠近。小叶内纤维组织细胞活跃，为成纤维细胞所构成。小叶内或周围可见少数淋巴细胞浸润，使乳房变硬或呈结节状。临床特点是乳腺周期性疼痛，病变部触之有弥漫性颗粒感，但无明显硬结。这是由于月经周期中乳腺结缔组织水肿、周期性乳腺小叶的发育与轻度增生所引起，是乳腺组织在月经期受雌激素的影响而出现的增生与复旧的一种生理过程，纯属功能性，也可称生理性，可恢复正常。因此，临床上肿块不明显，仅表现为周期性乳痛。甚者，随月经周期的变化，乳房内结节出现或消失。本期无发生恶变者，但仍有少数发展为纤维腺病。

(2)乳腺纤维腺病(乳腺病的中期变化)：小叶内腺管和间质纤维组织皆增生，并有不同程度的淋巴细胞浸润，当腺管和纤维组织进一步灶性增生时，可有形成纤维瘤的倾向。早期小管上皮增生，层次增多呈 2～3 层细胞甚至呈实性增生，同时伴随不同程度的纤维化。小管继续增多而使小叶增大，结构形态不整，以致小叶结构紊乱。在管泡增生过程中，由于纤维组织增生，小管彼此分开，不向小叶内管泡的正常形态分化，形成似囊样圆腔盲端者，称“盲管腺病”。此期的后期表现是以小叶内结缔组织增生为主，小管受压变形分散，管泡萎缩，甚至消失，称“硬化性腺病”。在纤维组织增生的同时，伴有管泡上皮增生活跃，形成旺炽性硬化性腺病。另有一种硬化性腺病是由增生的管泡和纤维化共同组成界限稍分明的实性肿块，称“乳腺腺瘤”。该病发病率低，约占所有乳腺病变的 2%。因此，临床上常见此型腺病同时伴发纤维腺瘤存在。

(3)乳腺硬化性腺病(又称纤维化期)：是乳腺腺病的晚期变化，由于纤维组织增生超过腺管增生，使腺管上皮受挤压而扭曲变形，管泡萎缩消失，小叶轮廓逐渐缩小，乃至结构消失而仅残留萎缩的导管，上皮细胞体积变小，深染严重者细胞彼此分离，很像硬癌，尤其冷冻切片时，不易与癌区分。本病早期有些经过一定时期可以消失，有些可发展成纤维化，某些则伴有上皮明显增生呈乳头状，后者病理改变尤其值得注意，多数医师视此为癌前期病变。

纤维腺病与纤维腺瘤病理上的区别点是：后者有包膜，小叶结构消失，呈瘤样增生。与硬癌的区别点是：硬癌表现为小叶结构消失，癌细胞体积较大，形态不规则，有间变，核分裂易见，两者较易区别。有学者从176例乳腺结构不良中发现，乳腺腺病期的中期（纤维性腺病）及晚期（硬化性腺病），均有不同程度癌变（其癌变率为17%）。

2. 乳腺囊肿期

与前述的乳腺组织增生在性质上有所不同，前者是生理性改变，后者是病理性而且是一种癌前状态。根据Stout的1000例材料总结，本病的基本病变和诊断标准是：导管或腺泡上皮增生扩张成大小不等的囊或有上皮化生。本期可见肿瘤切面为边界不清或不整的硬结区。硬结区质硬韧，稍固定，切面呈灰白色，伴不规则条索状区。突出的特点是囊肿形成，囊肿小者直径在2 mm以下，大者1～4 cm不等，有光滑而薄的囊壁，囊内充满透明液体或黯蓝色、棕色黏稠的液体，后者称为蓝顶囊肿，镜下可见囊肿由中小导管扩张而来。上皮增生发生于扩张的小囊内，也可发生于一般的导管内，为实体性增生（乳头状增生），导管或扩张的小囊上皮细胞可化生。显微镜下，囊性上皮增生的病理表现如下。

（1）囊肿的形成：主要是由末梢导管高度扩张而成。仅是小导管囊性扩张，而囊壁内衬上皮无增生者，称“单纯性囊肿”。巨大囊肿因其囊内压力升高而使内衬上皮变扁，甚至全部萎缩消失，以致囊壁仅由拉长的肌上皮和胶原纤维构成。若囊肿内衬上皮显示乳头状增生，称乳头状囊肿。增生的乳头可无间质，有时乳头上皮可呈大汗腺样化生，末端小腺管和腺泡形成囊状的原因有以下两种说法。①因管腔发炎，致管周围结缔组织增生，管腔上皮脱落阻塞乳管所致。②乳管及腺泡本身在孕激素作用下上皮增生而未复原所致。但多数认为囊性病变可能是乳管和腺泡上皮细胞增生的结果。

（2）导管扩张：小导管上皮异常增生，囊壁上皮细胞通常增生成多层，也可从管壁多处呈乳头状突向腔内，形成乳头状瘤病，也可从管壁一处呈蕈状增生。

（3）上皮瘤样增生：扩张导管或囊肿上皮可有不同程度的增生，但其上皮细胞均无间变现象，同时伴有肌上皮增生。上皮增生有以下表现。

1）轻度增生者上皮细胞层次增多，较大导管和囊肿内衬上皮都有乳头状增生时，称“乳头状瘤”。

2）若囊腔内充满多分支的乳头状瘤，称“腺瘤样乳头状瘤”。

3）复杂多分支乳头的顶部相互吻合后，形成大小不一的网状间隙，称“网状增生”或“桥接状增生”。

4）若上皮细胞进一步增生，拥挤于囊腔内致无囊腔可见时，称“腺瘤样增生”。

5）增生上皮围成孔状时，称“筛状增生”。

6）上皮细胞再进一步增生而成实体状时，称“实性增生”。

上皮瘤样增生的病理生理变化：雌激素异常刺激→乳腺末梢导管和腺泡增生成囊肿→囊内液体流通不畅→淤滞于囊肿内，囊液中的刺激物→先引起上皮的脱落性增生→再促使增生的上皮发生瘤化→进一步可演变为管内型乳癌（原位癌）→癌由管内浸及管周围组织→浸润性癌。

乳头状瘤可分为：①带蒂型（细胞多为柱状，排列整齐），多为良性，但也有可能恶变。②无蒂型（细胞分化较差，排列不整齐），多有恶变倾向。

有人认为小囊肿易恶变，而大囊肿却不易。可能是因为大囊肿内压力较高，上皮细胞常受挤压而萎缩，再生力较差。但事实上在大囊肿周围常伴有小囊肿，故除临床上除不能触及的小囊肿以外，一切能触及的乳腺囊性增生病，都有恶变可能，所以对可疑的病变应行活检。

(4)大汗腺样化生：大汗腺细胞样的化生，也是囊性病的一种特征。一般末端导管的上皮是低立方状，一旦化生为汗腺核细胞，其上皮呈高柱状，胞体大，小而规则的圆形核位于基底部，细胞质丰富，嗜酸性，伴有小球形隆出物的游离缘，称“粉红细胞”，这些细胞有强烈的氧化酶活性和大量的线粒体，是由正常乳腺上皮衍生的，而且具有分泌增生能力。不同于大汗腺细胞，大汗腺细胞核化生的原因不明，生化的意义也不了解。Speet 动物实验研究认为此种化生似与癌变无关。乳腺囊性增生病中的乳头状增生与管内乳头状瘤的增生不同之处是，前者发生于中小导管内，而后者则是发生在大导管内，且多为单发性。

根据王德修的病理分类，将乳腺增生症的分类、病理、临床表现作对照分析(表 4-1)如下。

表 4-1　乳腺增生症分类、病理与临床特点

分类分期		主要病理改变	主要临床表现	与恶变关系
乳腺腺病期	乳腺小叶增生(腺病早期)	1. 小叶数目增多，小叶管泡增生，小叶增大，小叶形状稍不规则 2. 小叶内结缔组织不增多或只有轻度增多 3. 小叶内或小叶周围淋巴细胞浸润	平均年龄为 33.6 岁，主要见于 27 岁以前，周期性乳痛，肿块随月经周期出没，质地软，非固定性，乳痛为主诉，见于双侧乳房	目前无见恶变报道
	乳腺纤维腺病(腺病中期)	1. 在小叶增生基础上，小叶管泡继续增生，以结缔组织增生最明显 2. 小叶增大，形态不规则，小叶轮廓不清 3. 纤维腺病的晚期阶段，小叶内的结缔组织增生更为明显 4. 小叶内淋巴细胞的浸润程度不一	平均年龄为 37.2 岁，乳痛存在，为周期性肿块，质地中硬，有立体感，条索状，见于双侧乳房或一侧，表现轻重不一，多位于外上象限，月经后肿块软而小，但仍存在	有不同程度的恶变(有学者报道的 176 例中，中期和晚期各有 1 例恶变)
	乳腺硬化性腺病(纤维化期)	此期由纤维病变发展而来，其主要形态是纤维化管泡萎缩，小叶的轮廓有时存在、有时消失，管及管泡大部分消失或完全消失，仅残存一些萎缩的导管	平均年龄 40.1 岁，乳痛不显著，周期性乳房变化不明显，肿块较硬，为三角形、条索状的片状或颗粒结节，常见于一侧，有较硬结节位于肿块之中	
乳腺囊肿期		1. 主要病在小导管，尤其靠近小叶的末梢导管，来自大导管的极少见 2. 有管泡形成囊肿 3. 有来自大汗腺化生的导管形成囊肿(又称盲端导管) 4. 囊肿的上皮可呈增生萎缩、大汗腺样化生或泡沫状改变，囊肿周围的小导管可呈各种类型的上皮增生，有的甚至发展成癌	以肿块为主，病史长，肿块硬、突出、界清、有孤立灶性结节，多位于外上象限，年龄多在 40 岁以上	有人总结 176 例乳脉结构不良中，囊肿增生病 9 例，由增生间变过渡为癌，占 5.1%，(9/176)

阚秀等对乳腺增生症的病理组织形态及其分类进行长期研究认为：乳腺增生症是乳腺组织多种既有联系又各具特征的一组病变。有学者根据 300 例乳腺增生症的病史及病理切片的复习结果，将乳腺增生症分为单纯性增生和非典型增生两大类。

1. 单纯性增生

又分为 4 组病变，即囊肿病、腺病、一般性增生及高度增生。

(1)囊肿病：囊肿病不包括乳头下大中型导管扩张及积乳囊肿。仅指肉眼囊肿，囊肿肉眼可见，直径＞0.3 cm。显微囊肿，指在小叶内发生的腺泡导管化并扩张形成的微小囊肿，囊壁被覆低立方上皮，囊内充以淡粉色蛋白液体。有的形成大汗腺囊肿或乳头囊肿，还有的囊内充以大量泡沫细胞或脂性物质为脂性囊肿。

(2)腺病：分 5 种形式。

1)旺炽型腺病：小叶在高度增生的基础上，相互融合，界限不清，形态不一。肌上皮细胞增生明显。

2)硬化型腺病：在旺炽型腺病的基础上，纤维组织增生，腺体变硬。

3)纤维硬化病：在硬化型腺病的基础上进一步发展，腺体萎缩变小，甚或大部分消失。肌上皮细胞可残存甚或增生。纤维组织高度增生呈玻璃样变，也可形成一团局限性硬结。

4)结节性腺病：在增生扩大的小叶基础上，腺上皮及肌上皮细胞明显增生，纤维间质明显减少，形成一团细胞密集结节。主要成分为肌上皮细胞，腺体可完整或残缺不全。

5)腺管腺病(又称盲管腺病)：小叶腺泡导管化、扩大、增生，形成一团小导管。被覆的立方上皮、肌上皮细胞明显增生，常有向囊肿或纤维腺瘤转化的趋势，有的高度增生呈现搭桥倾向。

(3)一般性增生：包括下列病变。

1)小导管扩张或轻度增生，多为老年人，乳腺萎缩，仅表现为小导管轻度增生及扩张，细胞层次增多。

2)小叶增生症：小叶变大，每个小叶腺泡数目可＞30 个；小叶数目增多，有时数目不多，但腺上皮细胞增生活跃，细胞变大，数目增多，核深染。此类病变最为多见。

3)大汗腺样化生：多是数个小导管或腺泡大汗腺样化生。细胞大，细胞质呈红色颗粒状，细胞质游离面可见顶浆分泌小突起。

4)肌上皮增生症：大部分腺泡或导管肌上皮细胞增生明显，增生的肌上皮细胞体积大。细胞质透明，核小、染色深。

5)泌乳腺结节：腺体呈哺乳期或妊娠期形态。腺体增生扩大，间质极少，腺体呈背靠背状。上皮细胞呈立方状，细胞质富含脂性分泌物呈泡沫状或透明。

6)纤维腺瘤变：在小叶增生或腺病的基础上，局部小叶增生、伸长、分支及出现分节现象，似管内纤维腺瘤的表现。

(4)高度增生：包括下列两种形式。

1)搭桥现象：小导管或腺泡导管化生，上皮增生，部分上皮层次增多，向管腔内呈乳头状伸出，互相连接形成搭桥状，致使导管腔隙变小变窄，但不形成真正的实性及筛孔。

2)导管内乳头状瘤病：多数小叶内导管上皮增生卷曲、弯折，间质伸入，形成典型的导管内乳头状瘤(但上皮层次不增多)。

2. 非典型增生

分轻(Ⅰ级)、中(Ⅱ级)、重(Ⅲ级)3 级。表现为 4 种形式，4 种病变，出现 2 种特殊细胞。

(1)4 种形式：实性、筛状、乳头状、腺管样。

(2)4 种病变。

1)导管扩张变大。

2)细胞增大,可有一定的异型性。

3)细胞极性紊乱但仍可辨认出排列秩序。

4)肌上皮细胞显示减少但仍有残留。

(3)2 种特殊细胞。

1)淡细胞:体积大,细胞质呈粉红色,核圆,核膜清楚,染色质细,染色淡,可见核仁。

2)暗细胞:体积小,细胞质较窄,核小圆形,染色质粗,染色深,核仁十分明显。

关于非典型增生的处理原则:可看出非典型增生Ⅰ级实为单纯性向非典型增生的过渡形式,无明显临床意义,良性增生症中发生率达 16%,因此切除活检后,无须临床再做特殊处理。Ⅱ级为临界性病变,需密切随访,可 3～6 个月检查 1 次,必要时行 X 线摄片、超声断层及针吸细胞学等进一步检查。Ⅲ级与原位癌有移行,不可避免会包括一部分原位癌,尽管有人主张,以往所谓原位癌不是癌,是一种良性小叶新生的增生病变。但有人认为,仍以乳腺单纯切除较为稳妥。以癌前病变的观点,应慎重地对待非典型增生患者,尤其是高危人群。

四、乳腺组织增生症

乳腺组织增生症又称乳痛症,是乳腺结构不良症的早期阶段,是一种因内分泌失衡引起的乳腺组织增生与复旧不良的生理性改变。临床表现以乳痛为主,病理改变主要是末端乳管和腺泡上皮的增生与脱落,目前未发现有癌变的报道。

(一)发病率

本病为妇女常见病,发病年龄多为 30～50 岁,青少年及绝经后妇女少见。男性极少见。近期文献报道有乳腺增生的妇女为 58%～89%。城市发病率高于农村。

(二)临床表现

本病系乳腺结构不良症的早期阶段,主要是乳腺组织增生,如小叶间质中度增生,小叶发育不规则,腺泡或末端乳管上皮轻度增生。

1. 好发年龄

多见于中年妇女(30～40 岁),少数在 20～30 岁之间,并伴有乳房发育不全现象,青春期前和绝经期少见。发病缓慢,患者多在发病 1～2 年后开始就医。

2. 本病与月经和生育的关系

此类患者月经多不规则,经潮期短,月经量少或经间期短等。多发生于未婚或未育及生育而从未哺乳者。

3. 周期性乳痛

周期性乳痛及乳胀是本病的特点。

(1)疼痛出现的时间:乳痛为本病的主要症状,乳痛多在月经来潮前 1 周左右出现且逐渐加重,月经来潮后逐渐缓解至消失,此乃本病的特点。少数患者也有不规律的疼痛。

(2)疼痛的性质:多为间歇性、弥漫性钝痛或针刺样痛,也有表现为串痛或隐痛,甚者有刀割样痛。有些表现为自觉痛,也有表现为触痛或走路衣服摩擦时疼痛。乳房也可以有压痛,或上肢过劳后疼痛加重的现象。

(3)乳痛的部位:多位于一侧乳房的外上象限及乳尾区,甚至全乳痛。单侧或双侧,以双侧为多见,有时也可伴患侧胸部疼痛且疼痛常放射到同侧上肢、颈部、背部及腋窝处。其疼痛程度不一致。疼痛发生前乳房无肿块及结节。

(4)乳痛的原因:在月经周期中,乳腺小叶受性激素影响,在月经前乳腺小叶发育和轻度增生、乳腺结缔组织水肿、腺泡上皮的脱落导致乳腺管扩张而引起疼痛,属生理性,可以恢复正常。此种现象在哺乳期、妊娠期或绝经后减轻或消失。

4.乳痛与情绪改变的关系

本病的症状及乳房肿块,多随月经周期、精神情绪改变而改变。如随愁怒、忧思、工作过度疲劳,甚至刮风、下雨、天阴、暑湿等气候改变而加重;经期或心情舒畅以及风和日丽时则症状减轻或消失。此乃本病的特点。

小结乳痛症的相关特点:

(1)疼痛原因:与性激素有直接关系。

(2)好发年龄:30～40岁妇女。

(3)疼痛出现时间:月经前7天左右。

(4)疼痛性质:慢性钝痛及刺痛。

(5)疼痛部位:乳房上部或外侧,一侧或双侧。

(6)疼痛、触痛及可变的乳房结节为本病三大主要表现。

5.乳房检查

具体如下。

(1)乳头溢液:有些患者偶尔可见乳头溢出浆液性或牙膏样分泌物。

(2)乳房的检查:乳房外形无特殊变化,在不同部位可触及乳腺组织增厚,呈颗粒状,多个不平滑的结节,质韧软,边界不清,触不到具体肿块。增厚组织呈条索状、三角形或片状,非实性,月经前7天内胀硬较明显,月经后渐软而触摸不清。月经前出现疼痛时,多伴有乳房肿胀而较前坚挺,触诊乳房皮温可略高。乳房触痛明显,乳腺内密布颗粒状结节,以触痛明显区(多为外上象限)最为典型,但无明显的肿块可触及,故有人称之为“肿胀颗粒状乳腺”“小颗粒状乳腺”。月经来潮后,症状逐渐消失,待月经结束后,多数患者症状完全消失。

(三)诊断

1.症状和体征

周期变化的疼痛、触痛及结节性肿块。

2.辅助检查

具体如下。

(1)B超检查:乳痛症者多无明显改变。

(2)X线检查:乳痛症乳腺钼靶摄片常无明显改变,在腺病期、囊性增生症期,增生的乳腺组织呈现边缘分界不清的棉絮状或毛玻璃状改变的密度增高影。伴有囊肿时,可见不规则增强阴影中有圆形透亮阴影。也可行B超定位下的囊内注气造影。乳腺钼靶摄片检查的诊断正确率达80%～90%。

(3)红外线透照检查:由于乳腺组织对红外光的吸收程度不同,透照时可见黄、橙、红、棕和黑各种颜色。乳腺腺病一般情况下透光无异常,增生严重者可有透光度减低,但血管正常,无局限性暗影。

(4)液晶热图检查:该检查操作简便、直观、无创伤性,诊断符合率可达到80%～95%,尤其适用于乳腺疾病的普查。

(5)乳腺导管造影:主要适用于乳头溢液患者的病因诊断。

(6)细胞学检查:细针穿刺细胞学检查对病变性质的鉴别诊断有较大的价值,诊断符合率可达80%~90%。对有乳头溢液的病例,行乳头溢液涂片细胞学检查有助于确定溢液的性质。

(7)切取或切除活体组织检查:对于经上述检查仍诊断不清的病例,可做病变切取或切除行组织学检查。乳腺增生症标本质韧,体积较小,切面常呈棕色,肿块无包膜也无浸润性生长及坏死出血。

有下列情况者应行病变切取或切除活体组织检查,以确定疾病性质:①35岁以上,属乳腺癌高危人群。②乳腺内已形成边界清的片块肿物。③细胞学检查(穿刺物、乳头溢液等)查见不典型增生的细胞。

此外,CT、MRI等方法可用于乳腺增生症的检查,有些因为可靠性未肯定,尤其CT价值不大,以B超及红外线透照作为乳腺增生症的首选检查方法。除少数怀疑有恶性倾向的病例外,35岁以下的病例钼靶摄影一般不做常规应用。对临床诊断为乳腺增生症的患者,应嘱患者2~3个月复查1次,最好教会患者自我检查乳房的方法。

(四)治疗

1. 内科治疗

迄今为止,对本病仍没有一种特别有效的治疗方法。根据性激素紊乱的病因学理论,国外一直采用抑制雌激素类药物的治疗方案。目前对本病的治疗方法都只是缓解或改善症状,很难使乳腺增生后的组织学改变得到复原。

(1)性激素类:此类药物主要作用机制是利用雄激素或孕激素对抗增高的雌激素,以调节体内的激素,维持平衡,减轻疼痛,软化结节。早在1939年,Spence就试用了雄性激素(睾酮),Atkins也报道了本药作用。为避免导致乳腺癌的发生,临床应用应谨慎。以下为常用药物。

1)黄体酮:一般在月经前2周使用,每周注射2次,5 mg/次,总量20~40 mg。疗程不少于6个月。然而目前有报道认为此药对本病治疗无效且不可过量治疗,否则会引起乳房发育不良,甚至引起乳腺上皮恶变。

孕激素应用的不良反应有恶心、呕吐、胃痛、头痛、眩晕等,停药后消失。

2)甲睾酮(甲睾素):甲睾酮5 mg或10 mg,1次/日,肌内注射,月经来潮前第14天开始使用,月经来潮时停用。每次月经期间用药总量不超100 mg。

3)丙酸睾酮:丙酸睾酮25 mg,月经前1周肌内注射,1次/日,连用3~4天。睾丸素药膏局部涂抹也有一定作用。

以上2种雄激素的不良反应,有女性男性化多毛、阴蒂肥大、变声、痤疮、肝脏损害、黄疸、头晕和恶心。

4)达那唑:是17-己炔睾衍生而来的合成激素,其作用机制是抑制促性腺激素,从而减少了雌激素对乳腺组织的刺激。Creenbiall等在治疗子宫内膜异位症时,发现该药治疗的病例所伴有的良性乳腺疾病同时得到缓解。达那唑不能改变绝经前妇女的促性腺激素水平,其机制可能是抑制卵巢合成激素所需要的酶,从而调整激素水平。此药治疗效果显著,症状消失及结节消失较为明显,但不良反应大,尤其月经紊乱发生率高,因此仅适用于其他药物治疗无效、症状严重、结节多者。用药剂量越大,不良反应也越多,且有停药复发问题。用法为:达那唑 100～200 mg,1 次/日,月经第 2 天开始服用,3～6 个月为 1 个疗程。

5)他莫昔芬:本品主要是与雌激素竞争结合靶细胞的雌激素受体,能够直接封闭雌激素受体,阻断雌激素效应,是一种雌激素拮抗药。1980 年有人开始用本品治疗本病,国内报道其治疗本病的缓解率为 96.3%,乳腺结节缩小率为 97.8%,停药后有反跳作用。不良反应主要为月经推迟或停经以及白带增多等。Femtinen 认为该药治疗乳痛效果好。用法:10 mg,2 次/日,持续 2～3 个月。但也有报道称长年服用可引起子宫内膜癌。

(2)维生素类药物:维生素 A、维生素 B、维生素 C、维生素 E 等能改善肝功能、调节性激素的代谢,同时还能改善自主神经的功能,可作为乳腺增生症的辅助用药。Abrams 首先报道用维生素 E 治疗本病,随后的研究发现其有效率为 75%～85%。机制系血中维生素 E 值上升,可使血清黄体酮/雌二醇比值上升;另一方面可使脂质代谢改善,总胆固醇-脂蛋白胆固醇的比值下降,α-脂蛋白-游离胆固醇上升。维生素 E 可使乳房在月经前疼痛减轻或缓解,部分病例可使乳房结节缩小、消散,又可调节卵巢功能,防治流产和不孕症。维生素 E 是一种氧化剂,还可抑制细胞的间变,可以降低低密度脂蛋白,增加孕激素,故鼓励患者用维生素 E 以弥补孕激素治疗的不足。其优点是无不良反应,服药方便,价格低廉,易于推广使用,但疼痛复发率高。维生素 B_6 与维生素 A 对调节性激素的平衡有一定的意义,维生素 A 可促进无活性的雄烯酮及孕炔酮转变为有活性的雄烯酮及孕酮,后两者均有拮抗雌激素的作用。具体用法为:维生素 B_6 20 mg,3 次/日。维生素 E 100 mg,3 次/日,维生素 A 1500 万 U,3 次/日,每次月经结束后连用 2 周。

(3)5%碘化钾溶液:小量碘剂可刺激腺垂体产生促黄体素,促进卵巢滤泡黄体化,从而使雌激素水平降低,恢复卵巢的正常功能,并有软坚散结和缓解疼痛的作用,有效率为 65%～70%。碘制剂的治疗效果往往也是暂时的,有停药后反跳现象,由于可影响甲状腺功能,因此应慎重应用。常用的是复方碘溶液(卢戈液每 100 mL 含碘 50 g、碘化钾 100 g),0.1～0.5 mL/次(3～5 滴),口服,3 次/日。可将药滴在固体型食物上,以防止药物对口腔黏膜的刺激。5%碘化钾溶液 10 mL,口服,3 次/日。碘化钾片 0.5 g,3 次/日,口服。

(4)甲状腺素片:由于近年来认为本病可能与甲状腺功能失调有关,因此有人试用甲状腺素片治疗乳腺增生症获得一定的效果。用甲状腺浸出物或左甲状腺素治疗,0.1 mg/d,2 个月为 1 个疗程。

(5)溴隐亭:本品属于多巴胺受体的长效激活剂,它通过作用在垂体催乳细胞上的多巴胺受体,释放多巴胺来直接抑制催乳腺细胞对催乳素的合成和释放。同时也减少了催乳素对促卵泡成熟激素的拮抗,促进排卵及月经的恢复,调整激素的平衡,使临床症状得以好转,有效率达 75%～98%。本品的不良反应是头晕困倦、胃肠道刺激(恶心甚至腹痛、腹泻)、面部瘙痒、幻觉、运动障碍等。具体用法为:溴隐亭 5 mg/d,3 个月为 1 个疗程。连续应用不宜超过 6 个月。

(6)其他。

1)夜樱草油:本品是一种前列腺受体拮抗药,用药后可致某些前列腺素增加并降低催乳素活性,3 g/d。效果不肯定,临床不常应用。

2)催乳素类药物:正处于临床试验阶段,其效果尚难肯定。

3)利尿药:有学者认为乳房疼痛与乳房的充血水肿有关,用利尿药可以缓解症状。常以螺内酯(安体舒通)和氢氯噻嗪短期应用。

2. 手术治疗

(1)适应证:乳腺增生症本身无手术治疗的指征,手术治疗的主要目的是避免误诊、漏诊乳腺癌。因此,手术治疗必须具备下列适应证:①有肿块存在,乳腺重度增生伴有局限性单个或多个纤维瘤样增生结节,有明显片块状肿块,乳头溢液,其他检查不能排除乳腺癌。②药物治疗观察的病例,在弥漫性结节状乳腺或片块状乳腺腺体增厚区的某一局部,出现与周围结节质地不一致的肿块,长期用药无效且症状加重。③年龄在40~60岁的患者,又具有乳腺癌高危因素。④长期药物治疗无效,思想负担过于沉重,有严重的精神压力(恐癌症),影响生活和工作的患者。

(2)手术目的和治疗原则:①手术的主要目的是明确诊断,避免乳腺癌的漏诊及延诊。因此,全乳房切除是不可取的也是禁忌的,如果围绝经期患者必须如此,须谨慎应用(仅行保留乳房外形的腺体切除),绝不宜草率进行。②局限性病变范围较小,肿块直径不超过2.5 cm,行包括一部分正常组织在内的肿块切除。③全乳弥漫性病变者,以切取增生的典型部位做病理学检查为宜。④年龄在50岁以上,病理学证实为乳腺导管及腺泡的高度非典型增生患者可行单纯乳房切除(仅行腺体切除,保留乳房外形)。

3. 其他治疗

(1)饮食治疗:某些学者认为,此病的发生也与脂肪代谢紊乱有关,因此应适当减少饮食中脂肪的摄入量,增加糖类的摄入。

(2)心理治疗:乳腺增生症的发生和症状的轻重常与情绪变化有关,多数患者在心情不舒畅及劳累过度时,很快出现症状或原有症状加重。因此,给予患者必要的心理护理,对疾病的恢复是有益的,尤其是对乳痛症患者。如果能够帮助患者消除心理障碍,保持良好的心理状态,可完全替代药物治疗。消除恐惧和紧张情绪是心理治疗的关键,必要时可给予地西泮(安定)等镇静药以及维生素类药。

五、乳腺囊性增生病

乳腺囊性增生病属于乳腺结构不良的晚期阶段,是一种完全性的病理性变化。临床表现主要是以乳房肿块为特点,同时伴有轻微的乳痛。病理改变除了有小叶增生外,多数中小乳管扩张形成囊状为本病特点。乳管上皮及腺泡上皮的增生,与癌的发生有着一定关系。Warren等追踪病理证实的乳腺囊性增生病,其后发生癌变者较一般妇女高4.5倍,并且乳腺囊性增生病在乳腺癌患者的发生率远高于一般的同龄妇女。本病在临床上极为多见,大约每20个成年妇女在绝经期前就有1个患本病,发病率较乳腺癌高,在尸检资料中如将小叶囊肿一并统计在内,其发病率明显增高。

(一)发病率

乳腺囊性增生病是乳腺各种病变中最常见的一种。即使仅以临床能觉察的较大囊肿为限,乳腺囊性增生病的发病率也较乳腺其他病变的发病率高。Bmhardt 和 Jaffe 曾报道100例40岁以上女尸的尸检资料统计,其乳腺囊性增生病的发生率高达93%。Franas 曾报道100例19~80岁的女尸,其乳腺中有显微观的小囊肿者占55%,双侧病变占25%。Frantz 等研究225例并无临床乳腺瘤的女尸,发现19%有肉眼可见的乳腺囊性增生病,半数为双侧性。以此估计,一般城市妇女中每20个就有1个在绝经前可能在临床上发现乳腺囊性增生病,其发病率远较乳腺癌的发病率高。

乳腺囊性增生病通常最早发生在30～39岁，40～49岁其发病率到达高峰，而在绝经后本病逐渐减少。据美国纽约长老会医院统计的454例临床可见的乳腺囊性增生病也说明其为中年妇女常见病。其发病年龄如以初诊时为准，20～29岁占5.2%，30～39岁占33.2%，40～49岁占49.6%，50～59岁占9.4%，60岁以上占2.6%，其平均发病年龄为41岁。我国报道的46例乳腺囊性增生病，平均发病年龄为39.8岁，天津市人民医院报道的乳腺囊性增生病80例，患者就诊年龄为14～74岁，平均为38.7岁，可见乳腺囊性增生病多见于中年妇女。

(二)临床表现

1.患病年龄

患病年龄多为40岁左右，青年及绝经后妇女少见。自发病到就诊平均时间为3年(数天至10余年)。

2.乳痛

多不显著，与月经周期关系不甚密切，偶尔有同乳腺增生症一样的疼痛，此点可与小叶增生相区别。疼痛可以有多种表现，如隐痛、钝痛或针刺样痛，见于一侧或双侧乳房，同时伴患侧胸、背及上肢的疼痛，疼痛可以是持续性，也可以是周期性，但不规律的乳痛是本病的特点。乳痛多因早期乳管开始扩张时出现，囊肿发展完全时疼痛消失，疼痛也可能与囊内压力迅速增加有关。

3.乳头溢液

多为草黄色浆液、棕色、浆液血性甚至纯血液。一般为单侧，未经按压而自行排出，也有经挤压而出者。溢液主要是病变与大导管相通之故。有文章报道，762例乳房肿块病患者，发生排液者41例，占5.4%，其中63.5%为乳腺囊性增生病。

4.乳房肿块

是本病主要诊断依据。但检查该病时，最好在月经后7～10天之内。先取坐位后取平卧位，按顺序仔细检查乳房各个象限，检查肥大型或下垂型乳房时，可采用斜卧位，并将上肢高举过头，以便检查乳腺的外上象限。常见肿块有以下几种表现。

(1)单一肿块：呈厚薄不等的团块状，数目不定，长圆形或不规则形，有立体囊样感，中等硬度，有韧性，可自由推动，不粘连，边缘多数清楚，表面光滑或呈颗粒状，软硬不一，是单纯囊肿的特点。有些囊肿较大，一般呈圆球形，表面光滑，边界清楚；囊肿的硬度随囊内容物的张力大小而有差别，张力小的触诊时感觉较软，甚至有波动感，张力大的显得较硬，有时与实质性的腺纤维瘤很难区别。此外，在月经来潮前因囊内张力较大，肿块也会变得较硬。由于囊内容物一般多为澄清的液体，所以大的囊肿大多透光明亮。

如囊肿有外伤出血或感染，则透光试验时囊肿显出暗淡的阴影，在感染的情况下因囊肿与周围组织常有粘连，还可见皮肤或乳头的粘连退缩现象。囊内乳头状瘤存在时，囊液常呈血性或浆液血性，此时透光试验也能显出境界清楚的阴影。

(2)乳腺区段型结节肿块即多数肿块出现：结节的形态按乳管系统分布，近似三角形，底位于乳房边缘，尖朝向乳头，或为不规则团块，或为中心部盘状团块，或为沿乳管走向的条索状，囊肿表现形式可以是单个或多个，呈囊状感，也有为颗粒状，边界清楚，活动度大，大小多在0.5～3 cm，大者甚至可达8 cm左右。文献中有人将直径在0.5 cm以下者称为“沙粒结节”。

(3)肿块分布弥漫型：肿块分布的范围超过3个象限或分散于整个或双侧乳腺内。

(4)多形状肿块:同乳腺内,有几种不同形态的肿块(片状、结节状、条索状、颗粒状等),在同一部位或不同部位,甚至散布在全乳房。

(5)肿块变化与精神情绪的关系:多数人因月经前愁闷、忧伤、心情不畅以及劳累、天气不好而加重,使肿块变大、变硬,疼痛加重。当月经来潮后或心情舒畅时,肿块变软、变小,同时疼痛可减轻或消失。这种因精神、情绪的变化而改变的肿块,是本病的特点,而且多为良性。有人认为,这种表现多在乳腺结构不良的早期,而囊肿期则表现不甚明显,仅表现为肿块。各型肿块与皮肤和深部筋膜不粘连,乳头不内陷。乳房外形不变,同侧腋窝淋巴结不肿大。切开肿块,内有大小不等的囊肿(为扩张的乳管),大如栗子,小如樱桃,多散布在乳房深部。

(三)辅助检查

1. X 线检查

可见多数大小不一的囊腔阴影,为蜂巢状,部分互相融合或重叠,囊腔呈圆形,大囊腔为卵圆形,边缘平滑,周围大或伴有透亮带。牵引乳头摄片,则发现弧形的透亮区易变形,由于皮下脂肪层变薄,故呈皱襞状位于边缘的囊腔。文献报道钼靶 X 线的诊断正确率达 80%~90%,随着 X 线技术的改进,如与定位穿刺活检相结合,其诊断正确率可进一步提高。近年来磁共振的应用,对诊断本病有一定参考价值,典型的 MRI 表现为乳腺导管扩张,形状不规整,边界不清。因此法不太经济,故临床应用目前未推广。

2. B 超检查

Wild 首先应用超声检查乳腺的肿块,近年来 B 超发展很快,诊断正确率高达 90%左右。超声显示为增生部位不均匀的低回声区以及无回声的囊肿,它的诊断在某些方面优于 X 线摄片。X 线片不易将乳腺周围纤维增生明显的孤立性囊肿和边界清楚的癌相鉴别,而 B 超则很容易鉴别。B 超对乳腺增生症患者随访很方便,也无创伤,临床检查应作为首选方法。B 超对囊肿型的乳腺病表现为光滑完整的乳腺边界,内皮质稍紊乱,回声分布不均,呈粗大光点及光斑。囊肿区可表现为大小不等的无回声区,其后壁回声稍强。

3. 肿块或囊肿穿刺

在乳房肿块上行多处细针穿刺并做细胞学检查,对诊断乳腺上皮增生症有较大价值。结合 X 线透视下定位穿刺活检,其诊断正确率较高。需注意的是对怀疑癌变的病例,最后确诊仍有赖于组织切片检查。

4. 透照摄影

乳腺透照法首先由 Curler 提出,Cros 等做了改进。其生物学基础是短波电磁辐射(蓝光)比长波(红光)更容易透入活组织,短波光在组织内广泛散布,长波光可被部分吸收,并产生热。乳腺各区域的不同吸收质量用黄光透照能更好地显示。Cros 等使用非常强的光源,在半暗环境中进行透照,并用普通彩色胶卷摄影,观察其图谱的变化。其有一定的诊断价值,最适宜大面积的普查。由于乳腺组织囊性增生和纤维性变,在浅灰色背影下,可见近圆形深灰色均匀的阴影,周围无特殊血管变化,乳腺浅静脉边界模糊不清。由于所含的液体不同,影纹表现各异,含清液的囊肿为孤立的中心造光区,形态规则,含浊液则表现为均匀深灰色的阴影,边界清楚。

5. 囊内注气或用造影剂摄像检查

这些方法仅可说明有囊肿,并不能确定其性质,最终还需依靠病理组织学检查。

6. 活检

对诊断不清，特别是难与恶性肿瘤相鉴别者，可行活检，但是应注意：

(1)如果肿块小而局限者，可行包括一部分正常组织在内的全部肿物切除，送病理学检查。

(2)如果肿块大、范围广泛，可在肿块最硬处或肿块中心处取组织做病理学检查。

(四)鉴别诊断

鉴别诊断目的主要在于：①排除癌变的存在。②了解病变增生程度，以便采取相应措施。③预测疾病的发展与转归。④对一些肿物局限者进行切除，达到治疗目的。

根据病史、体征及一些辅助检查，基本能提示本病存在的可能，但最终仍需病理组织学来确诊，确诊后方可采取治疗措施。

乳腺囊性增生病尚需与乳房内脂肪瘤、乳腺导管内或囊内乳头状瘤、慢性纤维性乳腺炎、导管癌等鉴别。

1. 乳房内脂肪瘤

为局限性肿块，质软有假性波动，无疼痛及乳头溢液，也无随月经周期变化而出现的乳房疼痛及肿块增大现象。

2. 乳痛症

以乳房疼痛为主，与月经周期有明显关系，每当经潮开始后，疼痛即减轻或消失。乳腺触诊阴性，仅疼痛区乳腺腺体增厚，无明显肿块感，或仅有小颗粒状感觉，很少有乳头溢液。

3. 乳腺管内或囊内乳头状瘤

有乳头溢液及乳房肿块，但与乳腺结构不良的乳头溢液及肿块不同。前者为自溢性从乳头排出血性液体，呈粉红色或棕褐色；后者多为挤压而出，非自溢性，且为淡黄色的浆液性液体。前者乳房肿块较小，位居乳晕外，挤压肿块可见有血性分泌物从乳头排出，肿块随之变小或消失；而乳房结构不良症的肿块，常占乳房大部分或布满全乳，一侧或双侧乳房肿块随月经周期而出现疼痛及体积改变。

4. 慢性纤维性乳腺炎

有乳房感染史及外伤史，往往因炎症的早期治疗不彻底而残留 2～3 个小的结节。在全身抵抗力降低时，再次发作。反复发作为本病的特点，很容易与乳房结构不良相鉴别。

5. 恶性肿瘤

肿块局限、质较硬，没有随月经周期变化而出现的乳房变化现象，多需病理协诊(表 4-2)。

表 4-2　乳腺囊性增生病与乳房恶性肿瘤的临床鉴别

乳腺囊性增生病	乳房恶性肿瘤
1. 肿块常是多数，可在双侧乳房出现 2. 常伴随月经周期变化而出现乳房的肿胀及疼痛，月经过后则缓解 3. 肿块质较软，大小不等，形状不一。有圆形、椭圆形、三角形等，小如樱桃，大如鸡蛋 4. 肿块与周围组织分界不清，与皮肤及胸肌筋膜不粘连，可呈一团块状活动 5. 无乳房皮肤淋巴管堵塞表现——“橘皮征” 6. 同侧腋窝淋巴管不肿大	1. 常只有一个肿块，且常在一侧 2. 肿块与月经变化无明显关系 3. 肿块质坚硬，表面不光滑，常为单发 4. 肿块多与皮肤及胸肌筋膜粘连，表现为乳头抬高及凹陷，肿块不活动 5. 肿瘤细胞常阻塞乳房表皮淋巴管而出现乳房皮肤的“橘皮征”改变 6. 同侧腋窝淋巴结多肿大质坚硬，晚期则呈团块状，不活动

（五）治疗

1. 手术治疗

具体如下。

（1）手术目的：①明确诊断，排除乳房恶性疾病。②切除病变腺体，解除症状。③除去乳腺癌易患因素，预防乳腺癌发生。

（2）手术指征。

1）肿块切除：增生病变仅局限于乳房一处，经长时间药物治疗而症状不缓解，局部表现无改善或肿块明显增大、变硬和有血性分泌物外溢时，应行包括肿块周围正常组织在内的肿块切除病检。如发现上皮细胞不典型增生且年龄＞45 岁，又有其他乳腺癌高危因素者，则以单纯乳房切除为妥。在做乳房肿块区段切除时，应做乳房皮肤的梭形（或弧形）切除，但不要损及乳晕，以便在缝合后保持乳房的正常外形。

2）单纯乳房切除：乳房小且增生病变遍及一侧全乳，在非手术治疗后症状不缓解，肿块继续增大，乳头溢出血性分泌物，病理诊断为不典型增生，年龄在 40 岁以上者，有乳腺癌家族史或患侧乳房原有慢性病变存在，可行单纯乳房切除，并做病理学检查。如为恶性，可行根治。年龄＜30 岁，一侧乳房内多发增生者，可行细胞学检查，也可进行活检（应在肿块最硬的部位取组织）。如为高度增生，也可行乳房区段切除。术后可行药物治疗和严密观察。

3）病变弥漫及双侧乳房：经较长时间的药物治疗，症状不好转，肿块有继续增大，溢水样、浆液性或浆液血性及血性分泌物者，多次涂片未发现癌细胞，如年龄＞45 岁者，可在肿块最明显处做大区段乳房切除，并送病理学检查。年龄＜35 岁，有上述情况者，可将较重的一侧乳房行肿块小区段切除，较轻的一侧在肿块中心切取活体组织检查。如无癌细胞，乳管增生不甚活跃，无上皮细胞间变及化生的，可继续行药物治疗，定期复查。

4）凡为乳腺囊性增生病行肿块切除、区段切除或单纯乳房切除者，术前检查未发现癌细胞，术后一律再送病理学检查。发现癌细胞者，均应尽快在短时间内补加根治手术。对于仅行活检或单纯乳房肿块切除患者，术后应继续行中药治疗。

5）乳腺囊性增生病行单纯乳房切除的适应证：凡病理学检查为囊性增生、上皮细胞不典型增生或重度不典型增生，药物治疗效果不佳，年龄＞40 岁者，可行保留乳头及乳晕的皮下纯乳房腺体切除。如年龄＜30 岁，可行肿块区段切除。如病理学检查为腺病晚期或囊肿增生期，无论年龄大小，均行肿块切除，并用药物治疗及定期复查。

总之，关于乳腺增生症的治疗问题不能一概而论，应根据患者年龄、症状、体征以及病理类型、病变进展速度及治疗反应综合治疗，且不可长期按良性疾病处理，而忽略恶性病变存在的可能，以致贻误治疗时机。也不能因本病是癌前病变就不注意上皮增生情况、患者年龄大小及病史和治疗反应，一概而论地行区段乳房切除或单纯乳房切除。

2. 化学药物治疗

同乳腺组织增生症。

3. 治疗子宫和附件的慢性炎症

有人认为乳腺增生性疾病患者常伴随有子宫和附件的慢性炎症及神经系统的功能紊乱，因此，在治疗该病时，同时治疗妇科疾病，以调节神经系统功能，使该病的临床症状明显好转。

（刘晓丹）

第四节　乳腺纤维腺瘤

乳腺纤维腺瘤又称乳腺腺纤维瘤，乳腺属于特殊分化的腺体，所发生的乳腺纤维腺瘤是来源于乳腺小叶内纤维组织和腺上皮的良性肿瘤，多以无痛性乳房肿块为临床表现，而一侧乳房有≥2 个的肿块即为多发性乳腺纤维腺瘤，实质属于良性间质与上皮的混合性瘤。

一、病因与病理

纤维腺瘤是小叶内纤维组织对雌激素的敏感性异常增高，导致过度增生的结果。纤维腺瘤常以小叶内纤维细胞增生为主，又有小叶内腺上皮增生，两者都属于肿瘤成分，故称纤维腺瘤，其病因尚未完全明确。分析可能与雌激素水平失衡、高脂高糖饮食、家族遗传倾向、精神状态等因素相关。临床上经常发现在纤维腺瘤周围存在乳腺增生区域，不少纤维腺瘤正是从乳腺增生基础上发展起来的。纤维腺瘤的腺上皮可出现不典型增生，甚至癌变。其纤维成分异型增生，也可发生肉瘤变，但概率相当小。肿瘤大体形态呈圆形或椭圆形，表面光滑，结节状，边界清，包膜完整，切面结构腺管成分多，呈浅粉红色，质地软；若纤维成分多，质较硬，呈灰白色半透明状。

二、临床表现

纤维腺瘤是女性最常见的乳腺良性肿瘤，由上皮和纤维组织增生而成，发病率在乳腺良性肿瘤中居首位，约占乳腺良性肿瘤的 3/4。好发于卵巢功能旺盛而调节紊乱的年轻女性、行经期以及任何年龄女性，但大多在 18～30 岁，很少发生在初潮前或绝经期后，发生于初潮前的纤维腺瘤又称青春期乳腺纤维腺瘤。南昌市三医院乳腺科曾报道，发生在月经初潮前的青春期乳腺纤维腺瘤 41 例，占同期收治的乳腺纤维腺瘤的 1.05%，临床少见。纤维腺瘤可发生在乳房任何部位，以外上象限居多，大小不一，一般无任何症状，患者都是在无意中触摸到，或在自我检查时，或普查时发现的。纤维腺瘤多为单发，多发者占 15%。由于纤维腺瘤发源于乳腺小叶，而小叶密集在乳腺边缘部，所以纤维腺瘤多发生在乳腺边缘及厚实区域，乳晕区不发生纤维腺瘤，因为乳晕下为输乳窦和大导管，无腺叶组织。

纤维腺瘤形状多数为圆形、椭圆形或分叶状，部分为结节形。瘤体边界清楚，活动度大，表面光滑，触诊有滑脱感，无触痛，质韧实，一般不会引起皮肤粘连，也不会固定于胸肌。纤维腺瘤一般增大缓慢，常在数年内无明显增大，但少数可有较显著增大，肿瘤直径一般在 1～3 cm，≥5 cm 称之为巨纤维腺瘤（分叶型纤维腺瘤），肿瘤单发或多发。如果腺体在短期内增大明显，或有可触及肿大的腋窝淋巴结应考虑其恶变可能。

三、诊断和鉴别诊断

根据乳腺纤维腺瘤好发年龄、临床特点，一般不难诊断，但对少数肿瘤边界欠清晰或伴腋窝淋巴结肿大者也有困难。可用超声检查、X 线摄片、近红外扫描（含三算子血氧检测）及肿块细胞学穿刺活检检查帮助鉴别。乳腺纤维腺瘤由上皮和纤维组织增生而成，其纤维成分可恶变为肉瘤，如恶性叶状肿瘤，腺上皮成分可恶变为癌，故有些纤维腺瘤边界不甚清晰，有些极小而多发的纤维腺瘤聚合在一起，尤其是肥大的乳腺易误诊为乳腺增生病。某些乳腺癌酷似纤维腺瘤，而某些边界不整的纤维腺瘤又酷似乳腺癌。一些前瞻性研究表明，临床诊断为纤维腺瘤的患者，术后病理诊断为乳腺癌者占 1.3%～6%。因此，妊娠后至绝经期的乳腺肿块，即使体征像纤维腺瘤，仍必须排除乳癌的可能(表 4-3)。

表 4-3　常见乳房肿块的鉴别

项目	纤维腺瘤	乳腺囊性增生	乳腺癌	肉瘤	结核
年龄(岁)	20～25	25～40	40～60	中年女性	20～40
病程	缓慢	缓慢	快	快	缓慢
疼痛	无	周期性疼痛	无	无	较明显
肿块数目	常为单个	单个或多个	常为单个	单个	不定
肿块边界	清楚	不清	不清	清楚	不清
移动度	不受限	不受限	受限	不受限	受限
转移性病灶	无	无	多见于局部淋巴结	多为血液转移	无
脓肿形式	无	无	无	无	可有冷脓肿

四、治疗方法

乳腺纤维腺瘤唯一有效的治疗方法是手术切除，预后良好。但若手术方式不当，术后常常会引起乳房外观的破坏。故对青年女性多发的纤维腺瘤的治疗，应根据肿瘤大小、位置等诸多因素来选择不同的手术方式及选择最佳手术切口，如乳晕缘弧形切口，腋窝切口，乳房下皱褶切口等，达到切口合理、美观的目的。对多发瘤者，一般不强求全部切除，可以先切除较大的腺瘤，小的暂行观察。由于妊娠易使静止的纤维腺瘤增大，所以应在妊娠前切除。对＞35岁的患者更应尽快手术切除，排除恶性可能。

妊娠后的纤维腺瘤一般都应手术切除。绝经后发现的纤维腺瘤，必须切除送病理检查确诊。

对肿块＜2 cm 者，微创旋切是近些年提倡的美容手术之一，穿刺入口多选择距肿瘤较近而不影响乳房美观处。局部麻醉切开皮肤 0.2 cm，在 B 超引导下置入 Mammotone(麦脉通)的 14 G 或 18 G 探针，置于病灶下方或中心，利用该系统的真空抽吸辅助装置，逐一将病灶清除(即用位于管状刀内的取样杆，在负压吸引下渐将切入管状刀内的病灶满意取出)，穿刺处无需缝合。

此外，还有小针刀治疗，是通过穴位刺激，疏通经络，纠正卵巢功能失调，刺激局部组织病灶，以促进修复，达到治愈的目的。高强度聚焦超声治疗，也是一种有效、安全、无创的非侵入性治疗方法。

(刘晓丹)

第五节　乳腺大导管内乳头状瘤

乳腺大导管内乳头状瘤是发生于乳腺大导管上皮的良性肿瘤，是常见的乳腺良性肿瘤，是雌激素依赖性肿瘤，发生于女性卵巢功能旺盛期，发病率仅次于乳腺纤维腺瘤。乳腺大导管内乳头状瘤分为孤立性导管内乳头状瘤、多发性导管内乳头状瘤以及囊内乳头状瘤。

一、病理

乳腺大导管内乳头状瘤也称乳管内乳头状瘤，一般是指发生于输乳管、输乳窦和壶腹部的乳头状瘤，在乳头乳管开口部到壶腹以下 1 cm 左右长的导管为乳腺大导管(也称Ⅰ级导管)，常为单发性。肿瘤偶尔可同时累及一侧乳房的几支大导管，也可累及对侧乳房。肿瘤直径通常较小，为数毫米，少数＞1 cm，＜1 cm 的小乳头状瘤较为多见。剖开管腔，可见导管内壁表面有带蒂的米粒大小或绿豆大小的乳头状新生物突入腔内，通常有蒂，蒂可细长或粗短。管腔内常充满浆液血性或血性液体而呈蓝色或紫色。乳头状瘤几乎都是良性的，极少恶变。李树玲等报道，乳腺大导管内乳头状瘤部分病例病变并发中小导管多发性乳头状瘤，个别恶变，表明该病并非全部是孤立病变，应给予重视。

二、临床表现

乳头状瘤最常见的症状为单纯乳头溢液，乳头状瘤也是乳头溢液最常见的原因，有统计显示约占全部乳头溢液的 80%。乳头溢液是自发的，大多数为血性液，有些在流出血性液后，变为血清样清亮液或血性与浆液性交替，少数为乳汁样或水样。有的患者在发现乳头溢液后，一般难以触及肿块，但也可在乳晕后区发现椭圆形、质地较软的小肿块，一般为 0.3～1.0 cm，大多位于乳腺的中央区。如用手指压迫该处，可见乳头相应部位的导管口有血性溢液。也有相当一部分病例肿瘤微小，临床上难以触到。偶尔也有肿块较长，至 3～5 cm 者，由于肿物堵塞腺管，形成囊腔，呈囊肿样表现。

本病可发生于任何年龄，但以 40～50 岁居多，平均患病年龄 45 岁。必须与发生在中小乳管的乳头状瘤病鉴别，后者是囊性增生病的表现之一，皆为多发，溢液常由数个乳管或双侧乳头溢出，一般认为是癌前病变。单乳单孔乳白色乳头溢液患者乳腺癌风险较高，多见于年龄＞50 岁、绝经期、病程≥12 个月和乳管内占位距离乳头＞2 cm 的患者，多伴有肿块，临床不可忽视。

三、诊断和治疗

乳头状瘤是血性溢液最常见的原因。乳腺导管造影可见大导管内充盈缺损像。有报道称其阳性符合率可达 93.7%，结合彩超检查更提高了检出率。溢液涂片细胞学检查，除红细胞外，每可查见良性上皮细胞，偶可见到乳头状结构。

无肿块性乳头异常分泌可由早期乳腺癌所致，术前诊断十分困难。近来应用纤维乳管内镜，可在电视屏幕上直视乳管内微小病变的发育形态、乳管上皮和导管腔内情况。实性肿块阻塞乳管，则是乳管内乳头状瘤的发育特征，这与组织学结果相符合。乳管内癌为沿管腔内壁纵向伸展的不规则状隆起病变，因此，对引起无肿块性乳头异常分泌症的乳管内微小病变性质的确定、明显血性分泌物的来源，乳管内镜检查是一划时代的诊断方法。国内已有文献报道，纤维乳管镜对单乳单孔乳白色乳头溢液患者的乳腺癌诊断符合率较高。

大导管内乳头状瘤属良性肿瘤，但有 4%～8%的恶变率，与乳头状癌亦难以鉴别，故主张早期手术切除。

本病以切除整个病变导管系为主要治疗方法。根据病变情况可行病变部位导管切除，乳腺区段切除，对导管内乳头状瘤病及导管上皮增生活跃或间变的患者可行单纯乳房切除。寻找病变的导管系统,可经溢液乳管口注入少许亚甲蓝,然后将蓝染的乳管及腺叶切除。一般切除后甚少复发。如诊察时溢液已停止排出,最好等再出现溢液时,辨明溢液管口后再做手术,以免切错部位,达不到治疗目的。对发生癌变者应施行乳腺癌手术,近年来也有用乳腺导管镜检查,通过内镜找到病变部位,在乳房透光处皮肤表面做标记,再行手术切除,较确切又减少组织损伤。

(刘晓丹)

第六节　乳腺叶状肿瘤

乳腺叶状肿瘤是由乳腺纤维结缔组织和上皮组成的纤维上皮肿瘤。其发生率占所有乳腺肿瘤的0.3%～1.0%。由Muller于1838年首次报道,当时称之为乳腺叶状囊肉瘤,虽称肉瘤但多数呈良性表现。至1981年WHO依据组织学分类原则,把该肿瘤改称为“乳腺叶状肿瘤”,同时还将其分为良性、临界病变和恶性3类,是临床少见的乳腺肿瘤。2003年WHO乳腺叶状肿瘤分类标准:①良性叶状肿瘤,肿瘤呈膨胀性生长,间质细胞明显增生,排列稀疏,细胞无或轻度异型,核分裂0～4个/10 HPF,无出血、坏死。②交界性叶状肿瘤,肿瘤呈膨胀性生长或部分浸润性生长,间质细胞过度生长,细胞中度异型,核分裂5～9个/10 HPF,可见小片出血、坏死。③恶性叶状肿瘤,肿瘤常为浸润性生长,间质细胞瘤显著过度生长,细胞多型性明显,可伴异源性分化,核分裂≥10个/HPF,可见大片出血、坏死。国内学者将该瘤良性型称为分叶状肿瘤而交界性和恶性型称为叶状囊肉瘤,且把叶状囊肉瘤分为低度、中度和高度恶性3类,其中低度恶性叶状囊肉瘤则相当于WHO分类中的交界性的叶状肿瘤。中度和高度恶性叶状囊肉瘤则相当于WHO分类的恶性叶状肿瘤。实际上,乳腺叶状囊肉瘤较少见。

一、病理

乳腺叶状肿瘤是由间质和上皮两种成分共同组成的一型肿瘤,多无真正包膜,在瘤缘可见指状新生物外突,侵入邻近组织。有的瘤体巨大,为圆形或椭圆形,常分割为分叶状,切面见裂隙或囊腔,可有黏液。典型的瘤体呈多层叶状,如“卷心菜”,其良、恶性主要取决于瘤组织中间质成分有无明显间变、核分裂象的多少及有无局部侵犯等,但上皮一定是良性的。间质成分恶性者多称为叶状囊肉瘤,似纤维肉瘤,但并不是纤维肉瘤,少数病例中可出现脂肪肉瘤、横纹肌肉瘤、骨肉瘤和软骨肉瘤等改变。在叶状囊肉瘤的组织形态中,肿瘤边缘生长情况、间质细胞异型的程度、核分裂象的多少、有无坏死是决定肿瘤生物学行为的重要因素。乳腺叶状肿瘤具有组织学形态与生物学行为不一致的特征。

二、临床表现

乳腺叶状肿瘤少见,临床与纤维腺瘤相似,但缺乏特异特征,发病率占全部乳腺肿瘤的0.3%～1.0%,可发生于任何年龄,但多发生在35～55岁的女性。常只累及一侧乳腺,约有1%的病例两侧乳房可同时或先后受累,多表现为无痛性乳房肿块,少数有刺痛或胀痛。瘤体生长缓慢,病程较长,自1个月至数年,甚至数十年不等,文献报道,肿块的平均直径为5～15 cm。有报道称,肿块平均重量3.5 kg,肿块多质硬或韧,表面光滑,边界清,活动度好,但少数也可几个月内迅速增长成巨大乳块，常占据全乳房，表面皮肤变薄、紧张发亮，甚至浅静脉怒张，也可发生水肿或粘连，少数可破溃，无乳头内陷和破坏，部分患者腋下淋巴结肿大，但都较软，罕见转移。

三、诊断

乳腺叶状肿瘤临床上一般难以做出明确的诊断，故较易误诊或漏诊，空心针穿刺活检诊断率高，据报道，阳性预测率为83%。钼靶片显示高密度肿块影，尤其是伴有周边透明晕征，超声检查图像呈分叶状肿块和回声不均匀，可区别于其他乳腺肿瘤，超声显示肿块后方声影增强及肿块内存在囊性病灶，提示本病可能，建议临床活检。冷冻病理检查的确诊率可达77.8%。

四、治疗与预后

乳腺叶状肿瘤的治疗是手术切除，首次术式的选择与复发、病死率密切相关。术前明确诊断，根据病理组织学恶性程度，进行适当的手术治疗，可行局部广泛切除，切缘应包括肿瘤外1～2 cm乳腺组织，手术切缘要达到干净，如肿瘤直径＞10 cm应行单纯乳房切除术，年轻女性尽可能保留乳头。但如肿瘤侵犯胸肌、筋膜，反复复发，可扩大手术范围。如腋窝淋巴结肿大，经病理证实有转移者（罕见），就需同时清除。预后和手术方式以及肿瘤分化程度有关，一般预后尚好，发生转移也较少，如有转移也都是血行转移（多见肺和骨）。术后放化疗无显著疗效，偶然对肿瘤有疗效或肿瘤部分消失。对反复复发的病例，可考虑适中放射治疗或术后预防性放射治疗、内分泌治疗，可能有一定效果，但术后局部复发较多，再切除可同样取得较好的疗效。应定期随访复查。

（刘晓丹）

第七节　其他乳腺良性肿瘤

一、乳头管腺瘤

乳头管腺瘤又称为糜烂性腺瘤病、乳头腺瘤和乳头乳突状腺瘤等，是发自乳头部导管上皮的一种良性肿瘤，少见。好发于40～50岁女性，病程较长。临床表现为乳头表面见溃疡，有血性、浆血性溢液，糜烂结痂，乳头变硬、膨大或朝向改变。乳头或乳晕下方可扪及质硬结节，无包膜，边界清楚或不清楚，直径为0.5～2.0 cm，切面呈灰白或灰黄色。少数肿瘤可见小囊肿或扩张导管，临床上常误诊为乳头Paget病，但部分患者乳头表面可无明显改变，癌变者极少见。治疗主要是乳头和乳晕下乳腺组织楔形切除，术后很少复发。

二、错构瘤

错构瘤又称腺脂肪瘤，极为少见，占乳腺良性肿瘤的0.12%～0.16%。可见于13～65岁女性，好发于中青年女性。生长缓慢，常无症状，肿瘤多为单发，1～13.5 cm，边界清楚，质软，活动度好，无粘连、无触痛。X线片上表现为圆形或椭圆形块影，边缘光滑，中心密度不均，周围有一圈透亮的狭窄带。确诊需靠病理，应施行手术切除，无复发，预后良好，也不影响功能。

三、脂肪瘤

乳腺脂肪瘤由脂肪细胞增生形成，多见于中年以上的女性、乳房脂肪丰满的较大乳腺内，多位于皮下，也可位于乳腺深部。一般无疼痛，无乳头溢液及其他不适症状。肿瘤生长缓慢，多为单发，偶见多发。圆形或椭圆形，分叶状，大小为 3～5 cm，大者＞10 cm，边界清楚，可推动，质软，分叶状，无粘连。针吸细胞学检查可见正常脂肪细胞，钼靶摄片可见特征性局部透光影，边界清楚，伴邻近组织压迫性改变。治疗以手术行肿瘤单纯切除为主，术后较少复发。对多发性脂肪瘤，诊断清楚且对美容和功能无影响者可观察。

四、腺瘤

腺瘤多发生于年轻女性，尤其是妊娠期和哺乳期女性，幼女和老年女性极少见，占乳腺良性肿瘤的 1.7%～5.5%。肿瘤直径可达 1～3 cm，切面边缘稍外翻，呈淡粉红色。本病可单发也可多发，生长较快，少有恶变者。经前有隐痛或胀痛感，无乳头溢液，多为球形，质硬，可推动，无腋窝淋巴结肿大。临床上与纤维腺瘤鉴别困难，需经病理诊断。治疗应及时手术，行肿瘤切除术，或区段切除术，可治愈。

五、腺肌上皮瘤

腺肌上皮瘤是一种罕见的乳腺良性肿瘤，发病年龄在 27～86 岁。多数患者为乳腺单发无痛性包块，可位于乳腺任何区域，少数患者伴有乳头溢液。局部切除肿瘤为首选治疗方法，局部切除后偶有复发及癌变，且多见于术后 5～6 年。

六、乳腺平滑肌瘤

乳腺平滑肌瘤来自乳头、乳晕区的平滑肌组织及乳腺本身的血管平滑肌，是一种少见的良性肿瘤，较少发生恶变。肿瘤可发生于乳头、乳晕及乳腺深部，多呈圆形或椭圆形，边界清楚有包膜，实性，质中，偶硬，切面呈白色或浅红色。肿瘤由分化成熟的平滑肌细胞构成，略大于正常平滑肌细胞，需靠病理确诊。治疗上唯一有效的方法是手术切除，切除后肿瘤少有复发，预后良好，但若瘤体迅速增大伴疼痛，提示恶变可能，手术应扩大范围。

七、乳腺血管瘤

乳腺血管瘤是由血管组织构成的先天性良性血管畸形，少见。可发生于任何年龄，常位于乳腺皮肤、皮下和乳腺实质内。肿瘤有单发也有多发，肿瘤表面光滑，边界清楚，无明显包膜，质柔软，生长缓慢或停止。瘤体质软可压缩，有囊性感，可活动，无触痛，穿刺抽出血性液体。因可浸润性生长，较小的血管瘤手术切除多能治愈，如切除不彻底，可能复发，较大的血管瘤如广泛累及乳腺，可行单纯乳腺切除术。

八、乳腺颗粒细胞瘤

乳腺颗粒细胞瘤来源于神经鞘的施万细胞，由伴有嗜酸性颗粒状胞质的细胞组成，少见，发病年龄为 17～75 岁，女性多见。肿瘤好发于乳腺内上象限，多位于乳腺皮下，可引起皮肤甚至乳头内陷。位于乳腺实质内肿块，为圆形，结节或分叶状，质硬，较固定，或呈假上皮瘤样增生，伴过度角化。治疗采用肿瘤完整切除，预后良好。有报道称，少数病例可发生淋巴结转移。

九、乳腺良性血管外皮细胞瘤

乳腺良性血管外皮细胞瘤是来源于乳腺血管外皮细胞的良性肿瘤，少见。可发生于任何年龄，女性较多，少数为先天性。有良性、恶性之分，但界限不明显。常在乳腺皮下发现无痛性肿块，呈结节状，质中，边界清，无粘连，数毫米至数厘米大，生长缓慢。X线及B超检查均无法确诊，病理检查及网状纤维Foot染色可做出明确诊断。治疗采用手术疗法，切除彻底可治愈，恶性者应加放射治疗，也可加化学药物诊疗。

十、乳腺炎性肌纤维母细胞瘤

乳腺炎性肌纤维母细胞瘤非常罕见，可伴有发热、体重减轻、盗汗及淋巴结肿大等全身症状。诊断要点是乳腺有肿块、不明原因的反复低热盗汗、外周白细胞尤其是中性粒细胞异常升高和肿瘤局部炎性反应。WHO肿瘤分类定为中间性偶有转移型肿瘤，其病理学形态复杂，诊断较为困难。肿块切面灰白、灰黄、质较软。组织学显示炎症背景下不同数量的成纤维细胞、肌纤维母细胞、淋巴细胞、浆细胞、嗜酸性粒细胞和组织细胞。治疗多采取全乳切除术。

十一、乳腺神经纤维瘤

乳腺神经纤维瘤不常见，是乳腺神经组织发生的一种良性肿瘤，生长缓慢，一般不会恶变，可见于女性各年龄段。肿瘤多位于乳晕附近皮下组织中，呈圆形或椭圆形，结节状，边界清楚，活动度良好，偶有压痛和放射样痛。镜下观察见神经纤维瘤细胞为长梭形，细胞核细长或呈椭圆形，胞质呈丝状伸出，无核分裂象。治疗上对体积较小的可完全切除，较大的可在切除肿瘤同时切除周围一部分乳腺组织，以免复发。

十二、乳腺良性间叶细胞瘤

乳腺良性间叶细胞瘤是由≥3种分化成熟的间胚叶组织混杂在一起所构成的良性肿瘤。基本成分是血管、脂肪和肌肉。大多为单发肿块，少有多发，多为扁圆形，质软，无粘连，无压痛，无腋窝淋巴结肿大，直径为1～10 cm。有薄而完整的包膜，切面灰黄或黄白色，瘤组织由≥3种成熟的间叶组织所构成，多由脂肪、血管、平滑肌构成，治疗以手术完整切除，预后良好。

十三、乳腺纤维组织细胞瘤

乳腺纤维组织细胞瘤是由组织细胞和纤维细胞组成的良性肿瘤，镜下见瘤内有许多血管裂痕，周围有致密的纤维细胞和胶原纤维，呈轮辐状排列。有的管腔较大，内有红细胞，此外还有数量不等的组织细胞，胞质呈空泡状，内有脂质及含铁血黄素颗粒。临床多见于中青年女性，可在乳腺及其他皮肤表面见到质较硬的大小形态不一的结节，直径从数毫米到数厘米。此瘤对药物治疗及放射治疗均不敏感，手术采取局部扩大切除，少有恶变和转移。

十四、乳腺淋巴管瘤

乳腺淋巴管瘤多为先天性，是胚胎时遗留的淋巴管组织后天生长成良性肿瘤。临床可见乳腺表皮疣状小水疱样、海绵状或水囊样肿块，不能压缩，无压痛。镜下可见淋巴瘤组织由许多管腔大小不等、管壁厚薄不一的淋巴管构成，其管腔内含淋巴液。分为毛细淋巴管瘤、海绵状淋巴管瘤和囊性淋巴管瘤，囊性及海绵状淋巴管瘤可手术，毛细淋巴管瘤可用液氮冷冻治疗、激光治疗和低电压短距离 X 线照射等，疗效好。

（刘晓丹）

第八节　乳腺良性疾病手术切口设计原则

最常见的乳腺良性疾病包括乳腺纤维腺瘤和乳管内乳头状瘤，肿块切除术是临床实践中应用最广泛的术式。对分布集中、局限性多发病灶可以行区段切除术。对可疑恶性肿块，切除术也常作为诊断方式被应用，尤其是临床查体、细胞学或影像学（包括超声、钼靶和磁共振）检查提示恶性不能除外的病灶，无论肿块大小，均应考虑积极手术。

一、肿块切除术

肿块切除术是指完整切除乳房内肿块的手术方式，但是否需要切除肿块周围的正常腺体组织或具体需要切除肿块周围多大的腺体组织才足够，文献上并没有严格的定义，不同的文献描述差异很大，从数毫米到 1.5 cm 不等。肿块切除术应该只切除肿瘤，当然应该是完整切除，包括肿瘤的包膜。但是肿瘤经常表现为部分包膜不完整，对不完整的部分应该切除多大才可以算作完整切除，并没有被准确地界定。通常需要扩大 3～5 mm 切除为宜，过大的切除范围并不能有效地降低局部复发风险，反而会明显增加腺体的缺损，影响乳腺腺体的连续性，甚至破坏乳房外形。对乳晕区肿块，如果切除的范围过大，会影响大乳管的连续性，干扰未来的哺乳，增加乳腺炎的风险，并可引起乳头的偏移和乳晕区的内陷，影响乳房的整体美观。

二、区段切除术

文献上对区段切除术和象限切除术缺少准确的描述定义而经常被混用。象限字面上是指以乳头为中心的 90°夹角，乳房可以分为 4 个象限，真正临床中需要切除 1/4 的，即所谓象限切除的病例很少，更多的是不同起始点（不一定是乳头为原点）、不同角度（不一定是 90°）的楔形或扇形切除术。区段切除术是更加准确的描述，更具有广泛的适用性，狭义的区段切除术是指以乳头为原点，切除一定夹角线内的乳腺腺体，带或不带切除腺体表面脂肪及其底面胸大肌筋膜的手术方式；广义的区段切除术应该包括以乳房内任何一点为原点的楔形切除术式，临床上常常把肿块扩大切除术或者不规则的扩大切除术称为“区段切除术”，实则并不是真正经典意义的楔形切除，更多的是圆形或椭圆形的标本。

三、切口选择

目前多数文献报道，在目标肿瘤表面皮肤直接取切口，以避免损伤乳管系统。“希望在将来哺乳的患者，担心乳管有可能被切断时，选择在肿瘤正上方切开。在肿瘤正上方切开时，是沿着皮纹线呈弧形做切口，这样的瘢痕较小”。或者切口位于皮肤的张力线，以尽可能减轻术后的瘢痕。不推荐使用“挖隧道”方式，不推荐斜向游离周围的乳腺组织。建议在乳腺外侧使用弧线而乳腺内侧使用横向。

理想的切口是什么？应该是根治和美学的统一。

(一)放射状切口

按照经典文献，包括位于右乳房外上象限的非典型放射状切口；位于右乳房外上象限的典型放射状切口；位于右乳房内侧 3 点的典型放射状切口，穿着低胸“V”形领服饰时将暴露术痕；位于左乳房内上象限 11 点的非典型放射状切口。

(二)弧形切口

肿块表面的弧形切口经常被文献推荐，其实，乳房的外形呈半球形，皮肤张力呈圆弧形，而站立时，除了弧形的张力还有重力的下拉力，因此，对应的皮肤皮纹张力线并不是以乳头为中心的圆弧形。应该取以乳头为中心的圆弧形还是沿静态张力线做水平弧形，是一个有争议的外科问题。另外，不同大小的乳房，乳房表面皮肤张力线的作用方向不同，扁平形、圆盘形和下垂形乳房皮肤表面的张力线显然差异很大，因此，沿着皮肤张力线做切口的原则经常并不具有通用性。临床发现，利用整形外科技术，保持皮肤表皮层的无张力，不同部位形成的瘢痕并没有很大差异，因此，皮肤瘢痕在乳房整体的所在位置就变得更加重要。

(三)沿乳房下皱襞切口

位于右乳房下皱襞的非典型切口，距离经典的下皱襞还有 1 cm 距离。

(四)无法遮掩的手术瘢痕

当肿块靠近胸骨中线时，此处肿瘤表面任何方向的切口(放射状、弧形和皮纹张力线)都会明显影响胸部，包括乳房的美观，戴上文胸仍然不能遮掩手术瘢痕。

乳腺良性疾病手术的理想切口应该如何选择？多数文献所推荐的放射状、弧形和皮纹张力线切口是不是最理想的设计呢？显然所谓理想的切口需要根据肿瘤大小、数目、深浅、分布范围、既往术痕和患者的服饰习惯及对美的认可综合分析后设计。乳腺良性疾病手术切口设计的原则是根治优先，兼顾美学，符合人文，不推荐不兼顾美学和人文的切口。

切口选择的区域：对影像学良性病变，不推荐把切口设计在乳晕上缘水平线以上区域，不推荐把切口设计在腋窝前臂与上肢连接处与乳晕内缘连线以内的区域，建议尽可能把切口设计在这两个区域之外的乳房部分。因为在这两个区域的切口，在女性着抹胸款式和深“V”形领款式服饰时，会看到切口的瘢痕，影响胸部的整体美观。推荐切口尽可能地设计在实性黄线所围出的乳房区域。

切口选择的外形：切口首选沿乳晕、乳房下皱襞和近腋窝沿乳腺腺体外缘的切口，对个别乳晕过于狭小者，可以取沿乳晕缘切口，同时做水平的外延，形成“镰刀形”或“Y”形，类似于奔驰汽车的标志。对再次手术的病例，优先考虑使用原切口，这样可以不增加新的瘢痕，避免术痕对乳房美学的破坏。对病变不在前述推荐区域的病变，推荐选择隐蔽切口，应用“潜行”游离皮瓣技术来完成，即我们所倡导的“潜规则”技术来进行切除，以尽可能地减少术痕对乳房外观美的破坏。需要说明的是，这里的“潜规则”指“潜行游离”的切口设计规则。

四、切口设计

切口设计的目的是保证准确地切除目标病灶，同时获得良好的美容效果，满足患者的心理需求。我们通常会在术前根据肿瘤的部位、大小、数目、深浅、乳房的大小、外形、乳晕的外形以及既往手术的术痕，并结合患者本人的意愿，术前 1 天或接手术室之前做好切口的设计，以达到根治和美学的统一。但是，对病变高度怀疑恶性并有保留乳房要求的病例，仍然以肿块表面的切口为首选。如果乳晕区较大、乳房较大、肿瘤未侵犯皮肤者，也可以选用乳晕区切口做保留乳房手术，但通常对术者的手术经验要求较高。

(一)沿乳晕缘的切口

1.肿块位于乳晕附近

当肿瘤位于乳晕附近时，首选沿乳晕缘的切口，对乳晕直径较小的病例，可以考虑水平或外上象限方向的适当延伸，当切口超过乳晕缘 2/3 以上，乳头发生缺血的风险会明显增加。对直径在 3 cm 以下的肿瘤，切口的直线长度常常大于肿瘤的直径，对 3 cm 直径以上的肿瘤，多数可以取小于肿瘤直径的切口长度，通过牵移切口的方法完整切除肿瘤。

2.单象限簇状分布多发肿块

多发肿瘤位于一个象限的范围内时，可以根据肿瘤的大小、分布范围和深度，取沿乳晕缘的切口，逐个切除。

3.多象限分布多发肿块

多发肿瘤位于两个不同象限的范围内时，可以根据肿瘤的大小、分布范围和深度，依据“中庸”的原则，兼顾散在分布的肿瘤，取沿乳晕缘的切口，逐个切除。

(二)腋下乳腺腺体边缘切口

拟切除的病变位于乳房的外侧，近腺体边缘，也可以使用沿乳房缘的腋下切口切除病灶。

(三)腋窝顶部切口

拟切除的病变位于乳房的外侧，近腺体边缘，可以使用更加隐蔽的位于腋窝顶部、腋毛区的切口，这样术后几乎难以看到切口，隐蔽效果明显。

(四)原术痕切口

对既往有手术瘢痕的病例，根据这次肿瘤的部位、分布、深浅、瘢痕所在的部位和病灶的性质综合分析、设计切口，尽可能地首选原术痕，以减少对乳房美的破坏。

在手术切口的设计中，我们认为，乳腺切口设计总的原则可以归纳为“三从”：①依从科学的原则，以保证手术的根治性效果。②依从美学的原则，尽可能地使切口隐蔽，把对乳房的外观影响降到最低。③依从人文的原则，切口的设计需要与患者充分沟通，在尊重科学的前提下，保证治疗效果的前提下，考虑患者的意愿，让患者满意。

(刘晓丹)

第五章　乳腺癌

第一节　乳腺癌的病因学

一、诱发乳腺癌的主要因素

1. 年龄

在女性中，发病率随着年龄的增长而上升，在月经初潮前罕见，20 岁前也少见，但 20 岁以后发病率迅速上升，45～50 岁较高，但呈相对的平坦，绝经后发病率继续上升，到 70 岁左右达最高峰。死亡率也随年龄增加而上升，在 25 岁以后死亡率逐步上升，直到老年时始终保持上升趋势。

2. 遗传与家族因素

有家族史的妇女中如有第一级直亲家族的乳腺癌病史者，其乳腺癌的危险性明显增高，是正常人群的 2～3 倍；且这种危险性与绝经前后患病及双侧或单侧患病的关系密切。绝经前乳腺癌患者的一级亲属危险性增加 3 倍，绝经后增加 1.5 倍；双侧乳腺癌患者一级亲属的危险性增加 5 倍；如果是绝经前妇女双侧乳腺癌，其一级亲属的危险性增加 9 倍，而同样情况对绝经后妇女的一级亲属危险性增加为 4 倍。乳腺癌家族史是一个重要的危险因素，这可能是遗传易感性造成的，也可能是同一家族具有相同的生活环境所致。遗传异常的 *BRCA*1 或 *BRCA*2 基因突变也使乳腺癌发病危险性明显增高。

3. 其他乳房病史

有关乳腺癌发生的公认假设为持续数年的持续进展的细胞增殖改变：正常乳管→管内增生→不典型增生→导管原位癌→浸润性导管癌。在部分女性体内导管内细胞的增殖导致了导管增生，少部分进一步发展为小叶原位癌和导管原位癌，部分最终发展为恶性浸润性癌。现认为，不会增加癌变风险的良性乳腺疾病，包括乳腺导管扩张、单纯纤维腺瘤、纤维化、乳腺炎、轻度上皮增生、囊肿及大汗腺和鳞状上皮组织化生等。会轻度增加乳腺癌发病风险的良性乳腺疾病包括复杂性纤维腺瘤、中度或重度典型或非典型上皮增生、硬化性腺病和乳头状瘤。而不典型导管或小叶增生则会使乳腺癌发病的风险升高 4～5 倍，如果同时伴有一级亲属患乳腺癌，则可升高至 10 倍。

4. 月经初潮年龄、绝经年龄

初潮年龄＜12 岁，绝经年龄＞55 岁者，行经年数＞35 年为各自独立的乳腺癌危险因素。初潮年龄＜12 岁者乳腺癌发病的危险性为年龄＞17 岁者的2.2倍；而绝经年龄＞55 岁者比＜45岁的危险性也相应增加，绝经年龄越晚，乳腺癌的风险性越高；行经期＞35 年比行经期＜25年的妇女发生乳腺癌的危险性增加 2 倍。

5. 初产年龄、生育次数、哺乳月数

首次怀孕年龄较晚、最后一次怀孕年龄较大都可增加患乳腺癌的危险度。生育次数增加则可降低乳腺癌发生的危险度。哺乳也可降低乳腺癌发生的危险性，随着哺乳时间的延长，乳腺癌发生的危险性呈下降趋势，其机制可能与排卵周期的抑制而使雌激素水平下降，催乳素水平升高有关。

6. 口服避孕药和激素替代治疗

流行病学研究证实，乳腺癌发病危险性增加与使用口服避孕药无关联或仅有轻微关联。但是，在某些特殊类型的女性中，使用口服避孕药会增加乳腺癌发生的危险度，包括一级亲属患有乳腺癌的女性和 *BRCA*1 基因携带者。并且，年龄较小时使用口服避孕药的女性和使用较早规格口服避孕药的女性发生乳腺癌的风险均较高。

绝经后妇女如长期服用雌激素或进行雌激素加孕激素替代治疗，可能会增加乳腺癌的危险性，特别是超过 5 年的长期治疗者。

7. 饮食与肥胖

长期高脂肪膳食的情况下，肠道内细菌状态发生改变，肠道细菌通过代谢可能将来自胆汁的类固醇类物质转变为致癌的雌激素。高热量膳食可使妇女月经初潮提前和肥胖增加，肥胖妇女可代谢雌烯二酮成为脂肪组织中的雌激素，其血清雌酮也增高。这些因素都可以增加乳腺癌的危险性。

8. 饮酒

近 20 年来的绝大多数流行病学研究均表明饮酒和乳腺癌发病危险性的增加有关。随着酒精消耗量的增加，乳腺癌发病相对危险度持续升高，但是效应量很小；与不饮酒者相比，每天平均饮酒 12 g 的女性(近似一个典型酒精饮料的量)乳腺癌发病的相对危险度为 1.10。

9. 吸烟

较早年龄开始主动吸烟的女性会使乳腺癌发病危险度轻度增加；未生育且平均每天吸烟≥20支的女性以及累计吸烟≥20 年的女性，乳腺癌发病的危险度明显增加。

10. 电离辐射

随着电离辐射暴露剂量增加，乳腺癌发病危险性升高。

11. 精神因素

性格内向，长期处于烦恼、悲伤、易怒、焦虑、紧张、疲倦等不良情绪，均可作为应激源刺激机体，产生一系列应激反应，通过心理→神经→内分泌→免疫轴的作用，导致机体免疫监视、杀伤功能降低，T 淋巴细胞减少，抑制抗癌瘤的免疫，在致癌因子参与下促使癌症发生、发展。

12. 其他系统疾病

一些疾病如非胰岛素依赖型糖尿病会增加乳腺癌发病的危险性；而另一些疾病如子痫、先兆子痫或妊娠期高血压会减少乳腺癌发病的危险性。

虽然许多乳腺癌危险因素都有很高的相对危险度，但是几乎没有一种乳腺癌的危险因素在人群中的影响高于 10%～15%。年龄是乳腺癌的最主要危险因素之一。2001 年美国女性浸润性乳腺癌的发病率和年龄的关系、乳腺癌的常见危险因素及其相对危险度和归因危险度如表 5-1 所示。

表 5-1　乳腺癌的传统危险因素及它们的相对危险度和人群归因危险度

危险因素	基线分类	危险分类	相对危险度	暴露率(%)	人群归因危险度
初潮年龄	16 岁	<12 岁	1.3	16	0.05
绝经年龄	45～54 岁	>55 岁	1.5	6	0.03
初产年龄	<20 岁	没有生育或>30 岁生育	1.9	21	0.16
乳腺良性疾病	进行病理检查或针吸检查	任何良性疾病	1.5	15	0.07
		乳腺增生性疾病	2.0	4	0.04
		非典型增生	4.0	1	0.03
乳腺癌家族史	一级亲属没有	母亲患乳腺癌	1.7	8	0.05
		两个一级亲属患乳腺癌	5.0	4	0.14

注：人群归因危险度=[暴露率×(相对危险度-1)]÷|[暴露率×(相对危险度-1)]+1|

二、发病机制

1. 遗传因素

研究证明女性乳腺癌中有部分患者是由遗传基因的传递所致，即发病年龄越小，遗传倾向越大。随着遗传性乳腺癌发病机制的深入研究，将来可能会有一定的阐述。遗传性乳腺癌的特点：①发病年龄轻。②易双侧发病。③在绝经前患乳腺癌患者，其亲属也易在绝经前发病。

2. 基因突变

癌基因有两种协同的阶段，但又有区别，即启动阶段和促发阶段。目前对癌基因及其产物与乳腺癌发生和发展的关系，已得出结论：有数种癌基因参与乳腺癌的形成；正常细胞第 1 次引入癌基因不一定发生肿瘤，可能涉及多次才发生乳腺癌；癌基因不仅在启动阶段参与细胞突变，而且在乳腺癌形成后仍起作用；在正常乳腺上皮细胞-增生-癌变过程中，可能有不同基因参与。

(1)放射线照射可引起基因损伤，使染色体突变，导致乳腺癌发生。

(2)内分泌激素对乳腺上皮细胞有刺激增生作用，动物实验表明雌激素主要作用于癌形成的促发阶段，而正常女性内分泌激素处于动态平衡状态，故乳腺癌的发生与内分泌紊乱有直接关系。

雌激素、黄体酮、催乳素、雄激素和甲状腺激素等与乳腺癌的发生发展均有关系。乳腺中的雌激素水平比血液中雌激素水平高若干倍。乳腺中的胆固醇及其氧化产物，即胆固醇环氧化物可诱发乳腺上皮细胞增生，且胆固醇环氧化物本身便是一种致突变、致癌、有细胞毒性的化合物。

(3)外源性激素：如口服避孕药，治疗用雌激素、雄激素等，都可引起体内上述内分泌激素平衡失调，产生相应的效应。

(4)饮食成分和某些代谢产物如脂肪与乳腺癌的关系：由动、植物油引起的高脂血症的小鼠乳腺肿瘤发生率增加。在致癌剂对小鼠致癌作用的始动阶段，增加脂肪量不起作用，但在促发阶段，脂肪喂量增加，肿瘤增长迅速加快。

3. 机体免疫功能下降

机体免疫力下降，不能及时清除致癌物质和致癌物诱发的突变细胞，是乳腺癌发生的宿主方面的重要因素之一。随着年龄的增加，机体的免疫功能尤其是细胞免疫功能下降，这是大多数肿瘤包括乳腺癌易发生于中老年的原因之一。

4.神经功能状况

乳腺癌患者不少在发病前有过精神创伤，表明高级神经系统过度紧张，可能为致癌剂诱发突变提供有利条件。

（刘晓丹）

第二节　乳腺癌的临床表现和相关检查

一、临床表现

要做到乳腺癌的早期发现和早期诊断，必须系统了解和掌握乳腺癌的临床表现，特别是早期乳腺癌的临床表现，如乳腺局限性腺体增厚、乳头溢液、乳头糜烂、乳头轻度回缩、局部皮肤轻度凹陷、乳晕轻度水肿及绝经后乳腺疼痛等。

1.乳腺肿块

乳腺肿块是乳腺癌患者最常见的临床表现，80%的乳腺癌患者以乳腺肿块为主诉就诊。乳房肿块多由患者或其配偶无意中发现，但随着肿瘤知识的普及和防癌普查的开展，患者行乳腺自我检查和医生常规查体发现的乳房肿物比例逐渐增加。发现乳腺肿块后应注意其所具有的特征。

(1)部位：经过乳头划一条横线和一条竖线，两条垂直线将乳房分成4个象限，以逆时针方向分别为外上象限、内上象限、内下象限、外下象限。以乳头为圆心，以乳晕外2 cm为半径画一个圆，圆内的部分称为中央区。临床研究发现，乳房外上象限是乳腺癌的好发部位，1/3以上的乳腺癌原发于外上象限。

(2)数目：乳腺癌以单侧乳房的单发肿块为常见，偶尔也见单侧多发肿块及原发双侧乳腺癌。

(3)大小：乳房肿块就诊时的大小有明显的地区差异，这与民族习俗及医疗保健水平有关。以往因就诊较晚，5 cm左右较大的肿块多见。近年随着乳腺自我检查的普及和肿瘤普查的开展，≤2 cm肿块的比例明显增多，且不少为临床T_0癌。T_3期乳腺癌逐渐减少。

(4)形态及边界：乳腺癌一般为不规则的球形块，边界欠清。有的也可呈扁片状，表面有结节感，边界不清。应当注意的是，肿瘤越小，上述特征越不明显，有时可表现为表面光滑，边界比较清楚，很像良性肿块。即使较大的肿块，如有些特殊型癌，因浸润较轻，也可表现为边界较清楚、活动度良好。

(5)硬度：乳腺癌肿块大多为实性，较硬，有的似石样硬，但富于细胞的髓样癌也可稍软，甚至个别浸润性导管癌临床也可表现为囊样感。少数发生在脂肪型乳腺(多为老年人)的小肿块，因被脂肪组织包绕，触诊时可有表面柔软的感觉。

(6)活动度：肿块较小时，活动度较大。但值得注意的是，这种活动的特点是肿块及其周围的软组织一起活动，与腺维瘤可广泛推动不同。在双手用力掐腰使胸大肌收缩时，如肿瘤侵犯胸大肌筋膜，则活动性减少；如果累及胸肌，则活动性消失。晚期肿瘤累及胸壁时，完全固定。

(7)伴发症状:乳腺癌的肿块通常是无痛性肿块,乳腺肿块不伴发疼痛是乳腺癌延诊的主要原因,仅≤10%的病例可自述患处有轻微不适。少数病例即使肿块很小,癌瘤区域也可出现疼痛。

2.乳头溢液

乳头溢液有生理性与病理性之分,生理性的乳头溢液主要包括:①妊娠期和哺乳期的乳汁分泌现象。②口服避孕药物、镇静剂、三环类抗抑郁药以及多潘立酮等引起的溢液。③绝经前后女性可有少量溢液。病理性乳头溢液是指非生理状态下的乳腺导管泌液。临床所谓的乳头溢液仅指后者。病理性乳头溢液是易引起患者注意的乳腺疾病的临床表现,患者常以此为主诉而就诊。乳头溢液可因多种乳腺疾病引发,发生率仅次于乳腺肿块和乳房疼痛,是乳腺疾病的常见症状之一。

溢液的肉眼性状多种多样,可为血性(血色或棕色液)、血清样、浆液性、水样、脓性或乳样溢液等,其中浆液性、水样和乳样溢液较为常见,血性液多见于老年妇女;乳样液多见于年轻妇女;浆液性、水样液和脓性液则与年龄无明显的相关性。病变位于大导管时,溢液多呈血性;位于较小导管,可为淡血性或浆液性;如血液在乳管内停留过久,可呈黯褐色;病变并发感染时,分泌液可混有脓汁;坏死组织液化可呈水样、乳样或棕色液等。尽管乳腺癌时血性溢液较浆液性溢液常见,但血性溢液多由良性病变引起。生理性乳头溢液多为双侧性,其分泌液常呈乳汁样或水样液。

乳头溢液原因较多,可分为两大类,即全身系统性原因(乳外因素)和乳腺自身病变(乳内因素)。①乳外因素:催乳素刺激乳腺腺体分泌所致。催乳素主要由垂体的催乳素细胞产生,人催乳素细胞受到由垂体门脉系统释放出来的一些因子的长期遏制。下丘脑-垂体功能异常及一些外源性因素可引起非产妇的血催乳素过多,引发乳头溢液。严重的产后出血造成的垂体坏死(席汉综合征)可造成持续性的乳头溢乳。垂体和下丘脑的病变(如垂体的催乳素瘤、原发性甲状腺功能低下和库欣综合征)可伴发乳头溢液。胸壁损伤包括胸廓切开术、胸神经疱疹感染可引起乳头溢液,这是由于来自胸神经的刺激,像婴儿吸吮一样,促进催乳素的分泌。许多药物可导致血催乳素过多并产生乳头溢液,这些药物有吩噻嗪类药物、三环类抗抑郁药、口服避孕药、利血平和甲基多巴等。此外,持续的机械刺激,如长期反复地吸吮乳头或长期反复地揉摸乳房均可引发乳头溢液。血催乳素过多引起的乳头溢液多为双侧性,溢液为乳汁样、浆液性或水样。细胞学检查可见泡沫细胞、脂滴和丰富的蛋白背景。②乳内因素:非妊娠、哺育期乳腺作为一个功能器官,可以持续产生并回收分泌液。分泌液中的蛋白水解酶降解脱落的导管及小叶上皮细胞,使之通过导管静脉丛重吸收。乳管开口下数毫米处的括约肌阻止正常情况下分泌液的溢出。各种乳腺自身疾病只要干扰了分泌与重吸收的平衡,使导管内压力超过了括约肌的约束力,就可出现乳头溢液。引起乳头溢液的乳腺疾病有外伤、炎症、退化性病变、增生性病变、良性和恶性肿瘤等。在引起乳头溢液的各种乳腺疾病中,导管内乳头状瘤、囊性增生症和乳腺癌占异常溢液的主因,约占75%以上。此外,也可见于大导管肉芽肿、腺纤维瘤、叶状囊肉瘤、乳腺结核和浆细胞性乳腺炎等。

乳腺导管内乳头状瘤(癌)引起的乳头溢液最常见,溢液性质多为血性、浆液性,偶可表现为清水样,大多为单孔溢液。乳管内乳头状瘤多发于乳晕区的Ⅱ、Ⅲ级乳管,瘤体较大时可于乳晕部扪及小结节,挤压结节时乳头出现溢液,结节缩小。乳管内乳头状瘤病多发生于末梢乳管,可在乳腺周围区域扪及边界不清、质地不均的肿块。乳腺导管内乳头状瘤在病变早期,导管内的乳头状突起<1 mm，超声难以发现，或仅见乳晕区导管扩张，病程较长、瘤体较大者，采用高分辨率的超声仪和10～20 MHz的高频探头，可发现在扩张的导管内壁有实性低至中度回声向腔内隆起，有蒂与管壁相连，但导管内壁连续性好，无中断或被侵蚀的征象。乳腺导管造影可见单发或多发的圆形、椭圆形或分叶状充盈缺损，可有近端或远端导管扩张，或出现导管梗阻，梗阻处呈弧形杯口状，管壁光滑、完整，无浸润现象。乳管内镜下表现为导管内红色或红黄白相间的实质性占位，可呈球形、长圆形、草莓状或桑葚状，表面呈小颗粒状，而周围管壁光滑有弹性，多有蒂，可在管腔内小范围地移动。

乳腺癌时肿瘤侵蚀导管，肿瘤内部的出血、坏死和分泌液的潴留，癌周扩张的乳腺导管腔内分泌物的潴溜，黏液腺癌的黏液湖与导管相通，是乳腺癌发生乳头溢液的病理基础。溢液性质多为血性，少数表现为清水样、浆液性，多为单侧乳头溢液。其高危因素包括：年龄>50岁；血性乳头溢液；单侧甚或单一导管溢液；伴有明显肿块者。乳头溢液对乳腺癌的早期诊断具有重要价值，乳腺癌早期，当乳房超声和钼靶X线片所显示的恶性征象不典型，而患者出现乳头溢液时，采用乳头溢液细胞学检查、乳腺导管造影、乳管内镜、乳头溢液CEA测定，可以提高早期乳腺癌的诊断率。乳头溢液细胞学检查的阳性率在60%左右。乳腺导管造影可见虫蚀征、鼠尾征、断续征、潭湖征以及肿瘤堵塞导管扩张等征象。乳管内镜下可见沿管腔内壁纵向伸展的灰白色不规则隆起，瘤体扁平，常较乳头状瘤大，直径>2 mm，基底部较宽，无蒂，管壁僵硬，弹性差，有时可见质脆的桥氏结构，癌先露部常伴有出血。乳头溢液CEA测定诊断乳腺癌的阳性阈值为100 ng/mL，良性乳头溢液CEA一般<30 ng/mL，乳腺癌或癌前病变大多>100 ng/mL。同时，乳房超声和钼靶X线片这些基础检查也不容忽视。

综合文献资料，可将乳头溢液的病例分为患乳腺癌的高危人群和低危人群。伴有以下因素者为高危人群：①患者年龄≥40岁，特别是≥60岁。②溢液为血性。③单侧或单导管溢液。④伴发乳房肿物。低危人群则为：①患者年龄<40岁。②溢液为乳样、绿色或脓性液。③双侧性溢液。④无乳房肿物伴发。

3.乳腺局限性腺体增厚

乳腺局限性腺体增厚指乳腺局部有较正常腺体增厚区，触诊为“片膜状”肿块，边界不清，肿块的范围难以准确测量。乳腺局限性腺体增厚是临床甚为常见但常被忽略的体征，由于该类病变临床检查无明显的恶性特征，大多数被诊断为乳腺增生症。值得注意的是，在一些增厚的腺体中有隐藏着乳腺癌的可能性。

4.乳房皮肤改变

乳腺癌表面皮肤的改变与肿瘤部位深浅和侵犯程度有关，癌瘤初期或肿瘤位于乳腺组织的深部时，表面皮肤多正常。随着肿瘤的发展，乳房皮肤可出现不同的改变。

(1)皮肤粘连：肿瘤侵犯腺体和皮肤之间的Cooper韧带，使之短缩，牵拉皮肤，肿瘤部位的皮肤发生凹陷，状如“酒窝”，称为“酒窝征”。发生在末端导管和腺泡上皮的乳腺癌，与皮肤较近，较易出现这种现象，可为乳腺癌的早期临床表现之一。当肿瘤较小时，引起极轻微的皮肤粘连，如不仔细检查，有时不易察觉，检查应在良好的采光条件下，检查者轻轻托起患者的乳房，使乳房皮肤的张力增加。然后轻轻推动乳房肿块，随着乳房的移动，常可见到肿块表面的皮肤有轻微的牵拉、皱缩和紧张现象，这种早期的轻微的皮肤粘连现象的存在，是鉴别乳腺良、恶性肿瘤的重要体征之一。

(2)皮肤浅表静脉曲张：生长较快或肿瘤体积较大的乳腺肿瘤，肿瘤表面的皮肤菲薄，其下浅表血管，特别是静脉常可曲张。这种征象乳腺癌少见，多见于乳腺的巨纤维腺瘤及叶状囊肉瘤。

(3)皮肤红肿：乳腺皮肤红肿和局部皮温升高常见于急性和亚急性乳腺炎，但也可见于乳腺癌，典型的是炎性乳腺癌。其皮下淋巴管中充满了癌栓，皮下的癌性淋巴管炎可使皮肤呈炎性改变，颜色由淡红到深红，开始比较局限，随着病情进展，可扩展到大部分乳房皮肤，同时伴有皮肤水肿。触诊时，在其边界线可感到皮肤增厚、粗糙和表面温度升高，其范围常比肿块的边界范围要大。

(4)皮肤水肿：乳房皮肤水肿是由各种原因引起的乳房皮下淋巴管回流受限所致。乳腺癌的皮肤水肿是由于乳房皮下的淋巴管为癌细胞所阻塞，或位于乳腺中央区的肿瘤浸润使乳房浅淋巴液回流受阻所致。由于皮肤与皮下组织的连结在毛囊部位最为紧密，因而在毛囊处形成许多点状小孔，使皮肤呈"橘皮样"，这一体征被称为"橘皮样变"。乳腺癌的皮肤凹陷并非均为晚期表现，但淋巴水肿所致的橘皮样变却属典型的晚期表现。肥胖而下垂的乳房，常在其外下方有轻度皮肤水肿及皮肤的移动性减少，如双侧对称，乃因局部循环障碍所致；如为单侧发生，则要慎重查明原因，不可遗漏癌瘤。

(5)皮肤溃疡：乳房皮肤溃疡形成是典型的晚期乳腺癌直接侵犯皮肤的临床表现，现已不常见到。皮肤溃疡的形成过程多先是皮肤红晕发亮或呈黯红色，继之直接浸出皮肤，形成累及皮肤的肿块，肿块进一步增大破溃形成溃疡。有时大的肿块表面形成多个小溃疡灶，有时形成一个大的溃疡。大溃疡的边缘往往高出皮面，基底凹陷、高低不平，植以坏死组织，可有不同程度的渗血和出血，多合并细菌感染，发出异样气味。

(6)皮肤卫星结节：乳腺癌晚期，癌细胞沿淋巴管、腺管或纤维组织直接浸润到皮内并生长，在主癌灶周围的皮肤形成散在分布的质硬结节，谓之"皮肤卫星结节"。结节的数目常为数个或十几个，直径数毫米，色红或黯红。复发性乳腺癌因淋巴回流受阻，淋巴管内癌栓逆行扩散所引发的皮肤广泛结节常出现在术区瘢痕周围，也可表现为大片状结节，伴皮肤红肿。

5.乳房疼痛

疼痛不是乳腺肿瘤常见的症状，乳腺良性肿瘤和乳腺癌通常是无痛性肿物，但肿瘤部位的疼痛偶尔是早期乳腺癌的唯一症状，可在临床查到乳腺肿块之前出现。有报道称，绝经后妇女出现乳房疼痛，尤其是伴有腺体增厚者，乳腺癌的发生率升高。尽管乳腺癌性肿块很少伴有疼痛，但某种形式的乳腺轻度不适却是不少见的，患者可有牵拉感，向患侧卧位时尤甚。晚期乳腺癌的疼痛常是肿瘤直接侵犯神经所致。

6.乳头改变

乳腺癌的乳头异常主要有乳头脱屑、糜烂、回缩、固定及乳头溢液等。

(1)乳头脱屑、糜烂：为乳头湿疹样癌的特有表现，常伴有瘙痒感，约2/3患者伴有乳晕附近或乳腺的其他部位肿块。病初，绝大多数表现为乳头表皮脱屑，或发生小裂隙，随后可伴有乳房肿块；部分患者可先发生乳腺肿块，而后出现乳头病变；有的还伴有乳头血性或浆血性溢液。乳头脱屑常伴有少量分泌物并结痂，揭去痂皮可见鲜红的糜烂面，经久不愈。糜烂逐渐向周围蔓延，除乳头外，还可累及乳晕，甚至乳房大部分皮肤。在病变进展过程中，乳头可回缩或固定，常见乳头部分或全部溃烂。

(2)乳头回缩、固定：乳头回缩并非均为病理性，部分可为先天发育不良造成，乳头可以深陷，但可用手指拉出，无固定现象，多见于无哺乳史的妇女，乳腺慢性炎症及乳管扩张症也可引起乳头回缩。成年女性发生的乳头回缩并逐渐加重和固定，常为乳腺癌的表现，此时乳头常较健侧升高。因肿瘤病灶距乳头的远近，乳头回缩既可为乳腺癌的早期体征，又可为晚期体征之一。当癌瘤位于乳头深面或与乳头甚为接近，早期即可造成乳头回缩；癌瘤位于乳腺的边缘区域或位于深部乳腺组织内，因癌肿侵犯大乳管或乳管周围的淋巴管，使大导管硬化、抽缩，造成乳头上升、下降、扭向、回缩乃至固定，此为晚期乳腺癌的表现。

7. 同侧腋窝淋巴转移的表现

乳腺癌最多见的淋巴转移部位为同侧腋窝淋巴结，其次为同侧内乳区淋巴结。表现为转移部位淋巴结肿大、质硬，甚至融合成团、固定。腋窝淋巴结转移晚期，可压迫腋静脉，影响上肢的淋巴回流而致上肢水肿。小的胸骨旁淋巴结转移灶临床不易发现和查出，晚期可有胸骨旁隆起的肿物，质硬(系转移肿瘤顶起肋软骨所致)，边界不清。

8. 锁骨上淋巴结转移的表现

乳腺癌可发生同侧锁骨上的淋巴结转移，甚至转移至对侧锁骨上淋巴结。锁骨上淋巴结转移者多有同侧腋窝淋巴结转移，尤其是有三水平腋窝淋巴结转移，但也有锁骨上淋巴结转移症状及体征出现早于腋窝淋巴结转移者。锁骨上淋巴结转移常表现为锁骨上大窝处扪及数个散在或融合成团的肿块，直径在 0.3～5.0 cm 不等。转移的初期淋巴结小而硬，触诊时有“沙粒样感觉”。部分锁骨上淋巴结转移病例触不到明显的肿物，仅有锁骨上窝饱满。以锁骨上淋巴结转移为首发症状的隐性乳腺癌少见，但以锁骨上淋巴结肿大就诊而发现的乳腺癌病例并非少见。这种病例多是患者对自己身体的变化反应比较迟钝，锁骨上病变系由他人发现而促其就诊。左文述等曾前瞻性地研究了可手术乳腺癌锁骨上淋巴结的隐性转移情况，研究结果表明，在临床无锁骨上淋巴结转移征象的可手术乳腺癌患者，锁骨上淋巴结隐性转移率达 13.0%(6/46)。可见，术后较早期锁骨上淋巴结的区域复发多是在手术治疗前即发生而仅于术后一段时间内得以表现而已。因此，乳腺癌治疗前，应对锁骨上淋巴结进行细致的检查，对可疑的病例，必要时需行锁骨上淋巴结活检。

9. 远处转移的表现

癌细胞通过血行转移至远处组织或器官时，可出现相应的症状及体征，是乳腺癌的主要致死原因。常见的转移部位是胸内脏器、骨、肝和脑。

(1)对侧腋窝淋巴结转移：文献报道，一侧乳腺癌发生对侧腋窝淋巴结转移者占 4%～6%，多发生在晚期病例，其转移途径可能是通过前胸壁及内乳淋巴网的相互交通。以对侧腋窝淋巴结转移为首发症状的乳腺癌是罕见的。

(2)胸内脏器转移：胸内脏器转移占远处转移乳腺癌病例的 50%左右。血行及淋巴途径均可引起胸膜转移，转移的初期可有胸部疼痛，以吸气为著。晚期可引起胸腔积液，有气促、呼吸困难、呼吸活动度减低、气管向对侧移位、胸部叩诊实音及呼吸音减低等胸腔积液的临床表现与体征。乳腺癌的肺实质转移常见，多为血行转移所致。转移的早期多无临床表现，仅在常规胸部乳房 X 线摄影平片发现单发或多发的结节阴影，以双肺多发为多。转移晚期才出现胸痛及干咳等症状。痰中带血为转移瘤侵犯较大的支气管症状。乳腺癌的晚期可有肺门或纵隔淋巴结转移，初期多无症状，仅在乳房 X 线摄影胸片上表现为纵隔增宽。晚期可有呼吸困难及进食阻挡感等压迫症状。少数病例可因肿瘤压迫喉返神经而引起声嘶。

(3)骨转移：占乳腺癌血行转移的第 2 位，有些患者是以骨转移症状(如压缩性骨折)就诊而发现乳腺癌。骨转移以多灶发生为多见，常见的转移部位依次是骶骨、胸及腰椎、肋骨、骨盆和长骨。骨转移的初期多无症状，晚期可有转移部位的疼痛、压痛、压缩性骨折甚至截瘫等临床表现。部分病例骨转移发展得特别迅速，短期内突发全身多处骨转移，很快出现各种功能障碍，预后较差。

(4)肝转移：血行或淋巴途径均可转移到肝脏。肝转移多发生在晚期病例，占临床统计资料的10%～20%。转移的初期无任何症状和体征，在出现肝区疼痛的临床表现和肝大、肝功能障碍、黄疸及腹腔积液等体征时，往往伴有全身的广泛转移。

(5)脑转移：占临床统计的乳腺癌病例的5%左右。以脑膜转移较常见，以脑占位症状为首发症状的乳腺癌病例罕见。

(6)卵巢转移：单发的乳腺癌卵巢转移并不多见，占临床统计资料的2%左右。但不伴有腹腔广泛转移的单发卵巢转移的特殊现象确实存在，这种特殊现象可能是乳腺癌细胞与性激素依赖性器官的特殊"亲和性"有关，即"种子-土壤"学说。卵巢转移的初期无任何症状和体征，在有卵巢占位的临床表现和体征时，往往伴有腹腔的广泛转移。

二、辅助检查

1.乳房X线摄影检查

(1)肿块型：最多见，>70%的乳腺癌属于此型。乳房X线摄影主要表现为大小不等的肿块，密度较高、形态不规则、分叶状、毛刺状为恶性征象。肿块内外可有钙化，呈簇状分布，钙化多呈泥沙样或混合小杆状、曲线分支状。肿块并发簇状微细钙化可作为定性诊断。较表浅而具有毛刺的肿块常并发局部皮肤增厚、酒窝征及乳头乳晕改变等。

(2)片状浸润型：8%～10%的乳腺癌在乳房X线摄影上表现为局部或弥漫的致密浸润阴影，呈片状、小片状，无明确肿块轮廓可见。约1/3浸润灶有沿乳导管向乳头方向蔓延之势，此型较易并发皮肤广泛增厚、乳头内陷及钙化。钙化的数目较多，范围较广泛。部分病灶浸润边缘有较粗毛刺呈牛角状、伪足状突起，诊断不难。早期乳腺癌可表现为新出现的小灶致密影，应引起重视。单纯片状浸润灶尤其发生在致密型乳腺中，乳房X线摄影诊断困难，可借助B超检查。

(3)钙化型：乳房X线摄影上以钙化表现为主，无明显肿块、致密阴影等改变，乳腺癌中约7%属于此型。钙化可较密集分布于乳腺的1/4～1/2范围，也可只表现为小范围簇状分布的微小钙化，极易漏诊，需仔细搜寻。单纯钙化可以是早期乳腺癌唯一的乳房X线摄影征象。

2.超声检查

(1)形态：乳腺恶性肿块形态多不规则，常为虫蚀样或蟹足样向周围组织浸润性生长，占70%。

(2)边界：多数乳腺恶性肿块边界不清晰。

(3)边缘：肿块周边厚薄不均的强回声晕环为恶性肿瘤的特征性表现，占23.3%。据有关文献报道，不规则强回声晕在病理上与癌组织浸润及周围纤维组织反应性增生有关；而肿瘤周边无恶性晕环者多与淋巴细胞浸润有关。

(4)纵横比：恶性肿瘤纵径多数大于横径，占56.7%。

(5)内部回声：多数乳腺恶性肿块内部回声为弱回声或低回声。

(6)病灶后方回声：恶性肿瘤后方回声可增强、无变化或衰减，其中后方回声衰减为恶性肿瘤特征之一，占13.3%；无变化占46.7%；衰减占40.0%。部分病例侧壁见声影。

(7)微小钙化灶：细砂粒样钙化为乳腺癌特征之一，占16.7%。乳腺恶性肿瘤的微小钙化属于营养不良性钙化，是恶性肿瘤组织变性坏死和钙盐沉着所致。粗大钙化则多见于良性肿瘤。

(8)彩色多普勒表现：多数乳腺恶性肿瘤内部和(或)周边探及丰富血流信号，阻力指数多数>0.7，占83.3%。穿入型血流为乳腺癌表现之一。肿瘤内血流的分布及肿瘤滋养血管的内径多不规则。肿块大小、分化程度及患者年龄对血流丰富程度有显著影响，其中以肿块大小对血流丰富程度影响最大，患者年龄对血流丰富程度影响最小。肿瘤越大，血流越丰富；组织分级增高，血流越丰富；年龄越大，血流越不丰富。

(9)淋巴结转移：晚期病例于腋窝、锁骨上扫查发现肿大淋巴结，占40%。表现为腋窝圆形或椭圆形低回声结节，髓质偏心或消失，大多数淋巴结血流丰富。

3. 乳房 MRI 检查

MRI 对乳腺疾病的检查始自20世纪80年代初，特别是1994年以后，由于造影剂(Gd DTPA)的广泛应用，使 MRI 对乳腺良恶性病变的鉴别更具特点。一般情况下，良性病变表现为均匀强化且边界清楚，而乳腺癌多表现强化不均，特别是边缘不整且较中心增强明显。另外，用时间增强曲线反映出乳腺良恶性病变在注射造影剂后不同的动态变化：乳腺癌在增强后2分钟内信号强度迅速增高，而良性病变的信号强度则明显较低。乳腺肿物 MRI 图像表现：一般情况下，乳腺癌往往在 T_1 及 T_2 加权像呈现较低的信号，而部分良性病变，特别是囊性病变在 T_2 加权像信号较高，可与乳腺癌相鉴别。乳腺癌边缘不光滑，出现“毛刺征”为诊断提供了重要依据，这一特征在早期乳腺癌也可以见到，尤其在脂肪抑制成像中更加清楚，约87.5%的病例可以观察到“毛刺征”。乳腺癌的另一个特征是其内部信号不均匀，约70.8%的病例呈现出“网眼”或“岛状”表现。良性病变一般边界清楚且光滑，其内部信号也较均匀。

造影后病变增强效果的动态观察：快速静脉推注 Gd DTPA 后测定2分钟内病变的 MRI 信号强度，乳腺癌在增强后2分钟内 MRI 信号强度均显著高于良性病变，差异有显著意义($P<0.01$)，同时对病变的增强效果进行动态观察，并绘出时间增强曲线。乳腺癌在2分钟内 MRI 信号迅速增强，形成高圆形曲线，而良性病变则为低平或低平上升曲线。

4. CT 检查

乳腺癌的 CT 表现：大部分肿块表现为不规则或分叶状，少数呈椭圆形或圆形，边缘不光滑或部分光滑，可见分布不均匀、长短不一的毛刺；多数肿块密度较腺体高或略高，少数密度相仿；肿块内可见条索状、丛状、颗粒样钙化，较大肿块的中央可出现低密度坏死区、高密度出血灶；累及皮肤可见皮肤增厚，呈橘皮样改变，脂肪层模糊、消失；累及胸壁可见乳房后间隙消失，局部肌肉受侵犯，肋骨骨质破坏；乳晕区的乳腺癌可见乳头内陷；Cooper 韧带受累，可见增粗、扭曲、收缩，局部皮肤凹陷；如有淋巴结转移，可见腋窝、内乳及纵隔淋巴结肿大；肺转移，可见肺内结节状转移灶。较少见的炎性乳腺癌，呈片状或大片状病灶，密度高或略高于乳腺，边界不清，无明确局灶性块影，边缘可见长短、粗细不一的毛刺，导管腺体结构紊乱、消失。增强扫描表现为病灶均匀或不均匀的明显强化，较大肿块内的低密度坏死区、高密度出血灶不强化。一般认为增强前后 CT 值增高到 50 Hu 或更大，则认为诊断为乳腺癌的可能性更大；增强前后 CT 值增高<20 Hu 或更小，则诊断为乳腺良性病变的可能性更大。

5. 乳腺活组织病理检查

用于乳腺癌诊断的活组织病理检查方法有切取活检、切除活检、影像引导下空芯针穿刺活检、真空辅助活检、溃疡病灶的咬取活检和乳管内镜咬检等。文献报道，通过乳房X线摄影检查发现而临床不可触及的乳腺病变呈逐年上升的趋势，有20%～30%为乳腺癌。随着乳房X线摄影等先进的筛检设备的广泛应用，使得大量影像学异常而体检未扪及肿块的亚临床病灶被检出并需要行活检来明确性质。

(1)指征：临床发现下列问题需要进行乳腺活检：①不能肯定性质的乳腺肿块、长期存在或有扩大趋势的局限性腺体增厚，特别是绝经后伴有乳腺癌易感因素者。②乳头及乳晕部的溃疡、糜烂或湿疹样改变，乳头轻度回缩，局部皮肤轻度凹陷，乳晕轻度水肿等可疑为早期乳腺癌症状者。③乳腺X线摄影表现为可疑肿块、成簇的微小钙化、结构扭曲区域等早期乳腺癌的影像；尤其BI-RADS分级为低到中度可疑(2%～50%)和高度怀疑(50%～80%)病灶。④乳腺高频彩色B超、高频钼钯X线片及MRI影像学异常而体检未扪及肿块的乳腺亚临床病灶。⑤乳头溢液，伴有或不伴有乳腺肿块。⑥非炎症性乳腺皮肤红肿、增厚等。

(2)方法。

1)切取活检：切取部分病变组织进行组织学检查的方法。适用于较大的肿瘤性病变(直径>3 cm)、术中基本确定为乳腺增生性病变等。切取活检有促进肿瘤转移的可能，除非肿瘤很大，尽量避免行切取活检。对术中疑为乳腺癌的病例，在没有进行手术治疗的情况下，一般不做肿瘤的切取活检，否则切口缝合后，局部因渗血等原因而压力升高，有促进癌细胞进入血管、淋巴管的可能性。

切取病变时，切忌挤压瘤体，要用锋利的手术刀，不用剪刀。切取的组织最好带有一定量的正常组织。乳腺癌切取活检应取足够大的组织以便同时行激素受体等免疫组织化学测定。

2)切除活检：自肿瘤缘外一定距离，将肿瘤及其周围部分乳腺组织一并切除的活检方法。如果肿物小而浅，良性病变或良性肿瘤的可能性大，可于门诊手术室局部麻醉下进行。如果肿物稍大且深，或考虑恶性可能性较大时，则以住院手术为妥，采用一步处理法或二步处理法。

手术活检和根治手术在一次手术中完成的做法，称为一步处理法；切除活检和根治性手术分两次进行的做法称为二步处理法。由于常规病理诊断组织学类型及分级、DNA倍体测定及S期比例、受体状况和肿瘤有无广泛的导管内癌成分等分析，对治疗方案的确定、手术方式(是切除乳房还是保留乳房等)的选择等有重要意义。美国国立卫生研究院推荐在大多数病例中，应采用诊断性活检与决定性治疗分开施行的二步处理法。国内则多采用切除活组织冰冻切片病理检查、根治性手术一起进行的一步处理法。二步处理法的安全性一直存在争议，但目前取得了较一致的共识，即切除活检后8周内行根治性手术，对预后无不良影响。

切除活检应注意的事项有：①≥30岁的患者切除活检前应行双乳X线摄像，以便确定有无需行切检的多灶病变。②要将肿块连同周围少许正常乳腺组织一并切除。③术中疑为乳腺癌的病例，切除标本应同时送部分组织做激素受体等免疫组织化学测定。④对于瘤体较小的病例，手术医生应对切除标本的病变定位标记，为病理科医生标明标本的方位。⑤术中应严密止血，一般不要采用放置引流条的引流方式。⑥对于术中诊断为良性病变不需行进一步手术的病例，乳腺组织最好用可吸收线缝合，对于切取组织大、残腔大的患者，为预防术后乳房变形，可在严密止血的前提下不缝合残腔，必要时在乳房下弧线的隐蔽点戳孔放置细管引流。⑦病理科医生在取材前，应用印度墨汁或其他标记溶液涂擦其表面，以准确地观察所有切缘。对于要求保留乳房治疗的乳腺癌患者，如活检切缘无癌残留，则原发部位无须再行切除。

3)钩针定位下的手术活检:无论是钩针定位下的手术活检还是空心针穿刺活检,乳腺亚临床病灶的活检都需要定位装置来引导穿刺和活检,定位准确与否是决定穿刺活检是否成功的最关键因素。目前,常用的病灶定位针定位下的手术活检(NLBB)系统有计算机辅助X线立体定位系统、B型超声定位系统和MRI引导定位系统3种。其中以立体定向钼靶摄片引导下的活检(SNCB)最为普及。

计算机辅助X线立体定位系统是通过将乳腺X线摄片后的影像(一般为3张从不同角度曝光的图像)进行数字化处理后输入计算机,经电脑运算后自动设定病灶的三维方位以及穿刺针的进针点和进针深度。该装置的优点是:①计算机辅助处理数据和定位,操作简便。②图像清晰直观,可随意调节病灶与周围组织的对比度。缺点是:①为避免过度暴露于放射线而无法对定位穿刺和活检过程进行动态跟踪。②患者在活检过程中必须固定体位,稍一移动便会导致定位不准确。

B超定位系统引导的穿刺活检适用于超声检查发现的乳腺亚临床病灶,而且由于其能够实现动态实时显像以及具有安全、操作灵活和不压迫乳房等优点,因而成为诊断此类病灶的首选措施。它的缺点是对操作者的技术要求相对较高;而对于大量B超无法发现的乳腺亚临床病灶,如乳腺的微小钙化灶,只能借助于X线立体定位活检。

乳腺X线摄像术检出的临床触不到肿块的乳腺病变,如成簇的微小钙化、可疑肿块、乳腺组织致密或结构扭曲区域,切除活检证实导管内癌占20%~50%。高频彩超显示可疑结节及结构紊乱伴血流丰富的病变,及MRI检测到X线、B超未能检测到的病变,最初对这些微小病变的切除活检主要依靠染料注射或插入细针作为标志进行乳腺腺叶或象限切除,这不仅会因过多切除正常乳腺组织而造成乳房畸形,更重要的是容易遗漏肿瘤。随着乳腺定位穿刺系统的建立,可以确定病变的精确位置。几乎在乳房的任何部位,定位金属丝均可安放在距离病灶≤1 cm的位置,>90%的病变可以定位在≤0.5 cm,减少了正常乳腺组织的切除量,大大提高了切除活检的准确性。

切除活检在局部麻醉下进行。在靠近金属丝入口处做皮肤切口,沿其到达病变所在的深部。通常切2~3 cm直径的标本,标本切下后立即拍标本的X线片,与术前片比较,了解病灶是否确已切除,再送病理检查,以免遗漏。对活检诊断为非癌性的患者,术后2~3个月内应行随访性乳腺X线摄像检查。

4)影像引导下空芯针穿刺活检(CNB):采用NLBB来确诊亚临床病灶,结果发现有60%~90%为乳腺的良性病变,所以广泛开展手术活检无疑会造成医疗成本与效益的失衡。CNB与传统的金属丝定位切除活检相比,患者的痛苦小,对乳腺组织结构的破坏不明显,其诊断和术后病理确诊的一致性高达84%,尤其对于高级别病变的诊断。此外CNB还具有经济省时的特点,国外统计显示,粗针穿刺较手术活检可节省77%的费用,并且省去了术前准备、术后复查等复杂过程,对于多发性病灶的活检,穿刺的优越性就更加显著。

影像导向下的经皮活检术患者采用俯卧位,乳房通过一开口向下悬垂,取样的操作在下方进行,采用一个带切割功能的大孔径针头,经B超或X线立体定位引导,通过皮肤戳孔对乳腺病变穿刺切割取样,一般需多次穿刺取得标本送病理组织学检查。近年来SNCB的操作已经有了很多标准可循,包括采用14号的粗针、俯卧位、数字化显像设备、穿刺前后的定位摄片、钙化样本的扫描、对比影像学和组织学两种结果的一致性等,从而使误诊率大大降低。在空芯针活检的同时将一个惰性材料制成的定位夹置入切除的病灶部位,不仅可为手术活检做定位，而且便于随访。

目前一致认为，影像学诊断 BI-RADS 分级为低到中度可疑（2%～50%）和高度怀疑（50%～80%）病灶行 SCNB 意义较大，而恶性可能性为 2%～20%的病灶从中获益最大。X 线检查有以下表现为 SNCB 的适应证：①主要表现成簇状细小钙化，伴或不伴肿块。②局限性致密影或结构紊乱区。③孤立的肿块影或结节。④放射状毛刺或星芒状影。⑤局部腺体边界缺损凹陷。⑥两侧乳腺不对称致密，随访病变有所增大。但是某些特定病变的结果仍有组织学低估的可能，不能鉴别乳腺非典型增生（ADH）和导管内癌（DCIS），也不能鉴别 DCIS 和浸润性癌，穿刺活检要取得明确的诊断一般需获取 5 块以上的标本，因而需进行多次乳腺穿刺操作。

5）真空辅助活检：Mammotome 是在 B 超或 X 线引导下的真空辅助活检（VABB）系统。该系统可安置 3 种型号的旋切针（8、11、14 gugue），常用为 11 号，其获取组织量为 14 号针的 3 倍。皮肤切口处行局部浸润麻醉，超声引导下将 Mammotome 旋切刀穿刺到病灶深面，固定旋切刀不动，用真空吸引将组织吸入针槽内，旋转切割刀截取标本，经探针套管取出标本。可旋转旋切刀方向多次旋切，对较小的病灶，可将病灶完全切除，超声探测无残留。利用纤维软管通过旋切刀套管，将标记夹置入已被活检的组织周边。

Mammotome 具有准确性高、标本量足和并发症少的特点，定位准确性与立体定位自动核芯活检枪、导丝定位活检等方法无差异，但 Mammotome 可在 B 超或 X 线引导下进行，设备更具灵活性，一次穿刺即可获得足量标本，足量的标本保证了病理确诊的准确性，而核芯活检枪需反复多次穿刺，且组织病理学检查的准确性明显高于细针穿刺细胞学检查。Mammotome 一次穿刺即可完成操作，旋切刀的自动传输装置使取样标本从探针内移到体外，减少了针道种植肿瘤的机会。

乳腺亚临床病灶的空芯针活检有可能将病灶完全切除。特别是由于近年来越来越多的直径<1 mm 的病灶被发现以及采用 VABB，使得这种情况的发生率增加。尽管完全切除标本可能会减少组织学低估的发生，但它却影响了进一步手术的定位以及行保留乳房手术时病灶边缘的确定。

目前，无论是标准的 SCNB 还是定向真空辅助空芯针活检都不可能完全取代手术活检。推荐的补充手术活检的指征包括：①穿刺活检提示高危病灶（如 ADH）或 DCIS。②标本量不足或穿刺结果提示为正常乳腺、皮肤和脂肪等组织。③穿刺结果与 X 线影像学诊断极不相符。④随访中，若 X 线发现病灶增大或钙化点增多应该建议再次活检。

6）咬取活检：适用于已破溃的肿瘤。一般在肿瘤破溃的边缘咬取部分肿瘤组织进行组织学检查及受体等免疫组织化学测定。咬检钳要锋利，取材时切忌挤压肿瘤组织，同时要避开坏死区，以免影响诊断。

7）乳管内镜咬取活组织检查：乳管内镜是一种微型内镜系统，直观乳管内病变，定位定性准确，运用乳腺定位钩针在乳管镜协助下将乳腺定位针通过溢液乳孔放置于病灶处，并用钩针钩住病灶部位，定位针固定后不易移动。乳管内镜检查对乳管肿瘤诊断的准确性为 95%，特别是对 DCIS 的诊断，54%由乳管内镜发现。乳管内镜有助于手术定位，还可进行乳管内活检和一些相关的治疗。乳管内镜可确定病变的准确位置和性状，特别是从乳管开口部到病变部位的距离，通过内镜咬取组织活检，不仅提供准确的术前诊断，而且能对乳腺癌病例确认病变乳头侧乳管内浸润的情况，为施行保留乳头的乳腺癌根治术或保留乳房手术提供可靠的组织学依据。

6.肿瘤标志物检查

(1)CEA:是位于细胞表面的糖蛋白,1965年由Gold和Freeman在人胎儿结肠组织中发现,应用于乳腺癌的检查中已近30年。CEA种酸性糖蛋白,基因编码于19号染色体上。早期认为是结肠癌的标志物(60%～90%患者升高),但后来发现胃癌及乳腺癌(60%)等多数腺癌也有较高表达。CEA水平可反映乳腺癌的进展程度,Ⅰ、Ⅱ期乳腺癌阳性率为13%～24%,而Ⅲ、Ⅵ期乳腺癌阳性率则为40%～73%,有转移的患者尤其是有骨转移的乳腺癌,CEA明显升高。有研究认为,CEA水平尚可反映治疗效果。因其灵敏性和特异性不高,不宜用于筛选和诊断。

(2)CA15-3:CA15-3是乳腺细胞上皮表面糖蛋白的变异体,即糖链抗原,是癌细胞释放在血液循环中的多形上皮黏蛋白,存在于多种腺癌中。乳腺癌患者Ⅰ、Ⅱ期阳性率为0～36%,Ⅲ、Ⅵ期阳性率为29%～92%,对乳腺癌特异性为85%～100%。其血清水平与乳腺癌的进展呈正相关,与治疗效果呈负相关,可作为监测指标,因其灵敏性及特异性相对较高,有取代CEA的趋势。

(3)CA125:1984年美国学者Bast发现,是从卵巢癌中提出的一种高分子糖蛋白抗原。CA125不能单独用于早期诊断和反映病程,但与CA15-3联合,或再加上CEA灵敏性显著提高,但特异性下降,三者均阳性者可视为晚期乳腺癌,对选择必要的辅助治疗有应用价值。

(刘晓丹)

第三节　乳腺癌的鉴别诊断

一、乳腺纤维囊性增生

乳腺纤维囊性增生可表现为乳房腺体局限增厚或整个乳房腺体结节感,特别是局限性、硬化性腺病质地较韧、硬,需与乳腺癌相鉴别。乳腺囊性增生症多好发于40岁前的妇女,多为双侧,多伴有不同程度的疼痛,并可放射到肩背部,月经来潮前明显;而乳腺癌一般无疼痛,即使有疼痛,也常为胀痛、刺痛,与月经周期无明显关系;囊性增生症伴乳头溢液者,多为双侧多孔的浆液性溢液,而乳腺癌多为单孔溢液。乳腺增生症扪诊常为散在、结节或增厚,囊肿病时可扪及局限性肿块,有时边界不清;而乳腺癌多为边界不清、质地坚硬、活动性差的肿块,并且有时可见皮肤及乳头的改变。乳腺囊性增生症乳房X线摄影中表现为散在斑片状或高密度增高影,密度不均,边缘模糊,形似云团或棉花样,B超检查多无实质占位,可有结构不良表现,不均质的光斑回声增多。乳腺癌的X线片和B超具有与此不同的特殊征象。对高危人群且临床可疑以及局限性腺病,仍须做针吸活检或切除活检。

二、乳腺导管扩张症

常表现为边界不清、质地较硬的包块,可伴有皮肤粘连及橘皮样变,也可出现乳头内陷及腋窝淋巴结肿大等酷似乳腺癌的症状,因此常被误诊为乳腺癌。石松魁等报道术前32.6%误诊为乳腺癌。乳腺导管扩张症急性期常伴有疼痛,或出现乳腺炎的表现,但对抗感染治疗反应较差,肿大的腋窝淋巴结可随病程延长而缩小;而乳腺癌则疼痛较轻,腋窝淋巴结随病程延长逐渐长大加重，穿刺细胞学检查是较好的鉴别方法，前者可查到炎性细胞浸润，后者可查到癌细胞。

三、乳腺结核

常表现为乳房局部肿块，质硬，边界不清，常伴疼痛。可穿破皮肤形成窦道或溃疡，可有腋窝淋巴结肿大，乳腺乳房 X 线摄影片可出现患部皮肤增厚，片状，边缘模糊的密度增高区，或伴有钙化等与乳腺癌相似之影像。乳腺结核约 5%并发乳腺癌。该病多见于中青年妇女，常继发于肺、颈淋巴结核及肋骨结核等其他部位结核，可有全身结核中毒症状，抗结核治疗后病灶及腋窝淋巴结缩小。而乳腺癌多发生于中老年，无全身结核中毒症状，抗结核治疗无效。确诊困难者需经针吸活检或切除活检予以鉴别。

四、乳腺纤维腺瘤

好发于 18～25 岁的妇女，乳腺肿块呈圆形或椭圆形，有时为分叶状，边界清楚，表面光滑，质地韧、活动度好，生长较慢。B 超显示为边界清楚、回声均匀的实性占位病变。这需要与界限清楚的乳腺癌鉴别。不过乳腺癌肿块有时虽然界限较清楚，但是其活动度差，质地坚硬，生长较快，并且可以有腋窝淋巴结肿大。确诊仍需粗针穿刺活检或切除活检。

五、急性乳腺炎

好发于哺乳期妇女，先为乳房胀痛，后出现压痛性肿块，皮肤渐红、水肿，皮温升高，可伴腋窝淋巴结肿大，需要与炎性乳腺癌鉴别。前者发病较急，疼痛明显，常同时伴有全身感染中毒表现，脓肿形成时可扪及波动感，血常规检查显示白细胞升高，B 超检查可发现液性占位，边界不规则，穿刺抽出脓液；而炎性乳腺癌皮肤可呈红色或紫红色，皮肤厚而韧，常伴橘皮样变或卫星结节，无全身感染中毒表现，无疼痛或轻微胀痛，年龄偏大，40 岁以上多见。针吸活检可明确诊断。

六、乳房脂肪坏死

好发于中老年，以乳房肿块为主要表现，肿块硬，边界不清，活动差，可伴有皮肤发红与皮肤粘连，少数可有触痛，乳房 X 线摄影表现为带毛刺的包块，点状或棒状钙化及皮肤肿厚等似乳腺癌样改变。但脂肪坏死可有乳腺外伤的病史，乳腺肿块较长时间无变化或有缩小，而乳腺癌肿块会逐渐长大，确诊靠针吸活检或切除活检。

七、积乳囊肿

好发于 30 岁左右或哺乳期的妇女，表现为乳腺肿块，并发感染者可有疼痛，触诊可扪及界清光滑的活动肿块，如并发感染则边界不清。乳房 X 线摄影可见界清密度均匀的肿块影。B 超显示囊性占位，囊壁光滑。穿刺抽得乳汁即确诊。

八、导管内乳头状瘤

乳头溢液为该病的主要临床表现，溢液多为血性，其部位主要位于大导管，多数仅有溢液，较少扪及肿块，即使可扪及肿块，多在乳晕附近，其直径一般＜1 cm。而有乳头溢液的乳腺癌多数在溢液的同时可扪及肿块，特别是≥50岁妇女有乳头溢液，伴有肿块者应首先考虑为乳腺癌。可借助导管造影、溢液涂片细胞学检查或内镜检查进行鉴别诊断。

九、腋窝淋巴结肿大

其他部位原发癌转移或炎性肿块(如慢性淋巴结炎)等常可表现为腋窝淋巴结肿大，隐性乳腺癌的首发症状也常常是腋窝淋巴结肿大，因此需要仔细鉴别。如为其他部位的转移癌，可有原发病灶的相应表现，必要时可借助病理或特殊免疫组织化学检查进行鉴别。慢性腋窝淋巴结炎一般局部可有压痛，肿块质地相对较软。

十、乳房湿疹

乳房湿疹与湿疹样癌均发生于乳头乳晕区，应予鉴别。前者为乳房皮肤过敏性炎症病变，多为双侧，表现为乳房皮肤瘙痒、脱屑、糜烂、结痂或皮肤肥厚、破裂，一般病变较轻，多数不累及乳晕及乳头，不形成溃疡。外用氟轻松等皮质激素药物，效果好。而湿疹样癌见于单侧，皮肤上可有增厚隆起，也可溃烂发红，后期可使乳头变平或消失，常可在乳晕下扪及肿块。创面印片细胞学检查，可发现特征性派杰细胞。

(刘晓丹)

第四节　乳腺癌的手术治疗

乳腺癌应采用综合治疗的原则，根据肿瘤的生物学行为和患者的身体状况，联合运用多种治疗手段，兼顾局部治疗和全身治疗，以期提高疗效和改善患者的生活质量。手术治疗是乳腺癌综合治疗的重要组成部分，手术方式的选择和手术是否规范直接影响后续的治疗策略。近年来，乳腺癌手术治疗的发展趋势是越来越多地考虑如何在保证疗效的基础上，降低外科治疗对患者生活质量的影响。乳腺癌的手术治疗正在朝着切除范围不断缩小、切除与修复相结合的方向发展，其中比较有代表性的是保乳手术、前哨淋巴结活检技术以及肿瘤整形修复技术的广泛开展。同时，针对不同生物学类型及不同分期的乳腺癌，采取及时、规范化的手术治疗是提高患者生存率、改善生活质量的保证。

一、非浸润性癌

2016版美国《国际综合癌症网络(NCCN)乳腺癌临床实践指南》中指出单纯非浸润性癌的治疗目的在于预防浸润性癌的发生，或在病灶仍局限在乳腺内时发现其浸润成分。对于通过病理复审或在再次切除、全乳切除以及腋窝淋巴结分期时发现存在浸润性癌(即使是微浸润)的患者，应当按照相应浸润性癌的指南接受治疗。

(一)小叶原位癌(LCIS)

1941年，Foote和Stewart首次提出了“小叶原位癌”(LCIS)的概念，认为是一种起源于小叶和终末导管的非浸润性病变。1978年Haagensen等提出了“小叶肿瘤”的概念，包括从不典型小叶增生到LCIS在内的全部小叶增生性病变，认为LCIS与不典型性小叶增生一样，本质上属于良性病变。

目前，普遍的观点认为LCIS是浸润性乳腺癌(IBC)高险因素之一。Page等研究发现，

LCIS 患者继发浸润性乳腺癌的风险是正常人群的 8～10 倍。长期随访资料显示具有 LCIS 病史的女性，累积浸润性乳腺癌的发生率不断升高，平均每年约增加 1%，终身患浸润性癌的风险为 30%～40%。临床上 LCIS 通常没有明确的症状和影像学表现，隐匿存在，常由于其他原因需要进行乳腺活检时被偶然发现。病理组织学检查显示 LCIS 具有多灶性、多中心性和双侧乳腺发生的特性。目前 LCIS 诊断后常选择随访观察，哪些患者需要接受双侧乳房预防性切除治疗仍有争议。

1. 随访观察

切除活检诊断为单纯 LCIS 的患者，由于出现浸润性乳腺癌的风险很低(15 年内约为 21%)，首选的治疗策略是随访观察。美国国家外科辅助乳腺癌和肠癌计划(NSABP)P-01 试验的研究结果显示，应用他莫昔芬治疗 5 年可使 LCIS 局部切除治疗后继发浸润性乳腺癌的风险降低约 46%(风险比 0.54;95% *CI*,0.27～1.02)。NSABP 他莫昔芬和雷洛昔芬预防试验的结果显示，雷洛昔芬作为降低绝经后 LCIS 患者发生浸润性乳腺癌风险的措施，其效果与他莫昔芬相同。基于以上结果，对于选择随访观察的 LCIS 患者，绝经前妇女可考虑选用他莫昔芬，绝经后妇女可考虑选用他莫昔芬/雷洛昔芬以降低发生浸润性乳腺癌的风险。另外，观察期间需定期接受临床检查和乳房 X 线摄影(超声)检查。对于乳房 X 线摄影(超声)检查发现的 BI-RADS Ⅳ～Ⅴ级病变均需进行病理组织学活检，首选粗针穿刺活检，根据活检病理结果选择相应的处理措施。

2. 双侧乳房预防性切除

一般来说，LCIS 不需要手术治疗。有 LCIS 的女性发生 IBC 的风险虽高于一般人群，但多数患者终身都不会出现 IBC。当存在 LCIS 病变时，双侧乳腺发生浸润性癌的危险性相同。因此，如果选择手术治疗作为降低风险的策略，则需要切除双侧乳腺以使风险降到最低。由于患有 LCIS 的妇女无论接受随访观察还是双侧乳房切除治疗，其预后都非常好，因此对没有其他危险因素的 LCIS 患者不推荐进行乳房切除术。对于有 *BRCA* 1/2 突变或有明确乳腺癌家族史的妇女，可考虑行双侧乳房切除术。接受双侧乳房切除的妇女可以进行乳房重建手术。

3. 与 LCIS 相关的其他治疗问题

(1)CNB 发现 LCIS 的后续处理：CNB 发现 ADH 或 DCIS 时需要进一步手术切除已经成为推荐的标准做法，同样的原则是否也适用于 LCIS 仍存在争议。一些研究建议对 CNB 诊断的 LCIS 进行常规手术切除。O'Driscoll D 等进行的研究中，749 例因乳腺乳房 X 线摄影异常而接受 CNB 的患者，共发现 7 例 LCIS，全部 7 例患者接受进一步手术活检后发现，1 例伴有浸润性小叶癌，2 例伴有 DCIS，1 例可能伴有灶性浸润性导管癌，仅 3 例 CNB 和手术切除活检均为 LCIS。而 Liberman 等研究后认为 CNB 诊断 LCIS 后，下列几种情况应考虑进一步的手术切除：①病理组织学检查诊断为 LCIS，而影像学检查结果提示其他类型乳腺疾病时。②CNB 诊断 LCIS 和 DCIS 不易区分或二者病理组织学特征交叠时。③LCIS 伴有其他高危病变时，如放射状瘢痕或 ADH。对于有更强侵袭性的 LCIS 变异型(如"多形性"LCIS)也应考虑常规后续切除活检以便进一步组织学评价。

(2)同时有 LCIS 存在的浸润性癌的保乳治疗：由于 LCIS 具有多灶性、多中心性和双侧乳腺发生的特性，其与 IBC 共存时保留乳房治疗的安全性受到质疑。多数研究结果显示，同时有 LCIS 存在的 IBC 保乳治疗后同侧乳房内乳腺癌复发的危险性未见升高，LCIS 的范围不影响局部复发的风险，且同一侧乳腺内LCIS的病变范围大小同样不影响对侧乳腺癌和远处转移的风险。哈佛联合放射治疗中心的Abner等研究发现，119例癌旁伴有LCIS的IBC保乳治疗后8年局部复发率为13%，而1062例不伴LCIS者为12%，两者差异没有统计学意义。然而，来自Fox Chase癌症中心的研究显示了不同的结果，同时有LCIS存在的IBC保乳治疗后同侧乳腺内肿瘤复发IBTR的风险明显升高，在不伴LCIS的患者中同侧乳腺内肿瘤10年累计发生率为6%，而伴有LCIS者为29%($P=0.0003$)。在伴有LCIS的患者中给予他莫昔芬治疗后，IBTR降低至8%。有人推荐当这类患者进行保乳治疗时，应考虑服用他莫昔芬以降低IBTR。

(二)导管原位癌

DCIS的治疗争议较多，治疗的标准仍未明确统一。局部治疗选择包括全乳切除术加或不加乳房重建、保乳手术加全乳放射治疗以及单纯肿块切除术。虽然以上三种治疗方案在局部复发率上有差异，但没有证据表明其在生存率上有明显的统计学差异。在考虑局部治疗时必须选择对患者明确有益的治疗方案，既要避免手术范围扩大，又要避免因治疗不规范而使患者承受不必要的复发风险。

1.保乳手术加放射治疗

对于经乳房X线摄影或其他影像学检查、体检或病理活检未发现有广泛病变(即病灶涉及≥2个象限)证据且无保留乳房治疗禁忌证的DCIS患者，首选的治疗方案是保乳手术加全乳放射治疗。关于DCIS保乳手术中阴性切缘的定义仍存在很大的分歧，现有的共识是：切缘距肿瘤大于10 mm是足够的，而小于1 mm则不充分。对于范围在1～10 mm的切缘状态没有统一的共识。MacDonald等对DCIS患者仅接受单纯局部切除治疗的回顾性分析显示，切缘宽度是局部复发最重要的独立预测因子，切缘越宽，局部复发风险越低。Dunne等对DCIS患者行保乳手术加放射治疗的荟萃分析显示，与切缘为2 mm的患者相比，切缘<2 mm的患者同侧乳腺肿瘤复发率较高，切缘在2～5 mm或者>5 mm的患者与切缘为2 mm的患者同侧复发率则没有显著差异。对于在保乳手术后接受放射治疗的患者来说，更宽的切缘(≥2 mm)并不能带来额外的获益，但却可能影响美容效果。多项前瞻性随机试验的研究结果表明，DCIS保乳手术后加用放射治疗可减少50%～60%的复发风险，但对患者的总体生存率、无远处转移生存率没有影响。患者年龄、肿瘤大小和核分级以及切缘宽度等都是影响DCIS保乳手术后局部复发风险的因素，对于筛选可能从放射治疗中获益的患者是有帮助的。

2.全乳切除术

多中心性、具有弥散的恶性微钙化表现或保乳手术中切缘持续阳性的DCIS患者需要进行全乳切除术。大多数初始治疗时即需要全乳切除术的DCIS患者可在手术前通过仔细的影像学检查评估而被筛选出。全乳切除术也可作为DCIS保乳治疗后局部复发的补救性治疗措施。绝大部分的DCIS复发为保乳术后的同侧乳房内复发，且其中大部分的复发灶位于原发灶附近。DCIS初次治疗后局部复发的病例中有一半仍为DCIS，其余的为IBC，那些局部复发为IBC的患者需被看作新诊断的IBC而接受相应的全身治疗。

3.单纯肿块切除术

回顾性研究的证据显示，对于经过选择的患者，只接受单纯肿块切除而不进行乳房放射治疗也有很低的乳房内复发风险。Di Saverio等进行的一项纳入186例仅接受单纯肿块切除术的DCIS患者的回顾性研究中，低风险DCIS患者的10年无病生存率为94%，中/高风险患者为 83%。Gilleard 等关于 215 例仅接受单纯肿块切除术而未行放射治疗、内分泌治疗和化学药物治疗的 DCIS 患者的回顾性研究中，低、中、高风险患者的 8 年复发率分别为 0、21.5% 和 32.1%。因此，根据现有的回顾性研究证据，只有经过严格筛选并告知相关复发风险的 DCIS 患者才可行单纯肿块切除术治疗，术后密切随访观察。

4. 前哨淋巴结活检

由于单纯 DCIS 累及腋窝淋巴结的情况非常少见(DCIS 腋窝淋巴结转移发生率为 1%～2%)，因此不推荐单纯 DCIS 的患者接受腋窝淋巴结清扫。CNB 诊断为 DCIS 后是否需要进行 SLNB 应根据随后进行的手术方式而定。如果进行保乳手术，一般可不进行 SLNB(术后病理检查即使发现有 IBC，仍可再进行 SLNB)。但当估计乳房内存在 IBC 的风险较高时，即使术中未发现 IBC 成分，行保乳手术的同时也可考虑行 SLNB。DCIS 伴 IBC 的危险因素包括：高分级或粉刺型 DCIS、DCIS 病变大于 2.5 cm、有可触及的肿块、乳房钼靶摄片发现的结节状密度增高影或超声检查发现的实性肿块、伴有 Paget 病或乳头溢血。对于需要接受乳房切除或对特定解剖位置(如乳腺腋尾部)切除的单纯 DCIS 患者，由于手术有可能影响以后的 SLNB，可在手术的同时进行 SLNB。

二、早期乳腺癌

早期乳腺癌是指临床Ⅰ、Ⅱ期乳腺癌。近年来，随着乳腺癌筛查和乳房钼靶摄片的广泛应用，越来越多的乳腺癌患者得以早期诊断，加之辅助系统治疗的进步，目前大多数早期乳腺癌的预后较好，早期乳腺癌试验者协作组的荟萃分析结果表明早期乳腺癌 5 年总生存率高达 83.6%～98.0%。手术治疗是乳腺癌综合治疗中的重要组成部分，近 100 年来早期乳腺癌的手术治疗方式存在一个持续演进过程，其总体的发展趋势是越来越多地考虑如何在保证疗效的基础上，降低外科治疗对患者生活质量的影响。具体表现为手术范围越来越小、保乳手术及前哨淋巴结活检的比例逐渐增加。对早期乳腺癌患者来说，仅就乳房局部可供选择的手术方式包括乳房切除术加或不加乳房重建及保乳术等。尤为值得注意的是，近年来肿瘤整形技术的引入，不仅提高了保乳患者的术后美容效果，且扩大了保乳适应证，是现代乳腺外科发展的一个重要方向。同时，最近的脂肪移植技术和干细胞技术也给乳房重建患者带来更多的选择。

腋窝淋巴结外科分期能提供重要的预后信息，对全身系统治疗方案的制定具有重要的意义。与标准的腋窝淋巴结清扫相比，前哨淋巴结活检技术同样能准确判定患者腋窝淋巴结是否转移，而且避免了标准腋窝淋巴结清扫带来的并发症，是早期乳腺癌手术治疗的又一巨大进步。

(一)乳房切除术

乳房切除术是指从胸壁上完整切除整个乳房，可同时行腋窝淋巴结清扫或前哨淋巴结活检术。

1. 乳房切除术的发展史

1894 年，Halsted 首次报道了采用根治性手术治疗 50 例乳腺癌患者的经验，该手术切除全部乳腺、胸大肌和腋窝淋巴结。1898 年，Halsted 报道了同时切除胸小肌的术式。随后该术式迅速得到广泛认可，成为20世纪前3/4占主导地位的手术治疗观念。与以往的单纯肿块局部切除相比，Halsted的根治术使局部复发率从60%～82%降低到6%，3年生存率从9%～39%提高到38%～42%。必须注意到的是Halsted时期，大多数乳腺癌患者属局部晚期，3/4患者存在腋窝淋巴结转移。20世纪前3/4的时间里，根治性乳房切除术的治疗效果不断提高，但其根本原因不是手术技术的革新，而是早期病例的增加以及外科医师对手术指征的严格掌握。

1948年，Patey和Dyson等首创乳腺癌改良根治术，该术式切除全部乳房和腋窝淋巴结。1960年以后，改良根治术逐渐成为常规术式。时至今日，Halsted根治术已很少采用。

2. 乳房切除术的适应证

乳房切除术适用于乳房肉瘤、病变广泛的DCIS或IBC、不愿行保乳手术的患者。也适于有*BRCA*1/2基因突变患者的预防性切除。

3. 其他形式的乳房切除术

对有意在乳房切除术后行乳房重建的患者，可考虑行保留皮肤或保留乳头的乳房切除术。

保留皮肤的乳房切除术可通过乳头乳晕复合体旁的环乳晕切口（±放射状切口）切除包括乳头乳晕复合体在内的全部乳腺实质，同时保留绝大部分原有的乳房包被皮肤。此术式常结合即时乳房重建或者用于乳房预防性切除以及广泛导管癌患者。在符合肿瘤切除原则的情况下，切除范围应下至乳房下皱襞，而不是腹直肌前鞘，这样使乳房重建的美容学效果更好。如果需要腋窝淋巴结清扫，常另取切口。多个回顾性研究表明此种术式的局部复发率为0%～7%，与常规乳房切除术相仿；而且局部复发与肿瘤的病理学特征和疾病分期相关，与采用何种方式切除乳房无关。

对乳头受累风险低的患者，可选择行保留乳头的乳房切除术，以求术后更好的美学效果。但该术式的大部分研究都是回顾性的，患者的选择标准各不相同，而且随访期较短。最大的一项研究来自于德国，该研究包含246例患者，随访101个月的研究显示：在术中乳头乳晕复合体下切缘阴性的情况下，保留乳头的乳房切除术与传统的乳房切除术无论在局部复发率和总生存上均无差异。但需要强调的是术中需行乳头乳晕下切缘检测，如果切缘阳性，则乳头乳晕复合体也必须切除。同时，即使是切缘阴性，术后乳头乳晕复合体也存在感觉丧失甚至缺血坏死的可能。因此，目前认为该术式适于肿块较小且距离乳头超过2 cm的乳腺癌患者及行预防性乳房切除术的患者。

4. 乳房切除术后乳房重建

为满足乳房切除后患者对形体美的需求，可考虑行乳房重建术。乳房重建可以在乳房切除的同时进行（称"即刻重建"），也可以在肿瘤治疗结束后某个时间进行（称"延迟重建"）。乳房重建可使用乳房假体、自体组织（"皮瓣"）或二者结合进行重建（如背阔肌皮瓣/假体联合重建）。因为放射治疗会导致重建乳房美容效果受损，多数学者建议对需行术后放射治疗的患者，若采用自体组织重建乳房，一般首选在放射治疗结束后进行延迟重建术；当使用假体重建乳房时，首选即刻重建而非延迟重建。尽管近年来乳房重建比率不断增加，但仍有少部分患者不接受乳房重建，这可能与患者教育不足、医患缺乏沟通等因素有关。值得注意的是关于乳房重建，患者需要充分理解的一点是乳房重建本身可能是一个多期手术过程，而即刻重建仅仅是第一步，下一步手术的目的在于提升美学效果，包括矫正“猫耳”畸形、提高双乳对称性、自体脂肪移植修复局部美容学缺陷等。

（二）保乳手术

在过去的40年间，早期乳腺癌手术治疗的最大进步是作为一种可替代乳房切除术的保乳手术的出现并被人们所接受。其根本的原因是人们对乳腺癌生物学特性认识的提高，以解剖学概念为指导的Halted理论逐渐被以生物学观点为指导的Fisher理论所取代。两种理论的具体比较见表5-2，两者最主要的区别是：Halsted认为可手术乳腺癌是局部区域性疾病，手术范围和类型是影响预后的重要因素；Fisher认为可手术乳腺癌是全身性疾病，不同的局部治疗方法对生存率无根本影响。这种治疗理念的转变是乳腺癌保乳手术的理论基础。

表5-2　Halsted与Fisher理论的比较

Halsted理论	Fisher理论
肿瘤转移遵循以机械转移模式为基础的固定转移模式	肿瘤细胞播散无固定的模式
肿瘤细胞通过浸润淋巴管进入淋巴结——整块切除	肿瘤细胞通过栓子进入淋巴管——对整块切除理论提出挑战
淋巴结转移是肿瘤播散的标志，并可能是进一步播散的起源地	淋巴结转移是宿主-肿瘤关系的反映，预示可能转移，但不是进一步播散的起源地
区域淋巴结是肿瘤播散的屏障	区域淋巴结对肿瘤播散无屏障作用
区域淋巴结在解剖学上具有重要意义	区域淋巴结在肿瘤生物学上具有重要意义
血行播散不是乳腺癌播散的主要途径，仅在晚期出现	血行播散是乳腺癌播散的重要途径且与淋巴结转移无相关性，是治疗效果的决定因素
肿瘤对宿主是自主性的	复杂的肿瘤—宿主相互关系影响肿瘤的发生、发展和播散
可手术乳腺癌是局部区域性疾病	可手术乳腺癌是全身性疾病
手术范围和类型是影响预后的重要因素	不同的局部治疗方法对生存率无根本影响

保乳手术是指切除原发肿瘤和邻近的乳腺组织，术后辅以放射治疗。保乳手术的原则是保证美容效果的前提下完整切除原发肿瘤并且获得阴性切缘。

1. 保乳手术的安全性

有长期随访资料的6个大型前瞻性随机临床研究结果证实对适合的患者而言，保乳手术能获得与乳房切除术相同的治疗效果（表5-3）。其中最为广泛引用的是Fisher等在1989年进行的美国国家乳腺癌及肠癌外科辅助治疗计划B-06（NSABP B-06）研究。在这个研究中，肿块直径≤4 cm的N_0或N_1的乳腺癌患者被随机分为3组：全乳切除术、保乳手术加放射治疗或单纯肿块切除术。该研究20年的随访结果表明无论在无病生存、无远处转移生存和总生存上，三组间均无明显差别。但是在570个单纯肿块切除的患者中有220个患者在20年随访中出现同侧乳腺内复发，复发率为39.2%；而在接受保乳手术加放射治疗的567个患者中仅有78个出现同侧乳腺内复发，复发率为14.3%。两者有明显统计学差异。需要指出的是由于NSABP B-06研究中只有淋巴结阳性的患者才接受化学药物治疗，且化学药物治疗方案有改进的余地，因此同侧乳腺内复发率较高。目前一般认为5年复发率乳房切除术后为3%～5%，保乳治疗为5%～7%（包括了第二原发）。并且即使出现同侧乳腺内复发，患者在接受补充性全乳切除术后仍可获得很好的疗效，因此保乳手术对早期乳腺癌患者是安全的。

表 5-3　早期乳腺癌保乳手术＋放射治疗与乳房切除术生存率的比较

试验	随访(年)	总生存率%			无病生存率%		
		保乳加放疗/全乳切除			保乳加放疗/全乳切除		
Milan	20	42	(NS)	41	91	(NS)	98
Institute Castave-Roussy	15	73	(0.19)	65	91	(0.38)	86
NSABP B-06	20	46	(0.74)	47	35	(0.41)	36
National Cancer Institute	20	54	(0.67)	58	63	(0.64)	67
EORTC	10	65	(NS)	66	80	(0.74)	88
Danish Breast Cancer Group	6	79	(NS)	82	70	(NS)	66

除 NSABP B-06 研究外，意大利 Milan 研究中心、欧洲癌症治疗研究组织(EORTC)等研究机构也对保乳手术的安全性进行了深入研究。随访年限从 6 年到 20 年不等，结果均一致表明无论在无病生存和总生存上，保乳手术加放射治疗均等同于全乳切除术。因此，考虑到乳房缺失对女性患者心理的不利影响，出于人性化治疗的考虑，对适合保乳条件的早期乳腺癌患者施行保乳手术不仅是安全的，也是必须的。

2. 保乳手术率

在欧美国家，保乳手术已经成为早期乳腺癌的首选术式，50%以上的Ⅰ、Ⅱ期乳腺癌患者接受了保乳手术，但据中国多中心研究数据显示，保乳手术仅占全部乳腺癌手术的 9%，占符合行保乳手术者的 19.5%。

国内有学者认为我国保乳手术比例明显低于欧美国家的原因是：①中国尚未开展大规模规范化的乳腺癌筛查，早期乳腺癌所占比例明显低于欧美国家。②科普知识宣传教育急需提高，非医疗界人士对乳腺癌保乳治疗尚缺乏了解，特别是患者本人认为治疗乳腺癌就必须马上手术切除乳房，保留乳房将治疗不彻底，容易复发，对保乳手术没有需求。③保乳手术需要较高的手术技巧，需要病理科的配合，如开展以放射性胶体示踪的前哨淋巴结活检还需要核医学科的参与。保乳手术若需要行腋窝淋巴结清扫则是在小切口下进行，需要积累实践经验。保乳手术兼顾了疗效和乳房美容效果，并不是掌握乳房切除术的所有医生都能轻而易举地完成，存在学习曲线，熟能生巧。④拥有放射治疗设备也是保乳手术的必备条件，术后放射治疗已成为早期乳腺癌保乳治疗的重要组成部分。循证医学显示：保乳手术后放射治疗可以防止和减少局部复发，提高远期存活率。保乳术后必须安排患者接受放射治疗，若本院没有放射治疗设备，也要介绍到其他医院进行放射治疗，否则局部复发率高，教训屡见不鲜。因某种原因患者不同意或不能接受术后放射治疗，医生就只能放弃保乳手术。⑤与乳房切除术相比，部分患者增加了医疗费用。因此，从全国范围看，我国大多数早期乳腺癌还在沿用乳房切除术。而且保乳手术尚未形成统一模式，手术的随意性较大，规范化已成为我国开展保乳手术面临的首要问题。

3. 保乳手术的适应证和禁忌证

2015 年版美国国立综合癌症网络(NCCN)乳腺癌诊疗指南强调：临床Ⅰ、Ⅱ期或 $T_3N_1M_0$ 乳腺癌患者，只要肿瘤和乳房的比例合适，且无禁忌证，均可选择保乳治疗。对 T_2、T_3 有强烈保乳意愿的患者也可考虑新辅助化学药物治疗后施行保乳手术。

近来，随着肿瘤整形技术在保乳手术中的应用，保乳治疗的适应证有扩大趋势。目前认为保乳手术的绝对禁忌证仅为：①病理切缘阳性患者：病理切缘阳性患者一般需要进行再切除以获得阴性切缘。若切缘仍为阳性，则需要行全乳切除术以达到理想的局部控制。为了充分评估肿块切除术的切缘情况，专家组建议应当对手术标本方位进行定位，病理科医生需提供切缘状态的大体和镜下描述，以及肿瘤距最近切缘的距离、方位和肿瘤类型（浸润性或DCIS）等信息。关于保乳手术阴性切缘的宽度，一直存在争议。在早些年，切缘大于1 cm才被认为是可接受的，而近年来荟萃分析显示，较宽的阴性切缘并不能降低局部复发率。因此，目前大多数专家接受将"肿瘤表面无墨迹染色"定义为阴性切缘。②乳腺或胸壁先前接受过中等剂量或高剂量放射治疗，难以耐受放射治疗的患者。

保乳治疗的相对禁忌证包括：①累及皮肤的活动性结缔组织疾病（特别是硬皮病和狼疮）。②大于5 cm的肿瘤。③切缘病理局灶阳性。局灶阳性病理切缘而没有接受再次切除的患者应考虑对瘤床进行更高剂量的推量照射。

4.可能影响保乳手术选择的因素

总体来说，NCCN指南对保乳治疗的相对禁忌证有逐渐放宽的趋势，如2007版指南将年龄≤35岁或有*BRCA*1/2突变的绝经前患者也作为相对禁忌证，而近年来的指南已不将其作为禁忌证。

（1）年龄：我国乳腺癌接受保乳手术的青年患者较多，主要是该类患者的保乳意愿较为强烈。但早在1998年美国纽约的一项研究就显示≤35岁的患者接受保乳手术后其局部区域复发率高于年长患者（该研究中位随访8年，≤35岁组复发率为16%，>35岁组复发率为11.5%），且年轻患者总生存率较低。针对这一问题国内并没有循证医学的依据。欧美国家进行过对照研究，美国宾夕法尼亚大学将保乳手术的患者分为≤35岁组和>35岁组，局部复发率随访结果显示两组分别为24%和14%～15%，欧洲癌症治疗研究组（EORTC）和丹麦乳腺癌协作组（DBCG）两组分别为35%和9%。可见保乳术后局部复发率≤35岁组大约是>35岁组的2～3倍。

但需要注意的是对该类年轻患者来说，高局部复发率不等于高死亡率。同样在1998年美国纽约的研究中，对接受保乳手术的患者来说无论年龄是否小于35岁，出现局部复发的患者与未出现局部复发的患者相比，其总生存无明显差别。也就是说即使保乳患者出现了局部复发也不增加患者的死亡率。在2004年的一个荟萃分析结果也表明，无论患者年龄是否小于35岁，保乳手术较高的局部复发率都不会增加患者死亡风险。因此，对年龄小于35岁的患者术前应向其讲明：与年长患者相比，其接受保乳手术后局部复发风险可能会高2～3倍，但不会增加死亡风险，而且局部复发风险高可能是年龄因素造成的，即使施行乳房全切术也不能提高总生存率。因此，年龄并不是保乳手术的禁忌证。

（2）分子分型：近来乳腺癌分子分型的研究日益受到重视。在著名的Danish研究中，与Luminal亚型患者相比，人表皮生长因子受体2阳性和三阴性乳腺癌患者在接受保乳手术后其5年局部复发率明显增高。因此，三阴性乳腺癌是否是保乳禁忌证呢？

2010年美国外科学杂志上发表的一篇文章回顾性比较了202个三阴性乳腺癌患者接受保乳手术和乳房切除术后生存的差异。结果表明虽然三阴性乳腺癌患者保乳术后其区域淋巴结复发率略高于全乳切除患者，但其同侧乳房局部复发率低于全乳切除患者，因此其5年无病生存率甚至略高于全乳切除患者，且总生存率也高于全乳切除患者。对此作者的解释是由于全乳切除创伤较大，术后损伤修复基因的激活可能促进了增殖活跃的三阴性乳腺癌细胞生长。此外，保乳术后的放射治疗也可能在一定程度上抑制了三阴性乳腺癌细胞的生长。

(3)多中心和多灶性乳腺癌：近年来随着核磁应用的增加、乳腺钼靶摄片和B超灵敏度的提高，多中心和多灶性乳腺癌的比例有所提高。早期研究表明，多中心或多灶性乳腺癌患者施行保乳手术，其术后复发率高达25%～40%，因此认为这些患者是不适合保乳手术的。2002年美国外科学杂志上发表的一篇文章对15个同侧乳腺存在多灶性乳腺癌的患者施行保乳手术且切缘阴性，中位随访76个月。结果表明14个患者(93%)无复发及转移，1个患者死于远处转移而不是局部复发。因此，对可通过单一切口进行局部切除的多灶性乳腺癌患者施行保乳手术是可行的。

2012年美国外科医师学会杂志上发表的一项研究比较了单一病灶和多灶性乳腺癌施行保乳手术的治疗效果。该研究共包括1169例乳腺癌患者，其中164例为多灶性乳腺癌，但这些患者的多个病灶均可通过单一手术切口或单一的区段切除术完全切除。中位随访112个月，结果表明存在多灶性乳腺癌的患者施行保乳手术后其10年局部复发率高于单一病灶患者，10年无病生存率和总生存率也较低。但需要注意的是另有研究表明多灶性乳腺癌患者易发生腋窝淋巴结转移，其预后差于单一病灶的患者。因此该研究中，多灶性患者的预后差可能是由疾病本身决定的，与接受何种手术治疗方式无关。

因此，对这类患者行保乳手术时，必须选择适合的患者，同时注意肿瘤的位置、乳房形状和体积等。术前应告知患者切缘阳性率和局部复发率可能会增高。如果出现局部复发，则建议乳房全部切除。

5.肿瘤整形技术在保乳手术中的应用

保乳术后美容效果日益受到患者和外科医师的关注。在遵循乳腺癌治疗原则前提下，熟练应用乳腺肿瘤整形术可扩大局部切除范围，修复美容缺陷，相应地扩大保乳适应证，是现代乳腺外科发展的一个重要方向。

(1)修复美容缺陷：2010年Chan等通过对切除腺体量的多少和术后美容效果关系的研究指出，切除腺体量达20%以上时，乳房会发生明显畸形，严重影响术后整体美容效果。常见的美容缺陷是患侧乳房变小致双乳不对称和乳头的偏斜、移位。针对因切除范围过大致患侧乳房变小而出现双乳不对称的问题，除同期施行对侧乳腺的缩乳术外，还可通过自体组织瓣转移修复缺损，常用的修复方法包括邻位皮瓣法修复缺损、背阔肌肌瓣填充修复缺损、腹壁下动脉穿支皮瓣和下腹壁浅动脉蒂游离皮瓣修复缺损和股薄肌肌皮瓣修复缺损等。

当肿瘤位于乳房下象限时，如果保乳手术处理不当，可由于术后皮肤皱缩和乳头乳晕复合体的下移导致乳房出现“鸟嘴样”畸形。因此对肿瘤位于下象限，且属大中乳房和乳房下垂的患者可选用倒“T”缩乳成形术，该方法具有塑形后乳房曲线弧度自然、形态效果良好的优点，同时由于对乳头乳晕复合体的血供影响不大，也有利于其感觉的恢复。

(2)扩大保乳适应证：以往研究认为乳腺Paget病和乳晕下乳腺癌因可能需要切除乳头乳晕复合体，因此该类患者不适合行保乳手术。乳晕下乳腺癌是指距离乳晕2 cm范围内的乳腺癌，占所有乳腺癌的5%～20%，也称作中央区乳腺癌。许多外科医生推荐对乳晕下早期乳腺癌施行乳房切除术。原因是Fisher等的早期研究表明，在所有乳腺癌患者中，有约11.1%的患者会发生乳头乳晕复合体的累及，其中肿块>4 cm、位于中央区是乳头乳晕复合体累及的高危因素；乳晕下乳腺癌累及乳头乳晕复合体的机会更是超过30%。如何保证切除受累的乳头乳晕复合体后的美容效果是该类患者能否施行保乳手术的关键。Andrea Grisotti首次将肿瘤整形技术引入中央区小乳腺癌患者的手术治疗中，提出采用Grisotti腺体瓣来弥补切除 MAC 在内的中央区乳腺组织后的组织缺损，从而保证较好的美容效果。随后又有意大利学者对经典 Grisotti 腺体瓣进行改良，以降低切口张力，利于切口愈合。美国耶鲁新港医院和纽约芒特西奈医学中心曾分别开展乳晕下早期乳腺癌患者的保乳手术治疗，其中部分患者切除了受累的乳头乳晕复合体并采用 Grisotti 腺体瓣修复。两个研究皆表明乳晕下早期乳腺癌也可成功施行保乳手术；但对累及乳头乳晕复合体的患者，术后放射治疗是必需的。

三、局部晚期乳腺癌

随着目前乳腺癌普查水平和早期诊断水平的提高，早期乳腺癌占乳腺癌新发病例数的比例不断提高，但局部晚期乳腺癌（LABC）在世界范围内仍是一个严重危害女性健康的具有挑战性的问题。参加乳腺癌定期普查的妇女 LABC 的发病率不足 5%。然而，在许多发展中国家，包括美国一些欠发达地区 LABC 占新发乳腺癌的 30%～50%。据估计，全世界每年新增确诊的 LABC 患者数为 25～30 万，LABC 的治疗仍然是乳腺癌治疗方面最棘手的问题之一。

（一）定义

局部晚期乳腺癌的定义至目前为止尚未有明确的标准。目前主要是指原发病灶直径＞5 cm（T_3）、有皮肤和胸壁粘连固定（T_4）和（或）区域的腋窝淋巴结互相融合（N_2）、同侧锁骨上淋巴结转移（N_3）的乳腺癌。根据 2010 年美国癌症联合委员会（AJCC）的第 7 版临床分期系统，LABC 主要是指ⅢA 期（$T_{0\sim3}N_2M_0$ 和 $T_3N_1M_0$）、ⅢB 期（$T_4N_{0\sim2}M_0$）和ⅢC 期（任何 TN_3M_0）的乳腺癌。虽然炎性乳腺癌的临床特性和生物学行为都与普通 LABC 有所不同，且预后相对更差，但在一些分类中也将炎性乳腺癌归入 LABC。

最新的《NCCN 指南》推荐使用 AJCC 分期系统来确定患者是否能直接手术治疗。该分期系统又进一步将 LABC 患者分为可手术和不可手术乳腺癌，其中可手术 LABC 主要是指临床分期为ⅢA 期的 $T_3N_1M_0$ 患者。

（二）可手术 LABC 患者的治疗选择

早期的一项包括 3575 例患者的研究表明：对 LABC 患者来说，单纯的局部治疗（手术或放射治疗）是不够的，其 10 年总生存率仅为 22%，而单纯手术组和放射治疗组的局部复发率分别高达 60%和 25～72%。20 世纪 70 年代，随着系统全身治疗理念（辅助和新辅助治疗）的引入，LABC 的多学科综合治疗模式逐渐建立起来。这一模式的建立极大地改善了 LABC 患者的预后，其 5 年无病生存率也随之提高到 35%～70%。

根据 2004 年加拿大学者推出的临床Ⅲ期或 LABC 患者的治疗指南，目前对可手术 LABC（主要是 $T_3N_1M_0$）患者可供选择的治疗推荐如下。

（1）新辅助治疗后行手术治疗，术后给予辅助治疗和放射治疗。

（2）手术治疗后行辅助治疗和放射治疗：NSABP B-18 和 B-27 的随访结果表明，与辅助化学药物治疗相比，新辅助治疗虽然可提高保乳手术率但并不能改善患者的生存，因此对一个可手术的 LABC 患者来说，上述两种治疗选择均是合理的。

在具体术式选择上，由于可手术 LABC 患者（$T_3N_1M_0$）的肿块直径＞5 cm，为保乳手术的相对禁忌证，因此多推荐行乳房切除术，术后是否行乳房重建目前尚缺少证据；对有强烈保乳意愿的患者，可考虑在新辅助治疗后行保乳治疗。Peoples 等认为，LABC 新辅助化学药物治疗后进行保乳手术的指证是：皮肤无水肿，残余肿瘤直径＜5 cm，无多中心病灶的证据，内乳淋巴结无肿瘤转移及乳房内无弥散性恶性钙化灶。

四、初诊Ⅳ期乳腺癌原发病灶的手术治疗

初诊Ⅳ期乳腺癌即初诊时已伴有远隔部位转移病灶的晚期乳腺癌。近年来随着医学影像学的发展，越来越多的初诊Ⅳ期乳腺癌患者被发现。监测、流行病学和最终结果(SEER)以及癌症患者生存与关爱欧洲协作计划的数据显示，约有6%新诊断的乳腺癌患者为Ⅳ期乳腺癌。2005年美国有约126 000例新诊断的Ⅳ期乳腺癌患者。据美国癌症协会统计，这类患者的5年总生存率为16%～20%，中位生存期为18～24个月。

传统观点认为，Ⅳ期乳腺癌的治疗应以全身治疗为主，只有在出现脑转移、脊髓压迫、心包填塞、严重胸腔积液、病理性骨折等情况时，才考虑应用局部治疗来延缓或者缓解症状，而局部治疗对晚期乳腺癌的生存率并没有提高。

由于影像学技术的进步和乳腺癌筛查的普及，更多的初诊Ⅳ期乳腺癌患者得以早发现。其累及脏器较少、全身损害较轻，对全身治疗(化学药物治疗、内分泌治疗等)敏感性好。在转移性卵巢癌、胃肠肿瘤的治疗中，切除病灶以减少肿瘤负荷似乎有利于改善远期生存。因而对初诊Ⅳ期乳腺癌患者而言，手术治疗的价值不仅局限于缓解局部症状和并发症，更有可能提高生存率。

至少有13项回顾性研究评价了初诊Ⅳ期乳腺癌患者原发病灶的手术治疗，数据显示41%的患者(1670/4061)接受了原发病灶的手术治疗，而且在大多数研究中，原发灶手术切除与初诊Ⅳ期乳腺癌患者更好的生存结果相关。几乎所有的研究均显示对于转移灶较少、仅有骨转移或者雌激素受体阳性、较年轻乳腺癌的患者更有可能接受手术治疗。然而，这些研究多为单中心研究，未做到随机对照，并且入选病例个体间差异较大，治疗方案差异也较大，其选择性的偏移降低研究结果的可信度。然而，已有结果的两项前瞻性随机对照研究Tata Memorial研究和Turkey MF 07-01研究却表明：初诊Ⅳ期乳腺癌患者从原发肿瘤切除等局部治疗中不能得到总生存的获益；在原发病灶完全手术切除的前提下，对系统治疗反应好、单发转移病灶、年轻患者可能获得潜在的生存优势，但需要更多的大型前瞻性随机性研究以证实。

初诊Ⅳ期乳腺癌在临床表现、肿瘤特征和治疗反应上存在明显的异质性。目前，全身治疗仍然是初诊Ⅳ期乳腺癌患者的主要一线治疗手段。手术仅在可行的临床试验中进行，并且缺乏生存获益的证据，尚需更多的前瞻性研究以评价原发肿瘤手术治疗的价值。

(刘晓丹)

第五节　乳腺癌手术并发症及其预防和处理

乳腺肿瘤手术为体表手术，手术安全性相对较高。但如果管理不善或因患者本身等因素也可出现多种并发症，轻则延长患者的住院时间，重则影响综合治疗的及时实施，从而成为可能影响患者预后的因素。因此，提高对乳腺肿瘤手术并发症的预见性及加强防治措施，是提高乳腺肿瘤患者治疗质量的重要环节之一。而目前乳腺癌的治疗越来越个体化，对于不同的乳腺癌手术方式，其预防和处理措施也不同。

一、乳腺局部切除术

（一）术后出血

乳腺良性肿瘤切除、乳腺癌肿瘤扩大切除术、乳腺区段切除和象限切除等术后出血，多由于术中止血不彻底引起。

1.临床表现

术后手术部位肿胀，继之有鲜血自切口或缝线处溢出，数小时后切口及周围皮肤呈黯紫色，由于切口内血液大量积存，如不及时处理，则易并发感染。

2.预防

对一位有经验的外科医师来说，乳腺部分切除术所致的出血是不应该发生的问题，因乳腺内出血可造成全乳房瘀血肿胀，继发感染，造成乳房的形态、颜色变化，尤其对未婚或未孕的女性，这是很难接受的，因此，医师必须加强责任心，预防其发生。术中严密止血，不得有活动性出血；必要时术后可用绷带或胸带对切口部位做适当加压包扎；严格术前检查，对凝血机制不良者做适当的处理。

3.治疗

术后数小时内发现有活动性出血者，应立即打开切口做彻底止血，重新缝合。对由于渗血引起者，应清除积血和血块，电凝止血，重新缝合。对残腔较大的手术，可放置引流管（自乳房下皱褶的隐蔽处引出）后加压包扎，非特殊需要，一般不提倡放置引流条，以免影响术后美容效果。对凝血机制不良引起的渗血可局部或全身应用止血药物。凡有积血者应适当应用抗生素防治感染。

（二）乳房水肿及下垂性红斑

乳房较大并明显下垂的患者容易发生广泛的乳房水肿，多见于肿瘤位于外上象限的患者，原因是乳腺大部分的淋巴回流通过外上象限至腋窝，外上象限肿瘤的手术对淋巴回流的破坏最严重。患者可出现皮肤水肿、橘皮样变，有时可误诊为肿瘤进展，这也是造成患者术后心理负担的主要原因之一。轻者表现为乳腺下垂性红斑，易误诊为术后感染，但多无发热和脓肿形成。鉴别是红斑多位于乳房下部，无疼痛及发热，可与炎症区别，抗生素治疗无效。患者仰卧位乳房不再下垂时红斑会自然消失，也有鉴别意义。这主要由淋巴系统阻塞造成，可佩戴合适乳罩使之上托乳房，红斑严重时可外用一些软膏，如喜疗妥等，或口服活血化瘀的中药以缓解症状，几个月后会消失。

（三）脂肪坏死

多位于术区边缘，有瘤床追加放疗者发生率高，最易误诊为肿瘤复发，距手术时间长短不一。查体发现术区的质地韧硬结节，体积较小，直径多<0.3 cm。一般影像学检查，如B超不能明确诊断，多需要活检切除以排除复发。预防方法为术中避免遗留脂肪垂及脱落的脂肪颗粒，并减少电刀对脂肪的烫伤。

（四）蜂窝织炎

表现为乳腺红肿、皮温高、可伴有发热。相关因素有淋巴水肿、术后瘀斑、乳腺积液、血肿的发生、不可吸收的缝合材料、乳腺组织创伤、腋窝淋巴结清除、糖尿病史、乳腺钼靶摄像和放射治疗等。患者住院期间有医师观察，发生率低，多发生于出院后。如能及时发现并治疗，可避免脓肿形成切开引流，影响美容效果。需要抗生素治疗，并保证治疗彻底，以免以后反复发作。Staren 等认为，如果病变在治疗 4 个月还存在，需要活检排除复发。

（五）乳房变形

常常是选择病例不当，肿瘤体积较大而乳房体积相对较小。肿瘤扩大切除后，仔细止血，腺体组织并不要求拉拢缝合，因为有时拉拢缝合后常使乳房的外形受到影响，使外形呈皱起状，同时过多地考虑缝合会影响手术时切除肿瘤外 1～2 cm 的要求。乳腺组织两切缘缝合有困难时可以不必对缝，可与胸肌筋膜稍稍固定，创面可不放置引流条，如有少许渗液可使局部缺损得到填充，使乳房外形得以改善。

二、乳房切除术

（一）术后出血

1. 成因

术中止血不彻底，遗留活动性出血点；术后由于剧烈咳嗽、呕吐、体位变化、外力作用或负压吸引等原因，使结扎血管的线结滑脱或电凝过的血痂脱落而重新出血；术后大面积的渗血，多由于凝血机制不良或高血压以及术前化学药物治疗应用过激素等原因所致。

2. 临床表现

常见的出血部位是胸肌胸骨缘处的肋间血管穿支，以第 2 肋骨上缘及第 3、第 4 肋间较多；其次是胸壁，尤其在胸大肌表面及前锯肌表面静脉丛。术后自引流管中引出大量鲜血，引流管被血块阻塞者皮瓣被血液浮起，皮肤肿胀，有瘀斑，时间长者血块液化引起术区积液，并发感染，大量出血者可有血容量不足的表现。

3. 预防

术中彻底止血是预防术后出血的关键。手术中应注意各穿支，给予钳夹、切断和结扎。在切除胸大肌时，胸骨旁血管由于压力较高，应妥善电凝或采用结扎止血，对术野内小的出血点应仔细进行电凝止血。缝合切口之前，应冲洗创面，仔细检查有无活动性出血。肿瘤患者术后不常规应用止血药物，但对凝血机制不良者，应针对病因及时进行处理。

4. 治疗

乳房切除术后出血量少、负压引流通畅、皮下积血较少者可对术区做适当的加压包扎，联合应用止血药，一般出血会自行停止。如有不能控制的活动性出血，引流量超过 200 mL/h，甚至影响到患者的血压和脉搏或皮瓣内有大量血块积存，引流不畅者，应立即拆开切口做妥善处理。打开切口后，首先吸净术野内的积血和血块，找到出血部位，进行电凝或结扎。有时出血的血管断端缩入肌肉内，结扎常较困难，可给予缝扎，必要时可分开肌肉甚至切断肋骨进行止血。止血完善后，妥善放置负压引流，并做好切口包扎，因出血所致血容量不足者，给予适当补充胶体和晶体液或输血。

（二）皮下积液

皮下积液指术后术区皮瓣与胸壁或腋窝间有液体积存，是乳腺肿瘤手术后常见的并发症。一般乳腺癌术后有 10%～20%的患者可能出现皮下积液。皮下积液可以使伤口延期愈合，也因为积液，皮肤不能紧贴于胸壁而引起皮瓣坏死。

1. 成因

引流管放置不当或堵塞，术区内正常的渗出液不能及时引出而积存；术区创面有出血，初期血液凝固，形成凝血块，无法引流，以后血凝块液化形成积液；伴发感染，炎性渗液不能及时引出，形成积液；较大的淋巴管损伤，形成淋巴漏，如引流不畅则造成积液；引流管拔除过早；患者有糖尿病或体质差等影响愈合的因素。

2. 临床表现

小范围的积液表现为积液部位肿胀，皮瓣张力高，压迫时有囊性感或握雪感；有血性积液者局部呈青紫色；伴有感染者局部可出现红、肿、热、痛；积液范围较大时，可使大面积的皮瓣浮起，波动感明显，如处理不及时，被浮起的皮瓣常发生红肿甚至血供障碍造成皮瓣坏死；腋窝积液多者，可伴有上肢水肿。

3. 预防

术中彻底止血，减少术后渗血量并避免较大血管出血。在缝合切口之前将皮肤与胸壁做适当的固定，引流管放置于合适的位置。正确放置负压引流并保持其通畅是防止术后积液的关键性措施，正确地应用，即使术区有少量的渗血，也可避免积液的发生。近年来多采用双负压引流，方法是在胸骨旁和腋前线分别放置一条负压引流管，使术区渗液得以充分引流。术后应仔细观察引流情况，如有皮瓣漂浮应及时清除引流管堵塞物或更换引流管。如引流液为血性，多说明皮下有血凝块；若引流液为乳糜性，应考虑是否有淋巴漏；若引流液为脓性或浑浊且伴异味，考虑有感染发生。拔除负压引流管的时间应根据患者的具体情况灵活掌握，不能一概而论。一般引流液为淡黄色血清样液体，经检查术区无积液时方可拔管。

4. 处理

皮下积液的处理应根据积液量的多少、积液面积的大小和性质分别对待。

(1)引流管未拔除前出现局部积液：这种情况一般由引流管放置位置不当或引流不通畅引起。如果积液区接近引流管，可用生理盐水或含有抗生素的生理盐水冲洗引流管使其通畅，同时，在可能的情况下，自皮肤表面推移或经切口用镊子调整引流管的位置和方向。如因引流管堵塞造成积液可以将引流管向外拔出 1～2 cm，在负压状态下经皮肤按压使堵塞物松动引流出来，必要时更换引流管。一般妥善处理后，可消除积液。

(2)拔管后出现小面积积液：积液区直径＜2 cm，不需处理，待其自动吸收。积液区直径≤3 cm，可用无菌注射器将液体完全抽出，使皮瓣与胸壁贴紧，然后局部加压包扎，一般抽吸 1～3 次后积液消失。积液区直径 3～5 cm 者，可采用橡皮条引流。如邻近切口，可自缝线的间隙或拆除 1 针缝线，自切口放置引流条至积液区，待皮瓣与胸壁粘连紧密后(2～3 天)，拔除引流条。若积液区远离切口，可自积液区的下缘或外缘以刀尖戳一小孔，放置引流条。积液区直径＞5 cm，应重新放置负压引流，一般自切口或从积液区边缘切开放置一负压引流管(以一次性输血器为宜，也可应用静脉留置针)，接负压吸引，一般放置 3～5 天，积液区皮瓣完全贴紧胸壁后拔管。

(3)大面积积液：皮瓣漂浮多由于渗液较多，负压引流不畅，或并发感染引起，这种情况可致皮瓣不能与胸壁粘连，影响皮瓣血供，如不及时、恰当地处理，常常造成皮瓣缺血、坏死等严重后果。首先应分析大面积积液的原因，负压引流不畅者，应及时疏通引流；若已拔管应重新放置引流管；有出血或血凝块者，应及时止血并清除血块。在去除病因和放置负压引流的前提下，采取的措施：①胸壁区或锁骨下区较大面积积液，接负压引流，使皮瓣与胸壁贴紧。在负压引流的同时适当加压包扎，防止因引流压力的变化使皮瓣再度漂起。②腋窝积液，乳腺癌腋窝淋巴结清除术后，由于腋窝淋巴脂肪组织被清除，腋窝明显凹陷，加上皮瓣紧、负压引流不畅等原因，容易发生腋窝积液，若处理不当而并发感染，则易引起上肢水肿，由于解剖部位的特殊性，其处理有一定难度。术后正确的处理可以预防腋窝积液，一般可采取的措施：①尽量避免腋区皮肤过度紧张，若皮肤过紧应给予植皮，并使所植皮肤调整至胸壁较平坦处。手术切口设计尽量避开腋窝，以免术后切口感染继发腋窝积液。如因肿瘤侵犯而切除腋窝皮肤时可将背阔肌移植封闭腋窝后植皮或将背部皮肤充分游离后与胸肌外缘固定。②放置负压引流，有1根负压引流管通过腋窝，使腋窝的渗液及时得以引流。③手术完毕后，用1块较大的纱布，做成一球形纱布团，置于腋区，然后再进行包扎，可以缩小腋窝与皮瓣之间的腔隙，使皮肤与腋窝组织贴紧，减少积液机会。一旦发生腋窝积液，应及时给予处理，处理措施：①如果负压引流管尚未拔除，应尽量调整负压引流管的方向或位置，使其能直接抽吸到腋窝区的积液，保持负压引流的通畅，引流至腋窝积液消失，皮肤与深部组织充分固定为度。②已拔除负压引流管者，应选择适当部位重新放置负压引流管。并保留至积液消除。在腋窝处放置橡皮条引流或单纯加压包扎对腋窝积液常难以奏效。③对腋窝引流量多而持续时间长者，可试用氟尿嘧啶0.25 g用生理盐水稀释顺引流管注射后，夹闭引流管4～6小时接负压，可促进局部贴附。也可用高渗糖局部注射促进贴附。大面积长时间的积液常伴有炎症，而感染又能加重积液，可选用有效的抗生素给予肌内注射或静脉注射，以防止感染。如考虑腋窝感染是由于引流管所致，可更换引流管并应用抗生素冲洗引流管。临床实践发现，有个别病例腋窝区引液呈清澈的淡血清状，2周甚至更长的时间＞50 mL/d，无任何原因可查，也无感染征象，遇此种情况，除注意始终保持负压引流通畅，每晨检查腋窝皮瓣有无漂浮。④积极治疗并发症。年老体弱或化学药物治疗后患者可给予营养支持治疗以改善体质。

（三）皮瓣坏死

皮瓣坏死是乳房切除术后常见的并发症，发生率为10%～71%，可延迟综合治疗计划的实施。

1.成因

(1)皮瓣过紧：乳腺癌手术常需要切除较多的乳房皮肤，如因肿瘤过大而需切除过多的皮肤，又不进行必要的植皮，常使皮瓣过紧，皮肤在较大的张力下发生血供障碍，造成近切口处的皮肤缺血坏死。

(2)分离皮瓣不当：乳腺癌手术剥离皮瓣的面积大，一般要求上至锁骨下，下至肋弓，内至胸骨旁，外至背阔肌前缘。在皮肤与皮下组织分离后，皮肤的血供只能依靠真皮层内的毛细血管网和术后新生的毛细血管，而血液的来源只能来自未分离区的血管，如果真皮层的小动脉和毛细血管网被切断，与供血侧小动脉和毛细血管网失去联系，皮肤可能坏死。因此，分离皮瓣不当是造成坏死的重要原因。常见不合理的操作有几个方面：①分离皮瓣过薄或厚薄不均。分离皮瓣过薄时，使真皮层受到严重破坏，尤其是大面积真皮层损伤时，容易发生皮肤坏死；如皮瓣分离不均，呈"阶梯"状，使皮肤真皮层形成"梯田"状改变，同样会使血供中断。②电刀应用不当。用电刀分离皮瓣时，或多或少会使皮肤发生电灼烧伤。一般用电刀一次性、快速将皮肤和皮下组织切开，对其血供和术后的愈合力影响不大；如果分离皮瓣时电刀功率过大，或在同一部位反复电灼，会使皮肤发生严重烧伤，术后发生坏死。③过分压迫。术后不适当的加压包扎，使局部皮肤的血供发生障碍，引起皮肤坏死。④皮下积液。通常大面积分离皮瓣后，术后皮肤的血供除来自真皮层毛细血管网外，还依靠皮下依附组织的新生毛细血管供应，当有较长时间的大面积积液时，皮肤与胸壁间失去联系，而积液导致的感染等因素使真皮毛细血管发生水肿、栓塞或纤维化，引起血供障碍，发生皮肤坏死。⑤其他。术后缺氧、有严重的循环障碍、糖尿病、持续低血压等因素均可引起或加重皮肤缺血坏死。

2. 临床表现

多发生在两侧皮瓣边缘。根据坏死的宽度，可分为轻度（<2 cm）、中度（2～5 cm）和重度（≥5 cm）坏死，临床以轻度和中度多见。①表皮坏死：常因皮肤过紧或压迫过度引起。多发生在中部切口的周围，术后 24 小时内表皮红肿、光亮，24～48 小时表皮坏死，且与真皮层分离，之间有液体渗出，形成水疱，初为多个大小不等的水疱，之后小水疱间相互融合，形成一大面积的水囊，若不及时处理，水疱可自行破裂或并发感染，之后表面层变性坏死，黯红色逐渐变成黑色干痂，坏死的表皮脱落或切痂后，则形成一创面。②全层皮肤坏死：多由于皮肤严重缺血引起，术后 24 小时左右缺血区皮肤苍白，逐渐出现色泽发黯，表皮可形成水疱，3～7 天坏死区域与周围正常皮肤的界限逐渐清晰，坏死区皮肤无弹性，失去光泽，坏死区周围皮肤红肿，1 周后皮肤逐渐呈黑色，变得干硬，与正常皮肤区界限分明，坏死区皮下多有脓性分泌物。

3. 预防

正确的术后处理是预防皮瓣坏死的关键，应加强几个环节的预防。①正确设计切口：切口设计应使切口两侧皮缘的长度尽量相等，两侧皮瓣应基本可以无张力对合。②正确分离皮瓣：手术应当掌握皮瓣分离方法，分离皮瓣应从皮肤与皮下组织之间进行，皮瓣厚薄应均匀，以全厚皮肤带以点状脂肪岛为宜，皮瓣太厚易引起局部复发，因而一般在肿瘤周围皮瓣分离较薄，以后逐渐变厚，所分离的皮瓣应在同一平面，避免深一刀浅一刀的“梯田”状。用电刀分离皮瓣时，电刀的功率不宜过大，切忌在一个部位反复切剥。总的说来，以电刀剥离皮瓣应略厚于手术刀所剥离的皮瓣。③避免张力：缝合切口时勿使皮肤的张力过大，皮肤不够时，可适当游离一下周围皮肤，如果皮肤仍然过紧，应予植皮，勉强对拢缝合皮肤，必然导致皮肤紧张，影响血供，增加皮瓣坏死的发生率。改良根治术后在缝合切口时可与胸肌固定数针，以减少皮瓣与胸肌的相互运动，促进术后新生血管生长，改善血供，减少皮瓣坏死。④正确包扎：放置负压引流管后用胸带包扎时，仅在腋区加一定压力即可，也可采用有一定弹性的包扎物，如尼龙弹力网。术后 36～48 小时应定时打开检查皮肤情况，此时如皮肤已与皮下组织贴合，则可免予加压包扎。⑤及时处理并发症：如积液者应及时处理，有低血压、循环障碍或有缺氧症状时应及时对症处理。

4. 处理

根据皮瓣坏死深度、范围可用不同处理方法。①表皮坏死：术后早期若有皮瓣缺血表现，可试用 75%乙醇湿敷，促进血液循环。当水疱形成以后，小的水疱不宜穿刺抽吸，较大的水疱可在无菌条件下用细针头将其中的液体抽出，并避免表皮脱落，使表皮层与真皮层贴合，预防水疱进一步扩大。如表皮脱落应避免乙醇湿敷，以氯己定（洗必泰）或苯扎溴铵（新洁尔灭）纱布湿敷，或以紫草油纱布覆盖。经过上述处理多可逆转，若表皮已完全坏死，切忌过早去除。②小范围全层坏死：切口区皮肤全层坏死，与切口垂直径<5 cm，或岛状坏死直径<5 cm 者，可在坏死区与周围皮肤界限清晰时，将坏死的皮肤完全剪除，然后通过湿敷、换药和应用抗生素等使皮下肉芽组织健康生长，之后表皮可经周围组织爬行于创面，自然愈合。在剪除坏死组织后，用 2%的利多卡因 5～10 mL 加庆大霉素 16 万～24 万 U 与地塞米松 5 mg 封闭创口边缘，每 2～3 天 1 次，可使创面迅速愈合。③大范围全层坏死：皮肤坏死区较大，切口处皮肤坏死区与切口垂直径>5 cm 或岛状坏死直径>5 cm 者，通过周围皮肤爬行遮盖创面较困难，一般需植皮。在坏死区与周围组织界限清楚后，剪除坏死皮肤及坏死组织，经湿敷、换药、应用抗生素等措施使肉芽组织生长良好，与周围平整，无感染征象时即可进行植皮。一般可从大腿内侧取相应大小中厚皮片，将皮片与创面贴紧固定，边缘与周围皮肤缝合，可在皮肤上切数个小孔使分泌物及时流出，以免造成创面与皮片间积液，植皮后表面覆一层油纱布，做适当包扎，1 周后可打开敷料，多能成活。采用点状植皮法也可取得良好效果，方法是取适量薄皮片，切去真皮层，用生理盐水加一定量的抗生素浸泡 5～10 分钟，将皮片剪成直径为 1～2 mm 的表皮颗粒，将其均匀地撒在健康、平整、无感染的肉芽组织创面上，用油纱布覆盖，再做适当包扎，植皮后每 1～2 天更换 1 次油纱布外面的敷料，并应用抗生素防治感染，1 周后可去除油纱布换药。一般 2 周后新生表皮可覆盖创面，并逐渐增厚。若 1 次植皮不成功可重复进行。该方法患者痛苦小，操作简单，不需进手术室即可进行，缺点是较片状植皮愈合时间延长。

对皮瓣坏死的患者，若病期较晚、要求尽早进行综合性治疗的病例，一般不要因顾虑皮瓣延期愈合而延迟化学药物治疗的进行；若化学药物治疗结束需要放射治疗者，只要坏死区已形成干痂，所处的位置不妨碍放射治疗者，可先行放射治疗，待放射治疗结束后再行处理。对于此种情况，有学者认为：必要时应“丢卒保车”，即若皮瓣延迟修复，哪怕是几个月甚至半年，其影响也是暂时的（相对而言），若延误综合治疗的实施，其影响是不可逆的、终身的。

三、腋窝淋巴结清除术

（一）上肢水肿

上肢水肿是乳腺癌腋窝淋巴结清除术后常见的并发症。20 世纪 60 年代，乳腺癌根治术后用和不用放射治疗上肢淋巴水肿的发生率分别是 52%和 25%。20 世纪 80 年代文献报道的发生率为 15%左右。近年来乳腺癌腋窝淋巴结清除术后中、重度上肢水肿的发生率已明显下降，一般≤5%。乳腺癌手术后上肢水肿的发生率与手术方式、操作技术、术后并发症以及个体因素有关。

1. 病理生理

淋巴水肿是因某种原因致淋巴液回流障碍，淋巴液在组织间隙，尤其是皮下脂肪积聚，引起相关部位组织肿胀的一种临床表现。其结果是过量的组织蛋白积聚、组织水肿、慢性炎症和纤维化。淋巴系统包括没有瓣膜的“毛细血管网样”的表浅或初级淋巴管网，初级淋巴管网淋巴液回流于皮下间隙有瓣膜的较大的二级淋巴管。一二级淋巴系统伴随皮下静脉回流于位于皮下及筋膜间脂肪的三级淋巴管。事实上，单向淋巴引流是通过管壁的肌细胞及皮下淋巴管众多的瓣膜实现的。淋巴管的肌肉内系统也是存在的，它们在肌间隙、连接处和滑膜处与深部动脉伴行。这些管道系统将收集的淋巴液回流于邻近的淋巴结，除异常情况，淋巴系统的功能是独立的。临床淋巴水肿的机制包括毛细管的滤过增加和间隙内液体吸收降低。滤过增加的原因包括毛细管的流体静力压增加和膜的渗透性增加；吸收减少可能是由于血浆肿胀压降低，组织液的肿胀压增加和淋巴阻塞。

淋巴水肿分为原发性和继发性两类。①原发性：是相关区域有先天的淋巴组织缺乏或畸形。②继发性：一般是由于淋巴系统阻塞或中断引起。依据治疗后和相关临床出现淋巴水肿的时间可将淋巴水肿分成 4 类：第 1 类是急性、瞬时性和温和性淋巴水肿，发生在外科手术后几天，是淋巴管被切断的结果，通常在几周内通过抬高肢体和通过肌肉泵（如通过握拳和紧张肌肉）的作用缓解。第 2 类是急性和疼痛性淋巴水肿，发生在术后 4～6 周，是淋巴管炎和静脉炎的结果，这类淋巴水肿可以通过肢体抬高和抗感染治疗而治愈。第 3 类是急性类丹毒型，通常发生在昆虫叮咬或小的创伤或烧伤后，这类水肿可继发慢性肢体水肿，通常需要抬高肢体或应用抗生素治疗，如果有炎症，肌肉收缩和包扎治疗措施是错误的。第4类是最常见的类型，伴有疼痛，不伴有红斑，这类水肿常发生在术后18～24个月，如果发生得较晚，必须考虑肿瘤复发，如乳腺癌术后的腋窝或胸壁复发。

急性淋巴水肿是暂时性的，持续<6个月，呈凹陷性水肿而没有皮肤硬度的改变。引起急性淋巴水肿可能的危险因素包括手术所致的蛋白引流液进入手术相关的区域组织内；炎症导致毛细血管的渗透性增加；肢体制动导致肌肉处于持续的舒缓状态而致外周压力下降；暂时性淋巴侧支循环缺乏；第三间隙液体积聚导致毛细管床的液体逆流。

乳腺癌术后慢性淋巴水肿是所有类型中最难逆转的一类。由于其肢体淋巴回流障碍，形成淋巴液逐渐积聚的恶性循环。以下因素的任何一种均可致慢性淋巴水肿：区域淋巴结的肿瘤复发和进展；淋巴管的感染和（或）损伤；肢体固定；放射治疗；回流严重障碍；导致低蛋白血症的内科疾病（如糖尿病、肾衰竭、高血压、充血性心力衰竭和肝病等）；或术后对淋巴水肿和静脉栓塞预防的指导措施不得力等。淋巴水肿也可继发于低蛋白血症：①摄入营养不足，如厌食、恶心、呕吐、消沉、焦虑和化学药物治疗等。②肠道对蛋白吸收下降或蛋白合成/分解异常。③由于失血、腹腔积液、感染或外科引流所致的蛋白丢失。水肿形成过程的早期，表现为水肿局部柔软、按压有凹陷，通过抬高肢体或弹力包扎容易改善。然而，随着淋巴淤滞的持续进展，引起淋巴管的扩张和淋巴管内皮细胞间隙的扩大，使淋巴液向组织床逆流；胶原蛋白积聚进一步增加了组织的胶体渗透压，使液体自毛细血管向周围组织渗透。液体和蛋白的积聚刺激炎症和巨噬细胞的活性（机体对过量蛋白溶解的反应），通过纤维蛋白原和纤维原细胞使结缔组织间隙纤维化，引起组织肿胀、僵硬和非凹陷性水肿，此时，水肿对抬高肢体和弹力加压包扎没有反应。

组织间液体积聚和肿胀的结果使淋巴水肿的组织氧含量低，淋巴管间的距离加大，巨噬细胞的功能降低，表现为患者感染和蜂窝织炎发生的危险性增加。由于没有其他通路转运组织蛋白，晚期伴有慢性纤维化的淋巴水肿缺乏有效的治疗。

2.成因

乳腺癌手术后的上肢水肿主要由淋巴回流障碍和静脉回流障碍两大原因引起。

(1)淋巴回流障碍：上肢的浅淋巴管可分为外侧组、内侧组和中间组。各组淋巴管的集合管分别伴头静脉、贵要静脉和臂中静脉走行，汇入腋窝淋巴结，上肢深部的淋巴管伴上臂深静脉走行，汇入腋窝淋巴结。在行腋窝淋巴脂肪组织清除术后，腋窝淋巴组织被彻底清除，阻断了淋巴回流的主要通路，上肢淋巴回流只有依靠上肢皮肤淋巴网与胸部、颈部皮肤淋巴网之间的交通，上肢深部组织与颈、胸部深部组织内的淋巴管交通。如果这些交通不能发挥作用，必然形成淋巴性上肢水肿，造成淋巴回流障碍。其原因主要有以下几个方面：①腋窝清除范围不当，为追求清除的彻底性，清除的范围超过手术所要求的范围，严重破坏了上肢与颈、胸部组织之间的淋巴交通。②腋窝积液，腋窝积液时，腋区周围组织水肿，淋巴管水肿、阻塞和纤维化，上肢与颈、胸部之间的淋巴交通不能很好地建立，造成淋巴液回流受阻。③腋区感染，腋区感染时，腋窝深部组织及腋窝皮肤水肿、充血，继之纤维化和瘢痕形成，影响淋巴回流和颈、胸部之间的淋巴交通支的建立。④放射治疗，在淋巴侧支循环尚未建立之前，过早地对腋窝施行放射治疗，引起淋巴管扩张、水肿，继之结缔组织增生，炎性细胞浸润，淋巴管纤维化，造成淋巴回流障碍。淋巴水肿与个体因素有关，部分患者上肢与颈、胸部之间的浅、深淋巴管交通不发达，在同样的情况下，容易发生上肢淋巴水肿。高龄和肥胖患者发生率高。

（2）静脉回流障碍：20 世纪 60 年代以前认为，乳腺癌术后上肢水肿的主要原因是静脉回流障碍。此后，许多学者发现，在腋窝清除时将腋静脉在一定高度处结扎或切断，却没有出现预期的严重上肢肿胀。静脉造影的方法观察根治术后患侧和健侧的上肢脉管，发现腋静脉或头静脉单独闭锁时都不发生上肢肿胀，说明静脉回流障碍不是根治术后上肢肿胀的主要原因。但在以下情况中，上肢水肿与静脉回流有关：①腋窝属支被严重破坏，在行腋清除时，腋静脉胸壁各属支被彻底切除，但要求保留头静脉，如果将头静脉一并结扎，在腋静脉因某种原因回流不畅时，上肢水肿就很容易发生。②静脉炎症，由于手术、输液和化学药物治疗等因素引起腋静脉内膜炎症、纤维化和管壁增厚甚至闭塞，导致静脉回流障碍。③静脉栓塞，由于手术因素、炎症、血液疾病和肿瘤栓子等引起静脉及其主要属支栓塞，导致回流受阻。上肢水肿的原因是多方面的，通常上肢水肿，尤其是严重的上肢肿胀是因为淋巴和静脉回流同时存在不同程度的障碍。

3.临床表现

术后上肢肿胀多在手术数天后出现，由于静脉回流障碍，患者常在短时间内上肢迅速增粗，多累及前臂及手掌，有表浅静脉扩张，抬高上臂常有一定程度的缓解作用。淋巴回流障碍引起的水肿，常发生在术后 1～2 个月甚至数个月后，一般上臂呈橡皮样肿胀，静脉扩张不明显。轻度肿胀：肿胀范围局限于上臂，患者无明显自我感觉，功能不受影响。中度肿胀：肿胀累及前臂，患者有上肢肿胀感，功能受到一定影响。重度肿胀：肿胀范围累及手背，上肢胀痛或麻木，上肢活动明显受限。

4.预防

（1）规范手术操作：在行腋窝清除时注意保护头静脉，处理腋静脉属支时勿使主干受损，非必要时，不做超出范围的解剖。

（2）防治并发症：预防和及时处理腋窝积液、感染等并发症。

（3）避免过多刺激患侧上肢静脉：避免在患侧上肢做任何目的的静脉穿刺，如取血检查、注射药物或应用化疗药物等。

5.治疗

多数轻、中度上肢肿胀患者可在术后数个月内自行缓解，严重肿胀患者常难自行恢复，治疗效果多欠理想，可试用以下治疗措施。

（1）抬高患肢手法按摩：术后注意抬高患肢，尤其是在平卧位，将肘部垫高，使上臂高于前胸壁水平。直立时由健侧手托住患侧前臂进行按摩治疗，方法是让患者抬高患肢，按摩者用双手扣成环形，自远侧向近侧用一定压力推移，每次推压＞15 分钟，每日 3 次。目前也有类似的理疗机器。

（2）腋区及上肢热疗：用物理加温法或微波、红外线等加热仪器对腋区和上肢进行加温治疗。治疗中，上肢应抬高，若配合按摩效果会更好。

（3）神经节封闭：目的是解除血管和淋巴管痉挛，改善循环功能。Hanelin 报道，用矢状神经节封闭方法治疗 25 例术后上肢肿胀（中重度），13 例有明显改善。DeMoore 等报道，用封闭法治疗 100 例上肢肿胀，有效率为 63％。

（4）手术治疗：文献报道称广泛切除病侧上肢的皮下组织及深筋膜，使皮肤的淋巴管与肌肉的淋巴管相交通，能够改善局部的淋巴引流；也有报道称广泛切除皮肤在内的病变组织后，将切除的表皮回植，也可取得一定的效果。

（二）上臂内侧麻木

上臂内侧麻木多与肋间臂神经损伤有关，远期可恢复。在手术中可尽量保留肋间臂神经，不易保留者可采用快刀迅速切断手法，避免电刀切断或过分牵拉以致术后断端神经纤维瘤的形成。对上臂内侧的顽固性疼痛，可试用利多卡因并地塞米松行腋窝肋间臂神经胸壁断端处局部封闭注射，症状多可缓解。

（三）臂丛神经损伤

手术时如将臂丛神经表面的鞘膜或神经分支损伤，则会引起术后上肢相应部位的麻木或肌肉萎缩。一般较多见的是尺神经损伤，术后引起上臂尺侧的麻木及小鱼际肌肉的萎缩。在解剖喙锁筋膜及腋静脉时，注意不要损伤臂丛神经及其表面鞘膜。

（四）腋静脉损伤

常发生于腋窝淋巴结清除术中，可因肿大淋巴结与腋静脉鞘粘连、浸润而强行剥离，或行切开腋静脉鞘清除，因术者操作不慎，于分离喙锁胸筋膜时误伤。也可因结扎腋静脉分支使残端保留过短而滑脱、撕裂，或因腋静脉牵拉成角而误伤。静脉壁小缺损可以用细线缝合，缺损较大者勉强缝合可导致静脉狭窄从而发生静脉栓塞。此时可向远端稍加游离腋静脉，切除损伤处后做静脉对端吻合，也可采用自体静脉（如头静脉和大隐静脉）做一期血管重建。腋静脉一般口径较大，对端缝合较易成功。术后患肢需有可靠的内收位固定，注意血供，适当应用抗凝血药。

（五）内乳血管出血

在第 1 肋间分离内乳血管时，若内乳血管的小分支撕裂引起出血，此时应用纱布将该肋间给予填塞，避免在视野不清晰的情况下用血管钳盲目钳夹或分离，以免刺破胸膜，引起气胸；在填塞后再从第 4 肋间进入，一次切断第 4、第 3、第 2 肋软骨后在直视下很容易将内乳血管分离、结扎。

（六）头静脉损伤

头静脉沿三角肌胸大肌间沟走行，在锁骨下穿喙锁胸筋膜注入腋静脉。如头静脉损伤结扎，腋静脉因某种原因回流不畅时，易导致患侧上肢轻度水肿。预防主要是规范手术操作，了解头静脉解剖特点，在清除腋窝组织时避免损伤头静脉。在胸大肌分离时，尽量保留 2～3 cm 肌束，可以减少其损伤所导致的静脉回流受阻。

（七）患侧上肢抬举受限

发生原因主要是术后活动减少、皮下及胸大肌瘢痕牵引所致或切口至腋窝部形成瘢痕挛缩所致。术后及早进行功能锻炼，是预防其发生的关键，不要用弯向腋窝的切口。一般在拔除引流管后，即术后 6～7 天即行锻炼，术后 1 个月内可活动自如。

（1）乳糜漏：非常少见。乳腺癌根治术后出现乳糜漏原因不明，可能系解剖变异或胸导管阻塞。乳腺淋巴引流外侧和上部淋巴管其输出管合成锁骨下干和颈干，右侧注入右淋巴导管，左侧注入胸导管，最后注入颈静脉角。漏扎较大的淋巴管后，淋巴液倒流，从而形成乳糜漏。漏出部位有报道，在切口下部肋弓缘处皮下，方向为腹至胸引流，也有报道称在腋窝区。第三军医大学西南医院和江西乳腺专科医院，各发现 1 例患者乳糜漏在肋弓缘皮下，后者经淋巴管造影方显示漏液系左肋弓，由腹直肌外缘淋巴管变异所致（可能与肋骨降干损伤有关）。如果手术时能及时发现则可在漏出部位进行缝扎。术后查证后可先试沿着术区肋弓缘处重点进行加压包扎，如果无效可沿着术侧肋弓缘做漏出部位的远端绞锁缝合，从而阻断其向上的引流途径。

在行乳腺癌根治术时一定要操作规范，对所遇血管及索条状组织一定要一一结扎，术毕用洁白纱布检查创面，如发现渗血渗液应妥善处理，术后引流要切实有效，使皮肤与胸壁早日贴合。一旦形成积液，日久由于纤维素沉积，皮瓣与胸壁即形成光滑的“镜面”，贴合困难。西南医院乳腺中心曾遇1例，患者经40天引流，皮下形成线状窦道，经注射纤维蛋白凝胶和缝扎最终愈合。

(2)淋巴管肉瘤：以前淋巴管肉瘤曾被认为是皮肤复发，1948年Stewart等首先明确本病，此后有相继报道。上臂淋巴管肉瘤发生于乳腺癌根治术后上肢淋巴水肿的情况下，且水肿均为长期、顽固较严重者。术后约10年，水肿的上臂皮肤出现多数小结，微外凸，橡皮样硬，紫红色，有轻度触痛，无溃疡。皮肤结节逐渐相连成片，沿着周围皮肤扩展，不久可发生肺转移而死亡，病理上均为淋巴管性肉瘤。治疗上可试行放射治疗及手术，可以配合化学药物治疗和中药等。有文献报道6例该病采用早期根治性切除术(截肢术)取得了较好的治疗效果。

四、内乳区淋巴结清除术

(一)胸膜穿破

多因较晚期患者胸膜外扩大根治术清除时损伤胸膜或乳腺癌例行手术处理肋间穿支动脉时，止血钳尖不慎穿破胸膜引起气胸，发生概率为10%左右。一般容易发生在第1肋间分离内乳血管时胸膜被血管钳的尖端戳破，或手指在推胸膜时损伤。有时内乳淋巴结与胸膜粘连，在分离时也容易损伤。手术在全身麻醉下进行时，如胸膜有破损穿孔，可立即出现反常呼吸等症状，如在硬膜外麻醉下进行，常引起肺萎陷或张力性气胸等。一般胸膜破损较大时常导致肺萎陷，同时可引起患者突然呼吸困难和血压下降等，此时可用面罩加压给氧，使肺复张。如果损伤不大，可以做修补，缝合时用肌肉瓣填塞即可。缺损较大不能修补者，可以不必硬行修补，缺损较大难以修补者可用产妇羊膜或疝网修补，必要时安置水封瓶引流。但是创面的止血必须彻底，尤其肋软骨缺损的周围，手术创面缝合完善，避免漏气。有时小的破损不易修补，反而可能引起张力性气胸，此时可以将破损部稍扩大，手术结束时通过膨肺排出胸腔积气，若术后胸腔有积气，可通过胸腔穿刺排气处理。

(二)胸腔积液和肺不张

胸腔积液和肺不张为胸膜损伤所致。有报道曾比较1740例乳腺癌根治术及1091例扩大根治术，发现扩大根治术后最多的是胸腔积液0.02%(20/1091)，其次为肺不张0.008%(9/1091)。而且指出，如果术后注意引流管通畅，鼓励患者咳嗽，可以防止及减少胸腔的并发症。

(三)腹壁静脉炎

乳腺手术后在乳腺外侧及肋下皮肤内可扪到压痛明显的条索状，这多半是表浅性静脉炎，又称为硬化性脉管炎，分析原因可能是与手术、输液、化学药物治疗和感染等因素相关，引起静脉内膜炎症、纤维化和管壁增厚甚至闭塞，导致静脉回流障碍。一般采用局部外敷消炎止痛膏及口服中药散瘀汤剂，可很快痊愈。

(刘晓丹)

第六章　胸外科护理

第一节　胸外科手术前后护理常规

一、术前护理常规

1. 术前评估

术前充分评估患者，了解患者病情及全身营养情况、自理能力等。

2. 心理护理

护士态度热情，加强与患者的沟通，宣教入院须知、探视制度、作息时间，以及讲解手术前的注意事项，建立良好的护患关系，消除患者的紧张与恐惧。

3. 卫生处置

协助患者洗头、理发、剪指(趾)甲、沐浴，带好手腕带，更换病员服。

4. 术前呼吸道的准备

(1)戒烟：术前 2 周戒烟，减少气管分泌物，预防肺部并发症。

(2)维持呼吸道通畅：痰多者行体位引流，必要时应用雾化祛痰剂及支气管舒张剂，以改善呼吸状况。

(3)预防和控制感染：保持口腔清洁。有肺部感染者，术前 3～5 天起应用抗生素。

(4)呼吸功能训练：指导患者进行呼吸功能训练，指导患者有效咳嗽。

5. 补充营养

改善营养状况，增强机体抵抗力，对于食管疾病患者尤其重要。

6. 胃肠道准备

食管疾病患者积极进行胃肠道准备。保持口腔清洁，每日认真刷牙，必要时给予漱口液漱口。术前 3 日改为流质饮食，餐后饮温开水漱口，以冲洗食管，减轻食管黏膜的炎症和水肿。不能进食者，做口腔护理，每日 2 次。手术当日早晨常规留置胃管，通过梗阻部位时不能强行进入，以免穿破食管。

7. 其他准备

(1)术前检查：手术前，协助医师采集标本，完成各项术前检查，做好血型鉴定和交叉配血试验。

(2)物品：准备手术需要的医疗物品，如胸带、水封瓶、术中用药、X 线片。

(3)皮肤准备：根据手术方式，完成术前皮肤准备。

1)后外切口：手术侧的前胸正中线至后脊柱线，包括腋下，上从锁骨水平至剑突下。

2)正中切口：前胸左腋后线至右腋后线，包括双侧腋下。

3)食管三切口：左颈部、右胸部(同后外切口)、腹部(包括脐孔、会阴部)。

4)胸腹联合切口：左胸部(同后外侧切口)、左上腹部。

(4)宣教指导：讲解手术前注意事项及术后所需生活用品。

(5)肠道准备：手术前一晚给予开塞露或磷酸钠盐灌肠液(辉力)1 支灌肠，术前 6～8 小时禁食水。

(6)保证睡眠:手术前一晚,为保证患者的睡眠,按医嘱给予安眠药,给予 10%水合氯醛 10 mL 口服。

(7)病情监测:手术当日早晨测体温、脉搏、呼吸、血压、体重,观察有无病情变化,如遇有感冒、发热或女患者月经来潮应报告医生择期手术。

(8)术前用药:术前 30 分钟遵医嘱给予术前镇静药肌内注射。

二、术后护理常规

1.环境

创造整洁、安静、舒适、安全的病区环境。

2.手术交接

妥善安置患者回病房,与手术室(或麻醉术后苏醒室)护士认真交接。认真进行术后病情、危险因素、皮肤状况评估并记录。向医师及麻醉师了解术中病情及术后注意事项,认真填写手术交接记录单。

3.体位

应根据疾病性质、全身状况和麻醉方式,选择有利于患者康复及舒适的体位。全麻患者取去枕平卧位,头偏向一侧,避免口腔分泌物或呕吐物误吸,清醒且病情稳定后取半坐卧位,有利于引流。全肺切除术后平卧位或 1/4 侧卧位。

4.生命体征观察

根据手术大小、方式及术中情况,给予持续心电、血压及血氧饱和度监护,密切观察体温、脉搏、呼吸、血压及氧饱和度的变化并记录。

5.吸氧

持续氧气吸入,维持血氧饱和度 90%以上,必要时面罩吸氧。

6.呼吸道的管理

麻醉未清醒前头偏向一侧,防止呕吐物吸入呼吸道,24 小时内每 1～2 小时叫醒患者翻身、咳嗽、做腹式深呼吸运动,避免肺部并发症。指导患者有效地咳嗽、咳痰,必要时给予叩背帮助咳痰,遵医嘱给予雾化吸入,咳痰无力、气道梗阻者可给予吸痰。

7.引流管的护理

妥善固定各种引流管。做好胸腔闭式引流护理,保持胃肠减压通畅,保持十二指肠营养管或空肠造瘘管通畅。认真观察记录引流液的颜色、量及性质,及时更换引流瓶(袋)。

8.预防肺栓塞

大手术后或手术时间超过 45 分钟,或患者年龄大于 60 岁,术后穿抗血栓弹力袜,给予双下肢气压治疗,预防下肢深静脉血栓。鼓励患者早期下床活动,如果生命体征平稳,术后第一天常规下床,床边活动。

9.疼痛的护理

给予心理护理,加强护患沟通,耐心倾听患者的诉说,分散患者的注意力;安置舒适体位;咳嗽时协助患者按压手术切口减轻疼痛,必要时遵医嘱应用止痛药物。

10.胃肠道不适

如患者出现恶心、呕吐、腹胀、呃逆等。鼓励患者早下床活动,给予腹部按摩,必要时给予肛管排气、灌肠或胃肠减压。镇痛药物敏感所致者，减慢镇痛药泵速或停用镇痛泵，必要时遵医嘱给予甲氧氯普胺等药物治疗。

11. 健康宣教

有针对性地进行健康宣教，向患者及其家属说明术后饮食、活动等有关注意事项，插管患者告知胃肠减压与肠内营养的重要性，严防脱管发生。

（徐　阳）

第二节　胸腔闭式引流术护理

一、概述

胸腔闭式引流术是指在胸腔内插入引流管，引流管置于水封瓶的液面下，将胸膜腔内的气体和（或）液体引流到体外，以重建胸膜腔负压的一种方法。

1. 目的

（1）引流胸膜腔内的积气、积液、积血、积脓，重建胸膜腔内负压。

（2）保持纵隔的正常位置。

（3）促使术侧肺膨胀，防止感染。

2. 插管位置与引流装置

（1）插管位置：排除胸膜腔积气时，插管位置在患侧锁骨中线第 2 肋间；引流血胸或胸腔积液时，插管位置在患侧腋中线或腋后线第 6～第 8 肋间；脓胸常选择脓液积累的最低位置放置引流管。

（2）引流装置：胸腔闭式引流装置有单腔、双腔、三腔 3 种。

二、护理措施

1. 保持管道的密闭

（1）引流管安装准确，随时检查引流装置是否密闭及引流管是否衔接紧密，有无脱落。

（2）水封瓶长管没入水中 3～4 cm，并始终保持直立。

（3）搬动患者或更换引流瓶时，需双重夹闭引流管，以防空气进入。

（4）引流管连接处脱落或引流瓶损坏，应立即双钳夹闭胸壁引流导管，并按无菌操作原则更换引流装置。

（5）若引流管从胸腔滑脱，立即用手捏紧伤口处皮肤，消毒处理后，用凡士林纱布封闭伤口，并协助医师做进一步处理。

2. 严格无菌操作，防止逆行感染

（1）引流装置应保持无菌。

（2）保持胸壁引流口处敷料清洁干燥，一旦渗湿，及时更换。

（3）引流瓶应低于胸壁引流口 60～100 cm，以防瓶内液体逆流入胸膜腔。

（4）按规定时间更换引流瓶，更换时严格遵守无菌操作规程。单腔水封瓶每日更换生理盐水，单腔、双腔和三腔水封瓶均需每周更换水封瓶1次。

3. 保持引流管通畅

(1)体位：患者取半坐卧位。

(2)挤压：定时挤压胸膜腔引流管，防止引流管阻塞、扭曲、受压。

(3)深呼吸、咳嗽：鼓励患者做咳嗽、深呼吸运动及变换体位，以利胸腔内液体、气体排出，促进肺扩张。

4. 观察和记录

(1)观察水柱波动：一般情况下水柱上下波动4～6 cm。若水柱波动过大，可能存在肺不张；若无波动，则提示引流管不畅或肺组织已完全扩张；但若患者出现胸闷气促、气管向健侧偏移等肺受压的状况，应疑为引流管被血块堵塞，需设法捏挤或使用负压间断抽吸，促使其通畅，并立即通知医生处理。

(2)观察引流液情况：注意观察引流液的量、性质、颜色，并准确记录。若引流液≥100 mL/h，连续≥3小时，引流液呈鲜红色且有血凝块，同时伴有低血容量表现，提示有活动性出血，应及时报告医生协助处理。

5. 拔管

(1)拔管指征：一般置引流管48～72小时后，临床观察无气体逸出；引流量明显减少且颜色变浅，24小时引流液＜50 mL，脓液＜10 mL；X线胸片示肺膨胀良好无漏气；患者无呼吸困难，即可拔管。

(2)拔管的方法：拔管时患者取健侧卧位或坐在床边，在拔管时应嘱患者先深吸气后屏气，在屏气时迅速拔管，并立即用凡士林纱布封闭胸壁伤口，外加包扎固定。

(3)拔管后注意事项：观察患者有无胸闷、呼吸困难、切口漏气、渗液、皮下气肿等，如发现异常应及时通知医师处理。

三、健康教育

1. 休息与运动

适当活动，根据病情指导患者进行深呼吸及有效咳嗽。

2. 饮食指导

加强营养，进食高热量、高维生素、高蛋白饮食。

3. 用药指导

遵医嘱用药。

4. 心理指导

了解患者思想状况，解除共顾虑，讲解胸腔引流管的目的及重要性，增强战胜疾病的信心。

5. 康复指导

指导患者及其家属在活动或搬动患者时注意保护引流管，勿脱出、打折。引流瓶应低于胸部水平，避免引流瓶过高，瓶内引流液倒流造成逆行感染。

（徐　阳）

第三节　胸外科常见疾病护理

一、肋骨骨折护理

(一)定义

肋骨骨折是指肋骨的完整性和连续性中断,是最常见的胸部损伤。肋骨骨折多发生于第4～第7肋。多根、多处肋骨骨折,可出现反常呼吸运动,又称为连枷胸,表现为吸气时软化胸壁内陷,呼气时外凸,严重者可发生呼吸和循环衰竭。

(二)病因

1.外来暴力

多数肋骨骨折是由外来暴力所致。

2.病理因素

多见于恶性肿瘤转移和严重骨质疏松等。

(三)临床表现及并发症

1.临床表现

主要表现为骨折部位疼痛,深呼吸、咳嗽或体位改变时加重,可有骨擦音,可触及骨折断端和骨摩擦感,连枷胸者可出现反常呼吸运动。

2.并发症

气胸、血胸、低血容量性休克、皮下气肿。

(四)主要辅助检查

胸部X线检查为首选检查方法,可显示肋骨骨折的断裂线或断端错位、血气胸等。

(五)诊断和鉴别诊断

1.诊断

依据受伤史、临床表现和X线检查可诊断。

2.鉴别诊断

肋软骨炎、胸壁结核。

(六)治疗原则

止痛、固定和预防肺部感染,积极处理并发症。

(七)常见护理诊断

1.疼痛

与肋骨骨折、胸壁损伤有关。

2.气体交换受损

与胸廓受损、反常呼吸运动有关。

(八)护理措施

1.术前护理常规

(1)现场急救:多根、多处肋骨骨折患者极易出现严重的呼吸循环功能障碍,应配合医师采取紧急措施。用厚敷料加压包扎固定或牵引固定伤处胸壁,消除反常呼吸,促使伤侧肺膨胀,维持正常呼吸功能。

(2)观察生命体征:注意神志,瞳孔,呼吸频率、节律、幅度变化,观察有无气管移位、皮下气肿等。注意胸部和腹部体征以及肢体活动情况,警惕复合伤。

(3)保持呼吸道通畅:及时清除气道内血液、分泌物和吸入物。

(4)减轻疼痛与不适:遵医嘱行胸带或宽胶布固定,应用镇痛镇静剂。患者咳痰时,协助或指导其用双手按压患侧胸壁。

(5)术前准备:协助医师做好术前准备。

(6)心理护理:与患者交流,减轻其焦虑情绪和对手术的担心。

2.术后护理常规

(1)病情观察与记录:观察生命体征、呼吸状况等。

(2)维持有效气体交换:给予持续吸氧,鼓励咳嗽、深呼吸,指导呼吸功能训练,促进患侧肺复张。

(3)减轻疼痛与不适:同术前。

(4)预防肺部和胸腔感染:鼓励患者有效地咳嗽咳痰,遵医嘱应用抗生素。

(5)胸腔闭式引流的护理:按胸腔闭式引流护理常规。

(九)健康教育

1.休息与运动

根据损伤的程度进行合理的休息,适当活动,避免剧烈运动。

2.饮食指导

加强营养,进食高热量、高维生素、高蛋白饮食。

3.用药指导

遵医嘱用药。

4.心理指导

了解患者思想状况,解除其顾虑,增强战胜疾病的信心。

5.康复指导

注意安全,防止意外事故的发生。

6.复诊须知

3个月后复查X线片,以了解骨折愈合情况。告知患者若出现胸痛、呼吸困难等症状应及时与医生联系。

二、气胸护理

(一)定义

气胸就是由于各种原因导致胸膜腔内气体积聚促使肺萎陷,引起的机体一系列病理生理改变。一般分为闭合性、开放性和张力性三类。

(二)病因

肺组织损伤或胸壁创伤是引起气胸的主要原因,三类气胸的病因分别如下。

1.闭合性气胸

多并发于肋骨骨折。

2.开放性气胸

多并发于胸部穿刺伤。

3. 张力性气胸

主要原因是较大的肺泡破裂、较大较深的肺裂伤或支气管破裂。

(三)临床表现及并发症

1. 临床表现

(1)闭合性气胸:胸腔积气量小,肺萎陷小于30%,多无明显症状。积气量大时主要表现为胸闷、胸痛、气促和呼吸困难。胸膜腔内压力小于大气压。

(2)开放性气胸:主要表现为气促、明显的呼吸困难、鼻翼扇动、口唇发绀,重者伴有休克症状。胸膜腔内压力基本等于大气压。

(3)张力性气胸:主要表现为严重或极度的呼吸困难、发绀、烦躁、意识障碍、大汗淋漓、昏迷、休克,甚至窒息。胸膜腔内压力大于大气压。

2. 并发症

皮下气肿、血胸。

(四)主要辅助检查

1. 影像学检查

X 线检查为气胸的主要诊断方法。

2. 诊断性穿刺

胸膜腔穿刺可抽出气体。

(五)诊断和鉴别诊断

1. 诊断

根据临床表现及辅助检查可诊断。

2. 鉴别诊断

肺大疱、急性心肌梗死。

(六)治疗原则

以抢救生命为首要原则。

1. 局部治疗

(1)闭合性气胸:肺萎陷超过30%者,应行胸膜腔穿刺抽气或胸腔闭式引流。

(2)开放性气胸:应先封闭伤口,尽早行清创缝合,后行胸膜腔闭式引流。

(3)张力性气胸:应先穿刺抽气降低胸膜腔内压力,后行胸膜腔闭式引流。

2. 全身治疗

(1)预防感染。

(2)维持呼吸与循环。

(七)常见护理诊断

1. 气体交换受损

与疼痛、胸部损伤或肺萎陷有关。

2. 疼痛

与组织损伤有关。

3. 潜在并发症

肺部或胸腔感染。

（八）护理措施

1. 术前护理

（1）现场急救：危及生命时，护士应协同医师施以急救。开放性气胸者，立即用敷料封闭伤口，使其成为闭合性气胸。

（2）保持呼吸道通畅：吸氧，雾化吸入，协助咳嗽、排痰。必要时吸痰。

（3）缓解疼痛：指导患者及其家属咳嗽时用双手按压胸壁，减轻疼痛，必要时给予镇痛药。

（4）动态观察病情变化：观察生命体征变化，呼吸频率、节律、幅度变化，观察有无气管移位、皮下气肿等。

（5）预防感染：保持呼吸道通畅，遵医嘱使用抗生素。

（6）术前准备：协助医师做好术前准备。

（7）心理护理：与患者交流，减轻其焦虑情绪和对手术的担心。

2. 术后护理

（1）病情观察与记录：观察生命体征、呼吸状况等。

（2）维持有效气体交换：给予持续吸氧，鼓励咳嗽、深呼吸，指导呼吸功能训练，促进患侧肺复张。

（3）减轻疼痛与不适：同术前。

（4）预防肺部和胸腔感染：鼓励患者有效地咳嗽咳痰，遵医嘱应用抗生素。

（5）做好胸腔闭式引流的护理：按胸腔闭式引流护理。

（九）健康教育

1. 休息与运动

适当活动，活动量逐渐增加，避免剧烈运动。

2. 饮食指导

加强营养，进食高热量、高维生素、高蛋白饮食。

3. 用药指导

遵医嘱用药。

4. 心理指导

了解患者思想状况，解除其顾虑，增强战胜疾病的信心。

5. 康复指导

戒烟，注意口腔卫生，预防感冒。

6. 复诊须知

告知患者若出现胸痛、呼吸困难等症状应及时与医生联系。

三、血胸护理

（一）定义

血胸是指胸部损伤导致的胸膜腔积血。血胸与气胸可同时存在，称为血气胸。

（二）病因

多数因胸部损伤所致。肋骨断端或利器损伤胸部均可能刺破肺、心脏、血管而导致胸膜腔积血。

（三）临床表现及并发症

1. 临床表现

小量血胸无明显症状，中量血胸和大量血胸，可出现脉快、气促、胸闷，严重者可出现低血容量休克。

2. 并发症

低血容量休克、气胸。

（四）主要辅助检查

1. 实验室检查

血常规检查显示血红蛋白和血细胞比容下降。

2. X 线检查

小量血胸显示肋膈角消失，大量血胸显示胸膜腔大片阴影。

3. 胸膜腔穿刺

抽得血性液体时即可确诊。

（五）诊断和鉴别诊断

1. 诊断

根据临床表现及辅助检查可诊断。

2. 鉴别诊断

陈旧性胸腔积液、膈肌破裂。

（六）治疗原则

1. 非进行性血胸

小量积血可自行吸收，大量积血应早期行胸膜腔穿刺抽出积血，必要时放置胸膜腔闭式引流。

2. 进行性血胸

应立即剖胸止血，补充血容量。

3. 凝固性血胸

出血停止后数日内剖胸清除积血和血块。

（七）常见护理诊断

1. 组织灌注量改变

与失血引起的血容量不足有关。

2. 气体交换受损

与疼痛、胸部损伤、肺组织受压有关。

3. 潜在并发症

感染。

（八）护理措施

1. 术前护理

（1）现场急救：胸部若有较大异物，不应立即拔除，以免出血不止。若出现危及生命的情况，应协同医生施以急救。

（2）动态观察病情变化：①生命体征监测。严密观察生命体征，尤其注意呼吸频率及呼吸音的变化，有无缺氧征象，如有异常，立即报告医师予以处理。②观察引流液。应密切观察胸腔引流液颜色、性质和量。若每小时引流量大于 100 mL，并持续 3 小时以上，呈鲜红色、有血凝块，患者出现烦躁不安、血压下降、脉搏增快、尿少等血容量等不足的表现，血细胞计数、血红蛋白及血细胞比容持续下降，胸部 X 线显示胸腔大片阴影，提示有活动性出血。需立即通知医师，做好开胸止血的准备。

(3)维持有效循环血量和组织灌注量：建立静脉通路，积极补充血容量和抗休克；遵医嘱合理安排输注晶体和胶体溶液，根据血压和心肺功能等控制补液速度。

2. 术后护理

(1)血流动力学监测：密切观察生命体征及引流变化，若发现有活动性出血的征象，应立即报告医师并协助处理。

(2)维持呼吸功能：①观察呼吸。密切观察呼吸频率、节律及幅度的变化。②吸氧。根据病情给予吸氧，观察血氧饱和度变化。③体位。若生命体征平稳，可取半卧位，以利呼吸及引流。④清理呼吸道。协助患者叩背、咳痰，教会其深呼吸及有效咳嗽的方法，以清除呼吸道分泌物。

(3)预防并发症：①用药。遵医嘱合理使用抗生素，有开放性伤口者，应注射破伤风抗毒素。②病情观察。密切观察体温、局部伤口和全身情况的变化。③保持呼吸道通畅。鼓励患者咳嗽、咳痰，保持呼吸道通畅，预防肺部并发症的发生。

(4)疼痛的护理：给予心理护理，加强护患沟通，耐心倾听患者的诉说，分散患者的注意力；安置舒适体位；咳嗽时协助患者按压手术切口减轻疼痛，必要时遵医嘱应用止痛药物。

(九)健康教育

1. 休息与运动

适当活动，活动量逐渐增加，避免剧烈运动。

2. 饮食指导

加强营养，进食高热量、高维生素、高蛋白饮食，提高机体免疫力。

3. 用药指导

遵医嘱用药。

4. 心理指导

了解患者思想状况，解除其顾虑，增强战胜疾病的信心。

5. 康复指导

注意安全，防止意外事故发生。戒烟，注意口腔卫生，预防感冒。

6. 复诊须知

告知患者若出现胸痛、呼吸困难等症状应及时与医生联系。

四、支气管肺癌护理

(一)定义

肺癌多数起源于支气管黏膜上皮，因此也称作支气管肺癌。

(二)病因

肺癌的病因尚不完全明确，现认为与以下因素有关。

1. 生活习惯

长期大量吸烟。

2. 某些化学物质、放射性物质

如长期接触石棉、铬、镍、铜、锡、砷等。

3. 人体内在因素

如免疫和代谢异常，遗传因素等。

(三)临床表现及并发症

1. 临床表现

(1)早期表现：常无任何症状，偶伴有刺激性咳嗽、血性痰、发热或胸痛等。

(2)晚期表现：可出现食欲减退、疲乏等。侵犯压迫邻近器官组织可出现声音嘶哑、膈肌麻痹、胸腔积液等。

2. 并发症

肺炎，肺不张，胸腔积液。

(四)主要辅助检查

1. 影像学检查

(1)胸片 X 线：是诊断肺癌的一个重要手段，可用于肺癌的普查。

(2)CT：能发现微小病灶和 X 线检查不易发现的隐蔽区的病变。

2. 脱落细胞检查

中心型肺癌伴有血性痰者，痰中易发现癌细胞。

3. 支气管镜检查

对中心型肺癌的诊断非常有价值。

(五)诊断和鉴别诊断

1. 诊断

根据临床表现及辅助检查可诊断。

2. 鉴别诊断

肺结核、肺部炎症、肺部良性肿瘤。

(六)治疗原则

以手术治疗为主，结合放射治疗、化学药物治疗、中医中药治疗及免疫治疗等综合性治疗。

(七)常见护理诊断

1. 气体交换受损

与肺组织病变、手术切除全部或部分肺组织引起的通气/血流比例失调有关。

2. 清理呼吸道无效

与肿瘤阻塞支气管，术后伤口疼痛、咳嗽无力有关。

3. 疼痛

与肿瘤压迫及浸润周围组织、手术创伤、留置胸腔引流管有关。

4. 潜在并发症

低氧血症、出血、肺不张、支气管胸膜瘘等。

(八)护理措施

1. 术前护理

(1)呼吸道准备：①戒烟。指导并劝告患者术前应戒烟 2 周以上，以减少气管、支气管分泌物，预防术后肺部并发症。②控制感染。如患者合并肺内感染、慢性支气管炎，遵医嘱给予抗生素及雾化吸入控制感染。③指导训练。指导患者练习腹式呼吸、缩唇呼气、有效咳嗽训练，练习使用深呼吸训练器，以增加肺活量，促进肺扩张，预防肺部并发症的发生。

（2）改善营养状况：鼓励患者摄入高蛋白质、高热量、丰富维生素的均衡饮食，满足机体的营养需求，以耐受手术。

（3）心理护理：主动关心、体贴患者，介绍胸腔引流设备，并告知患者术后放置胸腔引流管的目的及注意事项，动员家属给患者以经济和心理方面的支持。

（4）术前准备：①术前2～3日训练患者床上排尿、排便的适应能力。②术前清洁皮肤，常规备皮（备皮范围：上过肩，下过脐，前后过中线，包括手术侧腋窝）。③术前一日晚给予开塞露或辉力纳肛，遵医嘱给予安眠药。术前6～8小时禁饮食。④手术日早晨穿病员服，摘除眼镜、活动性义齿及饰物等。备好胸腔引流瓶、胸带、胸片、病历、术中带药等。

2. 术后护理

（1）观察生命体征：手术后2～3小时内，每15～30分钟监测生命体征1次，生命体征平稳后改为每日测量3次；注意观察患者有无呼吸窘迫、血容量不足和心功能不全的发生。

（2）给予合适体位。

1）一般体位：麻醉清醒前去枕平卧，头偏向一侧，以免呕吐物、分泌物吸入而窒息或并发吸入性肺炎。麻醉清醒后且生命体征稳定者，可改为半坐卧位，以利于呼吸和引流。

2）特殊情况下患者体位：①肺段切除术或楔形切除术，选择健侧卧位，以促进患侧肺组织扩张。②一侧肺叶切除者，取健侧卧位，以利于手术侧残余肺组织的扩张；如呼吸功能较差，则取平卧位，避免健侧肺受压而限制肺的通气功能。③行全肺切除术者，取1/4侧卧位，以防纵隔移位和压迫健侧肺而导致呼吸循环功能障碍。④血胸或支气管胸膜瘘者，取患侧卧位。

（3）呼吸道护理：①给氧。常规给予鼻导管吸氧2～4 L/min，可根据血气分析结果调整给氧浓度。②观察。观察呼吸频率、节律及幅度，注意有无气促、发绀等，以及动脉血氧饱和度情况，若有异常及时通知医师。③深呼吸及咳嗽。鼓励并协助患者深呼吸及咳嗽，咳嗽前给患者叩背，叩背时由下向上，由外向内轻叩震荡，使存在肺叶、肺段处的分泌物松动流至气管中。患者咳嗽时，固定胸部伤口，以减轻震动引起的疼痛。④稀释痰液。呼吸道分泌物黏稠者，可用糜蛋白酶、地塞米松、氨茶碱等药物行雾化吸入，以达到稀释痰液、解痉、抗感染的目的。⑤吸痰。对于咳痰无力、呼吸道分泌物滞留的患者用鼻导管吸痰。支气管袖式切除术者，因气管或支气管吻合口反应性充血、水肿等原因，易造成呼吸道分泌物潴留，如患者不能有效咳嗽，应尽早行纤维支气管镜吸痰。全肺切除术后，因其支气管残端缝合处在隆凸下方，行深部吸痰时极易刺破，故操作时吸痰管不宜超过气管的1/2，慎叩背，防止纵隔摆动。

（4）胸腔闭式引流的护理：①按胸腔闭式引流常规进行护理。麻醉清醒前去枕平卧位，头偏向一侧，以防误吸而窒息，意识恢复、血压平稳后取半卧位。②全肺切除术后胸腔引流管的护理。全肺切除术后患者的胸腔引流管呈夹闭状态，以保证术侧胸壁有一定的渗液，防止纵隔移位。若气管明显向健侧移位，在排除肺不张后，可酌情放出适量的气体或液体。但每次放液量不宜超过100 mL，速度宜慢，以免引起纵隔移位，导致心搏骤停。

（5）伤口护理：检查敷料是否干燥，有无渗血，发现异常及时通知医师。

（6）维持液体平衡和补充营养：①严格掌握输液量和速度。输液时应注意速度和量，防止肺水肿。全肺切除后应注意控制钠盐摄入量，24小时补液量控制在2000 mL内，速度宜慢，以 20～30 滴/分为宜。记录出入液量，维持液体平衡。②补充营养。鼓励患者进食高蛋白、高热量、丰富维生素、易消化饮食，以保证营养，提高机体抵抗力，促进伤口愈合。

(7)活动与休息：①早期下床活动。鼓励患者早期下床活动，预防肺不张，改善呼吸循环功能，增进食欲。②手臂和肩关节的运动。指导患者做肩关节和手臂的主动运动，如手术侧手臂上举、爬墙及肩关节旋前旋后运动，目的是预防术侧胸壁肌肉粘连、肩关节强直和失用性萎缩。

(8)并发症的观察与护理：①出血。密切观察患者的生命体征，胸腔引流液颜色、性质和量。当引流液量增多，每小时大于 100 mL，连续观察 3 小时，若引流液呈鲜红色、有血凝块，患者出现烦躁不安、血压下降、脉搏增快、尿少等血容量不足的表现时，应考虑有活动性出血。需立即通知医师，在监测中心静脉压下加快输血、补液速度。必要时做好开胸止血的准备。②肺炎和肺不张。鼓励患者咳嗽咳痰，痰液黏稠者给予雾化吸入，必要时行鼻导管深部吸痰或协助医师行支气管镜吸痰。③心律失常。与缺氧、出血、水电解质及酸碱失衡有关。术后应持续进行心电监护，如有异常，立即报告医师。遵医嘱应用抗心律失常药，密切观察心律、心率。④支气管胸膜瘘。由支气管残端血运不良或支气管缝合处感染、破裂等引发。表现为胸管内持续引出大量气体，患者有发热、刺激性咳嗽、呼吸困难等症状。用亚甲蓝注入胸膜腔，患者咳出亚甲蓝的痰液即可确诊。置患者于患侧卧位，以防漏液流向健侧；使用抗生素预防感染；小瘘口可自行愈合；必要时再次开胸修补。

(9)预防肺栓塞：早期下床活动，给予抗凝剂治疗，给予抗血栓弹力袜、气压治疗等预防血栓形成。

(10)疼痛的护理：给予心理护理，分散患者的注意力；安置舒适体位；咳嗽时协助患者按压手术切口减轻疼痛，必要时遵医嘱应用止痛药物。

(九)健康教育

1. 休息与运动

术后尽早下床活动，活动量逐渐增加，劳逸结合。

2. 饮食指导

维持良好的进食环境及口腔清洁，提供高蛋白、高热量、富含维生素、易消化的食物。

3. 用药指导

遵医嘱准确用药。

4. 心理指导

了解患者思想状况，解除其顾虑，增强战胜疾病的信心。

5. 康复指导

戒烟，继续进行手术侧肩关节和手臂的锻炼，练习腹式深呼吸及有效咳嗽。

6. 复诊须知

告知患者术后定期门诊随访。若出现发热、血痰、胸痛等症状，应及时复诊。

五、肺大疱护理

(一)定义

肺大疱是指发生在肺实质内的直径超过 1 cm 的气肿性肺泡。一般继发于细小支气管的炎性病变，如肺炎、肺气肿和肺结核，临床上最常与肺气肿并存。

（二）病因

肺大疱一般继发于细小支气管的炎性病变，如肺炎、肺气肿和肺结核，临床上最常与肺气肿并存。

（三）临床表现及并发症

1. 临床表现

小的肺大疱可无任何症状，巨大肺大疱可使患者感到胸闷、气短。当肺大疱破裂，产生自发性气胸，可引起呼吸困难、胸痛。

2. 并发症

自发性气胸、自发性血气胸。

（四）主要辅助检查

1. 胸片 X 线检查

是诊断肺大疱的主要方法。

2. CT 检查

能显示大疱的大小，有助于与气胸的鉴别诊断。

（五）诊断和鉴别诊断

1. 诊断

根据临床表现及辅助检查可诊断。

2. 鉴别诊断

局限性气胸、肺结核空洞、膈疝。

（六）治疗原则

（1）体积小的肺大疱多采用非手术治疗，如戒烟、抗感染治疗等。

（2）体积大的肺大疱，合并自发性气胸或感染等，应采取手术治疗。

（七）常见护理诊断

1. 气体交换受损

与疼痛、胸部损伤、胸廓活动受限或肺萎陷有关。

2. 疼痛

与组织损伤有关。

3. 潜在并发症

肺部或胸腔感染。

（八）护理措施

1. 术前护理

（1）戒烟：术前戒烟 2 周，减少气管分泌物，预防肺部并发症。

（2）营养：提供高蛋白、高热量、高维生素饮食，鼓励患者摄取足够的水分。

（3）呼吸功能锻炼：练习腹式呼吸与有效咳嗽。

（4）用药护理：遵医嘱准确用药。

（5）心理护理：与患者交流，减轻其焦虑情绪和对手术的担心。

（6）术前准备：①术前 2～3 日训练患者床上排尿、排便的适应能力。②术前清洁皮肤，常规备皮（备皮范围：上过肩，下过脐，前后过正中线，包括手术侧腋窝），做药物过敏试验。③术前一日晚给予开塞露或辉力纳肛，按医嘱给安眠药，术前 6～8 小时禁饮食。④手术日早晨穿病员服，戴手腕带，摘除眼镜、活动性义齿及饰物等。备好水封瓶、胸带、X线片、病历等。

2.术后护理

(1)全麻术后护理常规：麻醉清醒前去枕平卧，头偏向一侧，以防误吸而窒息，意识恢复、血压平稳后取半卧位。

(2)生命体征监测：术后密切监测生命体征变化，特别是呼吸、血氧饱和度的变化，注意有无血容量不足和心功能不全的发生。

(3)呼吸道护理：①鼓励并协助深呼吸及咳嗽，协助叩背咳痰。②雾化吸入疗法。③必要时用鼻导管或支气管镜吸痰。

(4)胸腔闭式引流的护理：按胸腔闭式引流常规进行护理。

(5)上肢功能康复训练：早期手臂和肩关节的运动训练可防止患侧肩关节僵硬及手臂挛缩。

(6)疼痛的护理：给予心理护理，分散患者的注意力；安置舒适体位；咳嗽时协助患者按压手术切口以减轻疼痛，必要时遵医嘱应用止痛药物。

(九)健康教育

1.休息与运动

适当活动，避免剧烈运动，防止并发症发生。

2.饮食指导

加强营养，多食水果、蔬菜，忌食辛辣油腻，防止便秘。

3.用药指导

遵医嘱准确用药。

4.心理指导

了解患者思想状况，解除其顾虑，增强战胜疾病的信心。

5.康复指导

戒烟，注意口腔卫生，继续进行手术侧肩关节和手臂的锻炼。

6.复诊须知

告知患者术后定期门诊随访。若出现胸痛、呼吸困难等症状应及时与医生联系。

六、支气管扩张护理

(一)定义

支气管扩张是由于支气管壁及其周围组织的炎性破坏所造成的一根或多根支气管异常性、永久性扩张的慢性呼吸道疾病。

(二)病因

支气管扩张的主要病因是支气管—肺组织感染和支气管阻塞。可能与先天发育障碍、遗传因素、免疫失衡或解剖缺陷等因素有关。

(三)临床表现及并发症

1.临床表现

主要为咳痰、咯血。慢性咳嗽、大量脓痰和反复咯血为典型症状。

2.并发症

胸膜炎、慢性肺源性心脏病、肺脓肿。

(四)主要辅助检查

1. CT 检查

为支气管扩张的主要诊断方法。特征性表现为管壁增厚的柱状扩张或成串、成簇的囊样改变。

2. 纤维支气管镜

有助于支气管扩张的直观或病因诊断。

3. 支气管造影

可明确扩张的部位、范围和形状。

(五)诊断和鉴别诊断

1. 诊断

根据临床表现及 CT 影像学的改变与支气管造影,即可明确诊断支气管扩张。

2. 鉴别诊断

肺脓肿、慢性支气管炎。

(六)治疗原则

支气管扩张症的内科治疗主要是控制感染和促进痰液引流,必要时应考虑外科手术切除。

(七)常见护理诊断

1. 清理呼吸道无效

与肺部感染、肺组织破坏等有关。

2. 营养失调(低于机体需要量)

与营养素摄入不足、消耗增大有关。

3. 潜在并发症

窒息、肺部感染或胸腔感染。

(八)护理措施

1. 术前护理

(1)控制感染,减少痰液,清除慢性感染灶。

(2)保持呼吸道通畅,指导患者体位引流,咯血患者除外。

(3)戒烟:术前戒烟 2 周,减少气管分泌物,预防肺部并发症。

(4)营养:提供高蛋白、高热量、高维生素饮食,鼓励患者摄取足够的水分。

(5)呼吸功能锻炼:练习腹式呼吸与有效咳嗽。

(6)心理护理:多与患者交流,减轻其焦虑情绪和对手术的担心。

(7)术前准备:①术前 2～3 日训练患者床上排尿、排便的适应能力。②术前清洁皮肤,常规备皮(备皮范围:上过肩,下过脐,前后过正中线,包括手术侧腋窝)。③术前一日晚给予开塞露或辉力纳肛,按医嘱给安眠药。术前 6～8 小时禁饮食。④手术早术晨穿病员服,戴手腕带,摘除眼镜、活动性义齿及饰物等,备好水封瓶、胸带、X 线片、病历等。

2. 术后护理

(1)按全麻术后护理常规。

(2)生命体征监测:术后密切监测生命体征变化,特别是呼吸、血氧饱和度的变化,注意有无血容量不足和心功能不全的发生。

(3)呼吸道护理:①鼓励并协助深呼吸及咳嗽,协助叩背咳痰。②雾化吸入疗法。③必要时用鼻导管或支气管镜吸痰。

(4)胸腔闭式引流的护理:按胸腔闭式引流常规进行护理。

(5)上肢功能康复训练:早期手臂和肩关节的运动训练可防止患侧肩关节僵硬及手臂挛缩。

(九)健康教育

1.休息与运动

术后尽早下床活动,活动量逐渐增加,劳逸结合。

2.饮食指导

维持良好的进食环境及口腔清洁,提供高蛋白、高热量、富含维生素、易消化的食物。

3.用药指导

遵医嘱准确用药。

4.心理指导

了解患者思想状况,解除其顾虑,增强战胜疾病的信心。

5.康复指导

戒烟,注意口腔卫生,避免感冒。继续进行手术侧肩关节和手臂的锻炼,多做深呼吸以扩大肺活量。

6.复诊须知

告知患者术后定期门诊随访。若出现发热、血痰、胸痛等表现应及时与医生联系。

七、肺隔离症护理

(一)定义

肺隔离症也称为有异常动脉供血的肺囊肿症,简称“隔离肺”,是临床上相对多见的先天性肺发育畸形。

(二)病因

肺动脉发育不全是导致肺隔离症的主要因素。

(三)临床表现及并发症

1.临床表现

一般无任何症状。继发感染后可出现反复性、持续性肺部感染,表现为寒战、发热、胸痛、咳嗽、咳痰及咯血,体重减轻。

2.并发症

肺炎、肺脓肿。

(四)主要辅助检查

1.CT 检查

可较清楚地显示病变的形态及异常动脉的存在。

2.血管造影

可观察到异常动脉分支供应的病变部位肺组织。

(五)诊断和鉴别诊断

1.诊断

根据临床表现及辅助检查可诊断。

2.鉴别诊断

肺囊肿、肺脓肿、肺肿瘤。

(六)治疗原则

肺隔离症可反复继发肺部感染,应手术治疗。

(七)常见护理诊断

1.气体交换受损

与疼痛、胸廓活动受限和肺萎陷有关。

2.疼痛

与手术创伤、留置胸腔引流管有关。

3.焦虑与恐惧

与担心手术、疼痛、疾病的预后等因素有关。

4.潜在并发症

出血、感染、肺不张、心律失常。

(八)护理措施

1.术前护理

(1)戒烟:术前戒烟2周,减少气管分泌物,预防肺部并发症。

(2)营养:提供高蛋白、高热量、高维生素饮食,鼓励患者摄取足够的水分。

(3)呼吸功能锻炼:练习腹式呼吸与有效咳嗽。

(4)用药护理:遵医嘱准确用药。

(5)心理护理:与患者交流,减轻其焦虑情绪和对手术的担心。

(6)术前准备:①术前2~3日训练患者床上排尿、排便的适应能力。②术前清洁皮肤,常规备皮(备皮范围:上过肩,下过脐,前后过正中线,包括手术侧腋窝)。③术前一日晚给予开塞露或辉力纳肛,按医嘱给安眠药,术前6~8小时禁饮食。④手术日早晨穿病员服,戴手腕带,摘除眼镜、活动性义齿及饰物等。备好水封瓶、胸带、X线片、病历等。

2.术后护理

(1)按全麻术后护理常规。

(2)生命体征监测:术后密切监测生命体征变化,特别是呼吸、血氧饱和度的变化,注意有无血容量不足和心功能不全的发生。

(3)呼吸道护理:①鼓励并协助深呼吸及咳嗽,协助叩背咳痰。②雾化吸入疗法。③必要时用鼻导管或支气管镜吸痰。

(4)胸腔闭式引流的护理:按胸腔闭式引流常规进行护理。

(5)上肢功能康复训练:早期手臂和肩关节的运动训练可防止患侧肩关节僵硬及手臂挛缩。

(九)健康教育

1.休息与运动

术后尽早下床活动,活动量逐渐增加,劳逸结合。

2.饮食指导

维持良好的进食环境及口腔清洁,提供高蛋白、高热量、富含维生素、易消化的食物。

3. 用药指导

遵医嘱准确用药。

4. 心理指导

了解患者思想状况，解除其顾虑，增强战胜疾病的信心。

5. 康复指导

戒烟，注意口腔卫生，继续进行手术侧肩关节和手臂的锻炼，多做深呼吸以扩大肺活量。

6. 复诊须知

告知患者术后定期门诊随访。若出现发热、血痰、胸痛等表现应及时与医生联系。

八、食管癌护理

(一)定义

食管癌是指由食管鳞状上皮或腺上皮的异常增生所形成的恶性病变。发病年龄多在40岁以上，男性多于女性，病因不明，有关资料表明与个人生活习惯有关。临床表现为进行性吞咽困难、胸骨后疼痛、胸闷不适，晚期出现恶病质。我国是世界上食管癌高发的国家之一。

(二)病因

食管癌的病因至今尚未明确，可能是多种因素所致的疾病：

1. 不良生活习惯

长期饮烈性酒、吸烟，饮食粗硬、过热或进食过快。

2. 生物性因素

某些粮食中含有真菌，有较强的致癌作用。

3. 化学因素

如长期食用含亚硝胺类化合物的食物。

4. 口腔卫生不良

口腔不洁或有龋齿等。

5. 食物中缺少某些元素

如缺乏钼、硒、氟、维生素A、维生素 B_2 等。

(三)临床表现及并发症

1. 临床表现

(1)早期表现：早期多无任何症状，偶有咽下食物哽噎感；胸骨后闷胀不适或疼痛。

(2)中晚期表现：进行性吞咽困难为典型症状，可有不同程度的消瘦、贫血和低蛋白血症等恶病质。肿瘤侵及邻近器官可出现声音嘶哑、持续性胸背部痛、刺激性咳嗽及大呕血等。

2. 并发症

呕血、便血、食管穿孔。

(四)主要辅助检查

1. 细胞学检查

食管拉网脱落细胞学检查是简便易行的普查方法。

2. 食管吞钡X线检查

早期可见小的充盈缺损或龛影；中晚期显示病变部位管腔充盈缺损、管腔狭窄和梗阻。

3. 食管镜检查

食管镜下可直视早期食管黏膜病变，并可取活组织检查。

（五）诊断和鉴别诊断

1. 诊断

食管癌的诊断可依据病史、临床表现及辅助检查。

2. 鉴别诊断

贲门失弛缓症、食管良性狭窄、食管良性肿瘤。

（六）治疗原则

食管癌以手术治疗为主，配合放射治疗和化学药物治疗的综合治疗。

（七）常见护理诊断

1. 营养失调（低于机体需要量）

与吞咽困难、手术后禁食有关。

2. 焦虑/恐惧

与担心手术危险及疾病预后有关。

3. 潜在并发症

吻合口瘘。

（八）护理措施

1. 术前护理

（1）心理护理：①加强与患者及其家属的沟通，减轻患者的焦虑情绪。②讲解各种治疗护理的意义、方法、大致过程、配合和注意事项。

（2）营养支持：①口服：能口服者给予进食高热量、高蛋白、含丰富维生素的流质或半流质饮食。②肠内、外营养：仅能进食流质或长期不能进食且营养状况较差者，给予静脉高营养治疗或放置十二指肠营养管给予肠内营养支持治疗。

（3）口腔护理：指导患者正确刷牙，餐后或呕吐后，立即给予温开水或漱口液漱口，保持口腔清洁。

（4）呼吸道准备：①指导并劝告患者术前戒烟 2 周以上。以减少气管、支气管分泌物，预防术后肺部并发症。②如患者合并肺内感染、慢性支气管炎，遵医嘱给予抗生素及雾化吸入控制感染。③指导患者练习腹式呼吸、缩唇呼气、有效的咳嗽训练，练习使用呼吸训练器，以增加肺活量，促进肺扩张，预防肺部并发症的发生；介绍胸腔引流设备，并告知患者术后放置胸腔引流管的目的及注意事项。

（5）胃肠道准备：①术前 1 周遵医嘱给予患者分次口服抗生素溶液可起到局部消炎、抗感染作用。②术前 3 日改为流质饮食，餐后饮温开水漱口，以冲洗食管，术前 6～8 小时禁饮食。③结肠代食管手术患者，术前 3～5 日口服抗生素，如甲硝唑、庆大霉素等。术前 2 日进食无渣流质，术前晚行清洁灌肠或全肠道灌洗以后禁饮禁食。④手术当日早晨常规留置胃管，通过梗阻部位时不能强行进入，以免穿破食管。可将胃管留在梗阻上方食管内，待手术中再放入胃内。

（6）术前常规准备：①术前 2～3 日训练患者床上排尿、排便的适应能力。②术前清洁皮肤，常规备皮（备皮的范围：上过肩，下过脐，前后过正中线，包括手术侧腋窝）。③术前一日晚给予开塞露或辉力纳肛，按医嘱给予安眠药。④手术日早晨穿病员服，戴手腕带，摘除眼镜、活动性义齿及饰物等。备好水封瓶、胸带、X线片、病历等。

2. 术后护理

(1)按全麻术后护理常规：麻醉清醒前去枕平卧位，头偏向一侧，以防误吸而窒息，意识恢复、血压平稳后取半卧位。

(2)监测并记录生命体征：每30分钟1次，平稳后1～2小时1次。

(3)呼吸道护理：①观察呼吸频率、幅度、节律及双肺呼吸音。②氧气吸入，必要时面罩吸氧，维持血氧饱和度在90%以上。③保持呼吸道通畅，鼓励患者深呼吸及有效咳嗽，协助患者叩背咳痰，必要时吸痰。④用雾化吸入稀释痰液、消炎解痉、抗感染。⑤疼痛显著影响咳嗽者可应用止痛剂。

(4)胸腔引流管的护理：按胸腔闭式引流护理常规。

(5)胃肠减压的护理：①严密观察引流量、性状、气味并记录。②妥善固定胃管，每班交接插管深度，防止脱出。③经常挤压胃管，保持通畅，必要时生理盐水冲洗胃管，防止胃管堵塞，确保减压有效性。④胃管脱出后应严密观察病情，不应再盲目插入，以免戳穿吻合口，造成吻合口瘘。⑤术后3～4日待患者胃肠功能恢复，肛门排气、胃肠减压引流量减少后，停止胃肠减压，拔出胃管。

(6)饮食护理：①术后3～5日内严格禁饮食，禁食期间持续胃肠减压，可经肠内、肠外途径补充营养。待肛门排气后可停止胃肠减压，停止胃肠减压24小时后，若无呼吸困难、胸痛、患侧呼吸音减弱及高热等吻合口瘘的症状时，则开始进食。②留置十二指肠营养管的患者，可先滴入少量温盐水，次日开始滴入38～40℃的营养液，每次200～300 mL，如无不适可逐渐增加至2000～2500 mL/d。术后10日左右根据患者情况拔除十二指肠营养管，开始经口进流食，一般术后2周改为半流食。③未留置十二指肠营养管的患者，经禁食5～6日可给全清流质饮食，每2小时给100 mL，每日6次。流质饮食1周后改为半流食，半流食1周后可进普食。④遵循少食多餐的原则，细嚼慢咽，防止进食过多、过热、生、冷、硬食物。食量不宜过多，速度不宜过快。食管癌术后可有胃液反流现象，饭后2小时勿平卧，睡眠时将枕头垫高。

(7)并发症的观察与处理：①吻合口瘘，是食管癌术后最严重的并发症，多发生在术后5～10日，表现为高热、呼吸困难、胸痛、患侧胸膜腔积气积液，严重者可发生休克。应立即禁饮食、胃肠减压、胸腔闭式引流、抗感染治疗及营养支持治疗等。②乳糜胸，多因伤及胸导管所致，多发生在术后2～10日，表现为胸闷、气短、心慌，胸腔闭式引流液为乳糜液。患者出现乳糜胸后给予高糖、高蛋白、低脂饮食，必要时完全采取胃肠道外营养，行胸腔闭式引流，促进肺膨胀。③肺栓塞：早期下床活动，给以抗凝剂治疗，给予抗血栓弹力袜、气压治疗等预防血栓形成。

(8)疼痛的护理：给予心理护理，分散患者的注意力；安置舒适体位；咳嗽时协助患者按压手术切口以减轻疼痛，必要时遵医嘱应用止痛药物。

(九)健康教育

1. 饮食

(1)少量多餐，由稀到干，逐渐增加食量，并注意进食后的反应。

(2)避免进食刺激性食物与碳酸饮料，避免进食过快、过量及硬质食物；质硬的药片可研碎后服用，避免进食花生、豆类等，以免导致吻合口瘘。

(3)进食 2 小时内不应平卧,以免胃液反流;必要时抬高床头,服用制酸剂。

(4)术后 20 天左右,大口吞咽食糜团,以扩张吻合口,防止吻合口狭窄。

(5)注意口腔卫生,增进食欲。

2. 活动与休息

术后早期下床活动,逐渐增加活动量,保证充分的睡眠,劳逸结合。

3. 加强自我观察

若术后 3～4 周再次出现吞咽困难,可能为吻合口狭窄,应及时就诊。

4. 康复指导

告知患者保持口腔卫生,出院后继续进行手术侧肩关节和手臂的锻炼,以恢复正常的活动功能。

5. 复诊须知

告知患者术后需要定期门诊随访。若出现发热、胸痛、咽下困难等表现应及时与医生联系。

九、贲门失弛缓症护理

(一)定义

贲门失弛缓症是指由于食管贲门部的神经肌肉功能障碍所致的食管功能性疾病。

(二)病因

贲门失弛缓症的病因至今尚未明确,可能与患者情绪激动、不良饮食习惯、进食刺激性食物等多种因素有关。

(三)临床表现及并发症

1. 临床表现

阵发性无痛性吞咽困难是本病最典型的症状。可有胸骨后疼痛、食物反流和呕吐、体重减轻等。

2. 并发症

反流性食管炎、吸入性肺炎。

(四)主要辅助检查

(1)食管钡餐 X 线造影:可见食管扩张、食管末端狭窄呈鸟嘴状。

(2)食管镜检查:食管镜检查可排除器质性狭窄或肿瘤。

(3)食管动力学检测。

(五)诊断和鉴别诊断

(1)诊断:贲门失弛缓症的诊断可依据病史、临床表现及辅助检查。

(2)鉴别诊断:①食管癌。②食管炎。③食管良性肿瘤。

(六)治疗原则

对症状较轻者可采取保守治疗,如缓解紧张情绪、服用抑制胃酸分泌药物等,对中、重度患者应行手术治疗。

(七)常见护理诊断

1. 营养失调(低于机体需要量)

与吞咽困难、手术后禁食有关。

2. 焦虑/恐惧

与担心手术危险及疾病预后有关。

3. 潜在并发症

胃液反流。

（八）护理措施

1. 术前护理

(1)饮食护理：能进食者给予高蛋白、高热量、富含维生素的流质或半流质饮食。不能进食者静脉补充液体，纠正水电解质紊乱。

(2)口腔护理：指导患者正确刷牙，餐后或呕吐后，立即给予温开水或漱口液漱口，保持口腔清洁。

(3)术前准备：①呼吸道准备：术前 2 周戒烟，训练患者深呼吸、有效咳痰的动作。②胃肠道准备：术前 3 天给流质饮食，在餐后饮温开水漱口，冲洗食管，以减轻食管黏膜的炎症和水肿。术前一日晚给予开塞露或辉力纳肛，术前 6～8 小时禁饮食。③术前 2～3 日训练患者床上排尿、排便的适应能力。④皮肤准备：术前清洁皮肤，常规备皮(备皮范围：上过肩，下过脐，前后过正中线，包括手术侧腋窝)。⑤术前一日晚按医嘱给安眠药。⑥手术日早晨穿病员服，戴手腕带，摘除眼镜、活动性义齿及饰物等。备好水封瓶、胸带、X 线片、病历等。

(4)心理护理：解说手术治疗的意义；解释术后禁食的目的，并严格遵照医嘱恢复饮食。

2. 术后护理

(1)按全麻术后护理常规，麻醉清醒前去枕平卧，头偏向一侧，以防误吸而窒息，意识恢复、血压平稳后取半卧位。

(2)病情观察：术后加强对生命体征的监测，防止出现血容量不足或心功能不全。

(3)呼吸道护理：①观察呼吸频率、幅度、节律及双肺呼吸音变化。②氧气吸入 5 L/min，必要时面罩吸氧。③鼓励患者深呼吸及有效咳嗽，必要时吸痰。④稀释痰液：用雾化稀释痰液，解痉平喘，抗感染。⑤疼痛显著影响咳嗽者可应用止痛剂。

(4)胸腔闭式引流管护理：按胸腔闭式引流护理常规护理。

(5)胃肠减压护理：①严密观察引流量、性状、气味并记录。②妥善固定胃管，防止脱出，持续减压。③经常挤压胃管，保持通畅。引流不畅时，可用少量生理盐水低压冲洗。④术后 3～4 日待肛门排气、胃肠减压引流量减少后，拔出胃管。

(6)饮食护理：①食管黏膜破损者，按食管癌术后饮食护理。②食管黏膜未破损者，术后 48 小时左右拔除胃管，术后第 3 日胃肠功能恢复后进流食，少食多餐；术后第 5 日过渡到半流食；术后第 7 日可进普食，以易消化、少纤维的软食为宜，细嚼慢咽。避免吃过冷或刺激性食物。

(7)并发症的观察与处理：①胃液反流，是手术后常见的并发症，表现为嗳气、反酸、胸骨后烧灼样痛、呕吐等。应准确执行医嘱给予制酸药和胃动力药。②肺不张、肺内感染，术后应保持呼吸道通畅，鼓励患者深呼吸和有效咳嗽，及时使用止痛剂，保持引流管通畅，以预防肺部并发症的发生。

（九）健康教育

1. 休息与运动

术后尽早下床活动，活动量逐渐增加，劳逸结合。

2. 饮食指导

指导患者进高蛋白、高热量、富含维生素的饮食，少食多餐。

3. 用药指导

按医嘱准确用药。

4. 心理护理

与患者交流，增强战胜疾病的信心。

5. 康复指导

告知患者保持口腔卫生，出院后继续进行手术侧肩关节和手臂的锻炼，以恢复正常的活动功能。

6. 复诊须知

告知患者术后需要定期门诊随访。若出现发热、胸痛、咽下困难等表现应及时与医生联系。

十、食管平滑肌瘤护理

(一)定义

食管平滑肌瘤是指由于食管贲门部的神经肌肉功能障碍所致的食管功能性疾病。

(二)病因

食管平滑肌瘤的病因至今尚未明确。多发生于食管固有肌层，以纵行肌为主。

(三)临床表现及并发症

1. 临床表现

吞咽困难是最常见的症状，呈间歇性发作。可伴有上腹部不适、反酸、呕吐及食欲下降等。

2. 并发症

反流性食管炎、吸入性肺炎。

(四)主要辅助检查

1. 食管钡餐 X 线造影

是本病的主要诊断方法。

2. 食管镜检查

食管镜检查可明确肿瘤的部位、大小、形状和数目。

(五)诊断和鉴别诊断

1. 诊断

食管平滑肌瘤的诊断可依据病史、临床表现及辅助检查。

2. 鉴别诊断

纵隔肿瘤、食管癌。

(六)治疗原则

一旦诊断明确，主张手术治疗。

(七)常见护理诊断

1. 营养失调(低于机体需要量)

与吞咽困难、手术后禁食有关。

2. 焦虑/恐惧

与担心手术危险及疾病预后有关。

(八)护理措施

1. 术前护理

(1)饮食护理:能进食者给予高蛋白、高热量、富含维生素的流质或半流质饮食。不能进食者静脉补充液体,纠正水电解质紊乱。

(2)口腔护理:指导患者正确刷牙,餐后或呕吐后,立即给予温开水或漱口液漱口,保持口腔清洁。

(3)术前准备:①呼吸道准备。术前 2 周戒烟,训练患者深呼吸、有效咳痰的动作。②胃肠道准备。术前 3 天给予流质饮食,在餐后饮温开水漱口,冲洗食管,以减轻食管黏膜的炎症和水肿,术前一日晚给予开塞露或辉力纳肛,术前 6~8 小时禁饮食。③术前 2~3 日训练患者床上排尿、排便的适应能力。④皮肤准备。术前清洁皮肤,常规备皮(备皮范围:上过肩,下过脐,前后过正中线,包括手术侧腋窝)。⑤术前一日晚按医嘱给安眠药。⑥手术日早晨穿病员服,戴手腕带,摘除眼镜、活动性义齿及饰物等。备好水封瓶、胸带、X 线片、病历等。

(4)心理护理:解说手术治疗的意义,解释术后禁食的目的,并严格遵照医嘱恢复饮食。

2. 术后护理

(1)按全麻术后护理常规,麻醉清醒前去枕平卧,头偏向一侧,以防误吸而窒息,意识恢复、血压平稳后取半卧位。

(2)病情观察:术后加强对生命体征的监测,防止出现血容量不足或心功能不全。

(3)呼吸道护理:①观察呼吸频率、幅度、节律及双肺呼吸音变化。②氧气吸入 5 L/min,必要时面罩吸氧。③鼓励患者深呼吸及有效咳嗽,必要时吸痰。④稀释痰液,用雾化稀释痰液,解痉平喘,抗感染。⑤疼痛显著影响咳嗽者可应用止痛剂。

(4)胸腔闭式引流管护理:按胸腔闭式引流护理常规护理。

(5)胃肠减压护理:①严密观察引流量、性状、气味并记录。②妥善固定胃管,防止脱出,持续减压。③经常挤压胃管,保持通畅。引流不畅时,可用少量生理盐水低压冲洗。④术后 3~4 日待肛门排气、胃肠减压引流量减少后,拔出胃管。

(6)饮食护理:①食管黏膜破损者,按食管癌术后饮食护理。②食管黏膜未破损者,术后 48 小时左右拔除胃管,术后第 3 日胃肠功能恢复后进流食,少食多餐;术后第 5 日过渡到半流食;术后第 7 日可进普食,以易消化、少纤维的软食为宜,细嚼慢咽。避免吃过冷或刺激性食物。

(九)健康教育

1. 休息与运动

术后尽早下床活动,活动量逐渐增加,劳逸结合。

2. 饮食指导

指导患者进高蛋白、高热量、富含维生素的饮食,少食多餐。

3. 用药指导

按医嘱准确用药。

4. 心理护理

与患者交流,增强战胜疾病的信心。

5. 康复指导

告知患者保持口腔卫生，出院后继续进行术侧肩关节和手臂的锻炼，以恢复正常的活动功能。

6. 复诊须知

告知患者术后需要定期门诊随访。若出现发热、胸痛、咽下困难等表现应及时与医生联系。

十一、膈疝护理

(一)定义

膈疝是内疝的一种，是指腹腔内脏器等通过膈肌异位移动到胸腔内的疾病状态。可分为创伤性膈疝和非创伤性膈疝。

(二)病因

与先天性膈肌发育不良、肥胖、胸腹腔内的压力差异和胸部损伤等因素有关。

(三)临床表现及并发症

1. 临床表现

(1)腹腔脏器疝入胸腔引起的功能变化：如胀饱、反酸、腹痛和呕吐等。

(2)胸腔内脏器受压引起呼吸循环功能障碍：如胸闷、呼吸困难和心悸等。

2. 并发症

反流性食管炎、肠梗阻。

(四)主要辅助检查

1. 食管钡餐X线造影

是本病的主要诊断方法。

2. 胃镜检查

可判断疝的类型和大小，并可与其他疾病相鉴别。

(五)诊断和鉴别诊断

1. 诊断

膈疝的诊断可依据病史、临床表现及辅助检查。

2. 鉴别诊断

反流性食管炎、心肌梗死。

(六)治疗原则

无症状或症状很轻可保守治疗，如促进食物排空、减少胃液分泌等。症状重者或创伤性膈疝，一旦诊断明确，通常主张手术治疗。

(七)常见护理诊断

1. 气体交换受损

与肺组织受压或胸外伤有关。

2. 焦虑/恐惧

与担心手术危险及疾病预后有关。

3. 潜在并发症

低氧血症、出血、心律失常等。

（八）护理措施

1. 术前护理

（1）心理护理：①加强与患者及其家属的沟通，减轻其焦虑情绪。②讲解各种治疗护理的意义及方法、手术过程和配合注意事项等。

（2）营养支持：①口服给予高热量、高蛋白、含丰富维生素的流质或半流质饮食。②肠内、外营养适用于仅能进食流质或长期不能进食且营养状况较差者。

（3）呼吸道准备：术前 2 周戒烟，训练患者深呼吸、有效咳痰的动作。

（4）胃肠道准备：术前 3 日改为流质饮食，餐后饮温开水漱口，冲洗食管，以减轻食管黏膜的炎症和水肿，术前 6～8 小时禁饮食。术前一日晚给予辉力纳肛，预防术后便秘。手术日早晨常规留置胃管，通过梗阻部位时不能强行进入，以免戳破食管。

（5）口腔护理：指导患者正确刷牙，餐后或呕吐后，立即给予温开水或漱口液漱口，保持口腔清洁。

（6）术前准备：①术前 2～3 日训练患者床上排尿、排便的适应能力。②皮肤准备：术前清洁皮肤，常规备皮（备皮范围：上过肩，下过脐，前后过正中线，包括手术侧腋窝）。③术前一日晚给予开塞露或辉力纳肛，术前 6～8 小时禁饮食，按医嘱给安眠药。④手术日早晨穿病员服，戴手腕带，摘除眼镜、活动性义齿及饰物等。备好水封瓶、胸带、X 线片、病历等。

2. 术后护理

（1）按全麻术后护理常规，麻醉清醒前去枕平卧，头偏向一侧，以防误吸而窒息，意识恢复、血压平稳后取半卧位。

（2）病情观察：术后加强对生命体征的监测，防止出现呼吸、循环功能障碍。

（3）胸腔闭式引流管护理：按胸腔闭式引流护理常规护理。

（4）胃肠减压护理：术后胃管应妥善固定，防止脱出，持续减压。经常挤压胃管，防止堵塞。若引流不畅时，可用少量生理盐水冲洗。待肠蠕动恢复、肛门排气后方可拔除胃管。

（5）饮食护理：术后 48 小时左右拔除胃管，术后第 3 日胃肠功能恢复后进流食，少食多餐；术后第 5 日过渡到半流食；术后第 7 日可进普食，以易消化、少纤维的软食为宜，细嚼慢咽。

（九）健康教育

1. 休息与运动

术后尽早下床活动，活动量逐渐增加，劳逸结合。

2. 饮食指导

指导患者进高蛋白、高热量、富含维生素的饮食，少食多餐。

3. 用药指导

按医嘱准确用药。

4. 康复指导

告知患者保持口腔卫生，出院后继续进行手术侧肩关节和手臂的锻炼，以恢复正常的活动功能。

5. 复诊须知

告知患者术后需要定期门诊随访。若出现发热、胸痛、咽下困难等表现应及时与医生联系。

十二、纵隔肿瘤护理

(一)定义

纵隔肿瘤是一组起源于纵隔的肿瘤,包括胸腺瘤、畸胎瘤、神经源性肿瘤等。

(二)病因

原发纵隔肿瘤的病因尚不明确。部分肿瘤因为异位细胞或组织种植纵隔腔,异常增生而形成肿瘤。

(三)临床表现及并发症

1. 临床表现

纵隔肿瘤早期可无任何症状,常于体检时发现。侵犯、压迫邻近器官可出现胸痛、胸闷、声音嘶哑、Horner 综合征、重症肌无力等。

2. 并发症

上腔静脉压迫综合征、重症肌无力。

(四)主要辅助检查

1. 活组织检查

活检可确定肿瘤性质。

2. 胸部 CT 检查

明确纵隔肿瘤的部位、大小、范围等。

(五)诊断和鉴别诊断

1. 诊断

纵隔肿瘤的诊断主要根据病史、临床表现和辅助检查。

2. 鉴别诊断

胸壁结核、主动脉瘤、胸内肿瘤。

(六)治疗原则

手术为主要治疗方法,除恶性淋巴源性肿瘤适宜放射治疗外,绝大多数原发性纵隔肿瘤只要无其他禁忌证,均应外科治疗。

(七)常见护理诊断

1. 疼痛

与肿瘤压迫及浸润周围组织、手术创伤有关。

2. 焦虑/恐惧

与疼痛及疾病预后有关。

3. 潜在并发症

窒息的危险与胸腺瘤合并重症肌无力有关。

(八)护理措施

1. 术前护理

(1)戒烟:术前戒烟 2 周,减少气管分泌物,预防肺部并发症。

(2)营养:提供高蛋白、高热量、高维生素饮食,鼓励患者摄取足够的水分。

(3)呼吸功能锻炼:练习腹式呼吸与有效咳嗽。

(4)用药护理:遵医嘱用药。

(5)心理护理:与患者交流,减轻其焦虑情绪和对手术的担心。

(6)术前准备:①术前2～3日训练患者床上排尿、排便的适应能力。②皮肤准备。术前清洁皮肤,常规备皮(备皮范围:上过肩,下过脐,前后过正中线,包括手术侧腋窝)。③术前1日晚给予开塞露或辉力纳肛,术前6～8小时禁饮食,按医嘱给安眠药。④手术日早晨穿病员服,戴手腕带,摘除眼镜、活动性义齿及饰物等。备好水封瓶、胸带、X线片、病历等。

2.术后护理

(1)按全麻术后护理常规,麻醉清醒前去枕平卧,头偏向一侧,以防误吸而窒息,意识恢复、血压平稳后取半卧位。

(2)生命体征监测:术后密切监测生命体征变化,特别是呼吸、血氧饱和度的变化,防止重症肌无力危象发生。

(3)呼吸道护理:①观察呼吸频率、节律,双肺呼吸音。②鼓励并协助深呼吸及咳嗽,协助叩背咳痰。③雾化吸入疗法。④必要时用鼻导管或支气管镜吸痰。

(4)纵隔引流者连接胸腔引流瓶,按胸腔闭式引流常规进行护理。

(5)做正中切口者,应注意引流通畅,以及有无血肿压迫引起呼吸困难和颈静脉怒张。

(6)功能锻炼:①鼓励患者早下床活动,预防肺不张。②指导卧床患者被动肢体按摩和主动背曲和肩关节运动,预防关节强直和失用性萎缩。

(7)重症肌无力患者,遵医嘱床头备新斯的明,以备肌无力危象发生时急救。

(九)健康教育

1.休息与运动

患者出院后继续进行上肢功能锻炼,范围逐渐增大,以恢复正常的活动功能。

2.饮食指导

维持良好的进食环境及口腔清洁,提供高蛋白、高热量、富含维生素、易消化的食物。

3.用药指导

遵医嘱准确用药。

4.心理指导

了解患者思想状况,解除其顾虑,增强战胜疾病的信心。

5.康复指导

戒烟,注意口腔卫生,宣传咳痰重要性,训练有效的咳痰方法,多做深呼吸以扩大肺活量。

6.复诊须知

告知患者术后定期门诊随访。若出现发热、血痰、胸痛等表现应及时与医生联系。

十三、胸腺瘤合并重症肌无力护理

(一)定义

胸腺瘤是最常见的前上纵隔原发性肿瘤,它起源于胸腺上皮,但不包括起源于生殖细胞、淋巴细胞、神经内分泌细胞及脂肪细胞的肿瘤。约占成人所有纵隔肿瘤的20%～40%。常合并副瘤综合征,以重症肌无力最为常见。

(二)病因

病因尚不明确,为胸腺上皮细胞异常增生形成的肿瘤。

（三）临床表现及并发症

1. 临床表现

侵犯、压迫邻近器官可出现咳嗽、胸痛、胸闷、声音嘶哑、Horner 综合征等，合并肌无力者可出现眼睑下垂、复视、咀嚼无力、吞咽困难、易疲劳等症状。

2. 并发症

重症肌无力、单纯红细胞再生障碍性贫血。

（四）主要辅助检查

1. 活组织检查

活检可确定肿瘤性质。

2. 胸部 CT 检查

明确肿瘤的部位、大小、范围等。

（五）诊断和鉴别诊断

1. 诊断

肿瘤的诊断主要根据病史、临床表现和辅助检查。

2. 鉴别诊断

畸胎瘤、主动脉瘤。

（六）治疗原则

胸腺瘤一经诊断应行外科手术切除治疗，无论良性或恶性胸腺瘤都应尽早切除。

（七）常见护理诊断

1. 疼痛

与肿瘤压迫及浸润周围组织、手术创伤有关。

2. 焦虑

与疼痛、疾病预后有关。

3. 潜在并发症

窒息的危险与胸腺瘤合并重症肌无力有关。

（八）护理措施

1. 术前护理

(1)按胸外科术前一般护理常规。

(2)心理护理：与患者进行密切的交流，取得患者信任，使其树立战胜疾病的信心。

(3)术前戒烟：吸烟会使术后痰液增多、黏稠不易咳出，并可降低呼吸道抵抗力，增加气道阻力，因此应嘱吸烟患者术前绝对戒烟 2 周。

(4)呼吸功能训练：通过呼吸功能训练可改善通气、换气功能，提高肺的顺应性，减少或避免术后并发症的发生。

(5)纠正营养障碍：对于吞咽乏力和长期食欲低下者术前应给予高蛋白、高营养、高维生素、易消化的流质或半流质饮食，必要时给予静脉营养以纠正营养不良。

(6)病情观察：观察患者有无眼睑下垂、复视、咀嚼无力、吞咽困难等眼肌及脊神经受累情况。重症肌无力患者可出现：①面部肌肉无力，常导致面部表情扭曲及苦笑。②舌肌萎缩可导致舌表面沟纹增多。③颈部屈肌无力，可导致患者长时间用手支撑头部。④呼吸肌受累，可导致患者呼吸困难，严重时引起死亡。⑤对称性的四肢骨骼肌无力，近端多于远段，上肢多于下肢。感觉正常，深肌腱反射存在，但随着重复刺激而反射消失。

(7)术前用药：术前为改善患者基本情况，缓解症状，口服溴吡新斯的明 60 mg，每日 3～4 次，以维持其正常的自主呼吸，手术日早晨加服 1 次。术前应用激素的患者应将激素量控制在最低维持量。服药期间密切观察用药后反应，出现情况及时处理。

(8)床边常规备急救车、新斯的明、气管切开包和人工呼吸机等，以备不时之需。

2.术后护理

(1)按胸外科术后一般护理常规。

(2)做好心理护理，讲解疾病的相关知识，有利于患者积极配合治疗。

(3)指导饮食护理，给予低盐，低脂，低糖，富含钾、钙及维生素的食物。

(4)保持呼吸道通畅，预防肺部并发症。

(5)维持营养和电解质平衡：术后不能进食者应给予鼻饲，必要时可适当静滴脂肪乳、氨基酸、白蛋白等以改善机体营养状况。注意维持血清电解质平衡，及时纠正由于各种原因导致的电解质紊乱。

(6)术后并发症的观察与处理：①重症肌无力危象。疾病恶化、感染、手术创伤或胆碱酯酶类药物用药不足或突然停药均可引起乙酰胆碱受体相对缺乏而出现重症肌无力危象，表现为全身无力、呼吸困难、咳嗽无力、缺氧、烦躁甚至呼吸衰竭。出现以上症状应立即在依酚氯铵(腾喜龙)试验指导下肌注新斯的明加阿托品(心率明显增快者不注射阿托品)。如呼吸功能仍不恢复，且频繁发生重症肌无力危象，应及早行气管切开，迅速给予正压辅助呼吸，必要时可行大剂量激素冲击治疗。在进行激素冲击治疗时患者重症肌无力的症状可能暂时加重，应引起重视。②胆碱能危象。常因胆碱酯酶药物用量过大而引起，表现为瞳孔缩小，唾液、眼泪、呼吸道分泌物增加，肌肉颤动等毒蕈碱样反应，可通过腾喜龙试验与重症肌无力危象鉴别。

(九)健康教育

1.休息与运动

术后早期下床活动，逐渐增加活动量，保证充分的睡眠，避免着凉，劳逸结合。

2.饮食指导

维持良好的进食环境及口腔清洁，提供高蛋白、高热量、富含维生素、易消化的食物。

3.用药指导

指导患者按时、按量服用胆碱能药物。

4.心理指导

了解患者思想状况，解除其顾虑，增强战胜疾病的信心。

5.康复指导

戒烟，注意口腔卫生，宣传咳嗽的重要性，训练有效的咳嗽方法，多做深呼吸以扩大肺活量。

6.复诊须知

告知患者术后定期门诊复查。若出现发热、血痰、胸痛等表现应及时与医生联系。

十四、肺移植护理

肺移植是治疗晚期肺实质疾病及晚期肺血管疾病的唯一有效方法。

(一)术前护理常规

1. 心理护理

术前进行3个月的科普宣教和心理疏导,以提高患者配合医护的积极性。

2. 加强呼吸康复训练

训练缩唇呼气和有效咳嗽,避免连续咳嗽。

3. 营养支持

加强营养,体重不低于标准体重的70%。

4. 术前病房准备

在监护室的基础上使用单间,强调术前1日用高锰酸钾1.5 g加甲醛(3 mL/m^3)对监护病房及物品熏蒸12小时以上,有效开窗通风后紫外线消毒1小时备用。

(二)术后护理常规

1. 血流动力学监测与缺血再灌注(IR)损伤监护

肺移植后供肺都有不同程度的IR,主要表现为大量泡沫样痰、肺功能减退等肺水肿表现。通过中心静脉压监测控制输液总量和速度(4~8 cmH_2O),增加胶体液的比例,降低左室前负荷。

(1)保留Swan-Ganz管,监测心功能及维持合理的脱水状态。

(2)严格控制液体平衡,避免输液过多或过快,可随时用利尿剂。

(3)术后2~3日,静脉维持低浓度多巴胺每分钟3~4 μg/kg,可降低左室后负荷,扩张肾血管。移植肺液体渗出量与肺楔压成正比,故应注意肺楔压,防止肺水肿。

(4)肺动脉高压患者术后血流动力学常不稳定,如术后移植肺有明显的V/Q失调,通气一般仅能达50%左右,而灌注可达95%以上,由于绝大部分灌注到移植肺,使术后肺水肿的危险性增大,应严密监护。

2. 呼吸功能监测和机械通气的应用

呼吸功能监测和机械通气模式的调整依靠呼吸体征、无创动脉血氧饱和度和动脉血气分析的动态观察来进行。

(1)机械通气原则是采用保护性辅助通气,通常采用SIMV+PSV通气模式,使用呼吸机时应遵循两个原则:

1)最低浓度氧,吸氧浓度初始为60%,以后根据监测指标逐步下调。

2)最低吸气压力峰值,吸气压力峰值控制在30 mmHg以下。如肺活量及吸气力量足够,氧浓度在30%~50%,检查血气稳定,应尽早拔管。多数患者数小时至24小时即可拔管,拔管后应及时拍摄胸片。

(2)在患者自主呼吸期间,仍需密切监测呼吸频率、幅度,肺部呼吸音等,每日雾化吸入3~4次,必要时协助叩背咳痰,配合口服祛痰药物,保持呼吸道通畅,防止肺部感染。

3. 泌尿系统护理

(1)观察尿量、尿密度、尿pH及尿色,记录每小时尿量,尿量过多时需注意纠正电解质紊乱,及早补充钾、钠、镁离子,防止引起心律失常,尿量<30 mL/h,须及时查明原因。

(2)会阴护理每日2次,保持局部干燥,防止逆行感染。

4. 饮食护理

(1)在气管插管拔除4~6小时后可少许饮水,若无呛咳且肠蠕动恢复好,可进半流食,给高蛋白、高碳水化合物、高维生素的少渣饮食。

（2）卧床期间应进富含纤维的食物，预防便秘发生，如 3 日不排便者，可给润肠药物或开塞露通便。

5. 术后并发症的观察与护理

（1）急性排斥反应：一般出现在 1 周以后，最早可出现在术后第 5 日，主要表现为体温上升，超过原体温的 0.5℃，胸痛，疲乏，全身不适，咳嗽和程度不等的呼吸困难。一旦出现或怀疑需大剂量激素冲击治疗。

（2）慢性排斥反应：病变为不可逆性，随着病程加长，病变进行性加重，肺功能不断被破坏，虽给大量的免疫抑制剂、激素等，仍继续恶化，严重者长期依赖氧气。

（3）移植肺功能衰竭。

1）发生率最高可达 20%，如术后严重低氧血症，难以脱离呼吸机，需较高氧浓度，表现为 ARDS。

2）X 线肺内持续有浸润性改变，肺活检有严重弥漫性肺泡病变，一般可保守治愈，严重者可使用膜肺，或用双腔气管插管，双肺独立通气治疗，如仍无效，则需再移植。

（4）肺部感染的预防。

1）严密执行保护性隔离，病情稳定后尽早拔除各种插管，以减少医源性感染。

2）吸痰时严格执行无菌操作原则，严密观察气道分泌物的量、色及性质，随时做痰培养加药敏试验。

3）注意叩背，咳嗽不能用力过度，防止吻合口张力过大而影响愈合。

（5）其他脏器功能监护：严密监测心、肝、肾及造血系统功能。

6. 疼痛的护理

本手术创伤大，如镇痛效果不佳，患者不能进行有效的咳嗽、咳痰，会增加肺部感染的概率。应多与患者沟通，使其保持乐观积极的情绪，分散其注意力，提高对疼痛的耐受性，遵医嘱应用镇痛药。

（三）健康教育

1. 用药指导

需终身、按时、按量服用免疫抑制剂。

2. 消毒隔离

（1）保持居住环境干净和整洁。

（2）进食时注意分开餐具，煮食要熟，避免生冷、辛辣食物。注意均衡饮食，多进食高蛋白、高维生素食物。避免烟酒和浓茶。

（3）注意日常卫生和口腔卫生，勤洗手，三餐后清洁牙齿。

（4）在人群集中的公共场所和医院，要戴口罩，禁止探视患传染性疾病的人。

3. 心理指导

保持心情舒畅、情绪稳定。

4. 休息与运动

坚持适量运动和避免劳累，维持机体良好免疫状态，避免感染发生。

5. 随访指导

严格按照医师要求随访胸片、胸部 CT、肺功能、气管镜等。

（徐　阳）

第四节　胸外科专科护理

一、导管专项护理

(一)胸腔引流管

1. 水封瓶的选择

水封瓶分为单腔、双腔、三腔 3 种型号。单纯气体引流，最好选择单腔水封瓶，引流液体选择双腔水封瓶，需连接负压吸引器行负压吸引时则选择三腔水封瓶。

2. 保持胸腔引流管密闭和通畅

胸管各连接管衔接处必须连接紧密牢固，胸管必须没入水面下 3～4 cm，防止松脱和漏气，以免人为因素导致气胸；定期由上到下挤压胸管，2 小时左右挤压一次，防止血块及纤维条索堵塞引流管，同时避免导管扭曲、打折导致引流不畅。

3. 妥善固定胸腔引流管

在患者体内部分胸管必须以缝线固定于皮肤上，以免胸管受外力牵拉及重力作用脱出。引流管的长度一般在 100 cm 左右，以能将引流管固定在床缘，且能使它垂直降到引流瓶为宜，过短影响患者翻身活动，过长影响引流效果。水封瓶用挂钩固定于手术侧床沿下或放置在手术侧地上，严禁将水封瓶碰倒导致胸管与大气相通。患者活动时避免牵拉引流管导致引流管脱出和牵拉痛。

4. 预防逆行感染

水封瓶应置于患者胸部水平下 60～100 cm；搬运患者时，先用两把止血钳双重夹住胸腔引流管，再把引流瓶置于床上或放在患者的双下肢之间进行搬运。搬运后，先把引流瓶放于低于胸腔的位置，再松止血钳。

5. 观察引流效果

做好巡视工作，注意观察水柱波动情况及管路连接情况，观察引流液的量及性质，及时发现病情变化。

6. 更换水封瓶

单腔水封瓶 24 小时更换瓶内生理盐水，1 周更换水封瓶 1 次。双腔及三腔水封瓶每日统计 24 小时引流量，引流液满时随时更换，1 周内至少更换 1 次。更换时严格无菌操作，必须两把血管钳同时夹闭胸管后再予更换。

7. 健康宣教

向患者及其家属详细讲解带胸管期间注意事项，让患者及其家属了解胸腔闭式引流管的重要性，提高脱管的警惕性。

(二)胃管及十二指肠营养管

1. 置入长度

由于消化道重建，术后胃进入胸腔，胃管插入的长度要根据吻合口的高低适当变浅，成人一般 40～45 cm，十二指肠营养管置入长度通常要过十二指肠屈氏韧带。

2. 妥善固定

采用 Y 形 3M 粘着性胶带分别固定胃管与十二指肠营养管于鼻翼上，每日晨常规更换胶带，更换时须将脸部及鼻翼周围皮肤油脂擦拭干净以提高牢固性，并注意经常更换粘贴部位，防止发生导管相关性压疮。胶带变湿后随时更换。胃肠减压器可用棉质扁带悬挂于颈部固定，扁带长度小于胃管外置的长度，以降低胃肠减压器及减压液对胃管的外力牵拉，降低计划外脱管的发生。

3. 保持导管通畅

术后24小时，胃肠减压可有血性液体引出，1～2小时给予冷盐水冲洗胃管，不仅可以减少堵管的发生，还可以减少切口渗血。十二指肠营养管6～8小时给予温水脉冲式封管，必要时给予碳酸氢钠冲管以防止营养液附壁堵塞导管。

4. 严密观察导管刻度及引流情况

注意胃管及营养管的刻度，标识清楚，每班交接并记录。若有脱出，不要盲目插入，应通知医师及时处理。

5. 口腔护理

每日清洁口腔，意识清楚、能合作的患者鼓励其刷牙漱口，刷牙时告知患者固定好胃管及营养管，以防脱出。生活不能自理的患者给予口腔护理，口腔护理时观察胃管及营养管是否盘曲在口内；意识不清或躁动不合作者必要时给予适当的约束。

6. 健康宣教

做好术前与术后的宣教工作，让患者及其家属了解胃肠减压及营养管的重要性，提高防脱管的警惕性。

二、呼吸道管理护理

(一)术前指导

1. 健康宣教

术前向患者及其家属说明呼吸道管理的重要性，说明手术的目的和意义，增加自我护理知识，提高患者的自理能力。并教育吸烟患者术前绝对戒烟，避免术后痰多黏稠难以咳出，减少呼吸道并发症的发生率。

2. 呼吸功能锻炼

(1)深呼吸运动：①缩唇呼吸。患者取坐位或半卧位，用鼻尽最大力吸气后屏气2～3秒，呼气时缩唇呈鱼嘴样或吹哨状，让气体从口唇缓慢呼出。尽量做到深吸慢呼，缩唇程度以不感到费力为适度。缩唇呼吸通过缩唇增加外口阻力，提高气道内压，防止小气道过早陷闭，使肺内残气量更易排出，同时增加肺泡通气量，提高肺血氧饱和度。②腹式呼吸。患者取卧位，双肩下垂，双手分别放于前胸和上腹部，用鼻缓慢吸气，吸气时胸部不动，腹部鼓起。吸气后屏气1～2秒，使肺泡最大限度充盈，达到肺扩张。呼气时尽量缓慢将气呼出。

(2)咳嗽训练：坐位咳嗽时上身稍向前倾，侧卧位咳嗽时，采取屈膝侧卧位，一手按住胸部，一手按住腹部，做深呼吸2～3次后微张口，深吸一口气，从肺部深处向外咳嗽2～3次。

(3)吸气训练器使用：吸气训练器是一种鼓励患者主动进行深而慢的最大吸气运动的装置，通过观察浮标升起的刻度来判断肺活量的多少。方法：患者取坐位或半卧位，训练器直立放置并保持与心脏同一水平，先将肺内气体呼出，然后用口含住训练器的含嘴，均匀缓慢吸气，使第一个浮标升起，尽可能长时间地保持该浮标所处的位置，而第二、第三浮标处于原始位置，以此类推，直到3个浮标升起至最高位之后缓慢呼气。

3.雾化吸入

通过雾化吸入给药，可以达到缓解支气管痉挛、稀释痰液、防止呼吸道感染的作用。

（二）术后指导

1.呼吸功能的训练

（1）缩唇呼吸：患者取坐位或半卧位，用鼻尽最大力吸气后屏气2～3秒，呼气时缩唇呈鱼嘴样或吹哨状，让气体从口唇缓慢呼出。尽量做到深吸慢呼，缩唇程度以不感到费力为适度。缩唇呼吸通过缩唇增加外口阻力，提高气道内压，防止小气道过早陷闭，使肺内残气更易排出，同时增加肺泡通气量，提高肺血氧饱和度。

（2）腹式呼吸：患者取卧位，双肩下垂，双手分别放于前胸和上腹部，用鼻缓慢吸气，吸气时胸部不动，腹部鼓起。吸气后屏气1～2秒，使肺泡最大限度充盈，达到肺扩张。呼气时尽量缓慢将气呼出。

（3）应用呼吸训练器：患者取坐位或半卧位，训练器直立放置并保持与心脏同一水平，先将肺内气体呼出，然后口含住训练器的含嘴，均匀缓慢吸气，使第一个浮标升起，尽可能长时间地保持该浮标所处的位置，而第二、第三浮标处于原始位置，以此类推，直到3个浮标升起至最高位之后缓慢呼气。

（4）人工阻力呼吸训练：又称吹气球，选择合适的气球，深吸气后尽量吹胀气球，可使肺充分膨胀，增加肺活量，同时可以增加气管内压力，防止支气管和小气管过早压瘪。但术后有肺组织漏气的患者在应用此方法时应慎重，避免增加气管内压力导致漏气处的吻合口愈合不良。可用1 mL的空针筒代替气球，深吸气后缓慢通过针筒呼出。

2.咳嗽训练

上身稍向前倾，一手按住胸部，一手按住腹部，做深呼吸2～3次后微张口，深吸一口气，从肺部深处向外咳嗽3次。

3.协助排痰

术后每2小时给予翻身，拍背，促进排痰。

（1）震动法拍背：手指弯曲，手心呈弓形，自下而上、由内向外力量均匀地拍打患者背部。每次15～30分钟。

（2）刺激咳嗽法：对于无力咳嗽的患者，在吸气末护士手指压患者胸骨上窝的气管，并通过滑动来刺激气管，引发咳嗽。

（3）鼻咽吸痰法：通过用吸痰管刺激患者咽部来引发咳嗽或者是气管深部吸痰。

（4）环甲膜穿刺：患者仰卧位，头后仰，局部消毒后，术者用示指及中指固定环状软骨两侧，以一5 mL注射器垂直刺入环甲膜。由于环甲膜后为中空的气管，因此刺穿后有落空感，术者会觉得阻力突然消失。接着回抽，如有空气抽出，则穿刺成功。患者可有咳嗽等刺激症状，遂即呼吸道梗阻的症状缓解。

（5）支气管纤维镜下吸痰：对于有大量黏稠痰而无力咳出的患者，经刺激咳嗽及鼻咽部吸痰效果不佳，可采取支气管纤维镜下吸痰。

4.雾化吸入

通过雾化吸入给药，可以达到缓解支气管痉挛、稀释痰液、防止呼吸道感染的作用。

5.充分镇痛

对疼痛较敏感的患者给予胸带固定胸壁，减少咳嗽时牵拉伤口引起的疼痛，必要时根据医嘱给予止痛药物。

综上所述，及时有效的呼吸道管理方案，对提高患者术后肺功能、减少肺部并发症的发生有重要作用。针对肺叶袖状切除患者呼吸道的管理尤为重要，对于全肺术后的患者应注意谨慎叩背。

三、肠内营养护理

（一）心理护理

在行肠内营养之前，向患者介绍肠内营养的优点，以及在输注过程中可能发生的并发症，使患者做好心理准备。必要时介绍成功的病例，增强患者的信心，向患者讲明拟采用的置管途径，及时处理鼻饲过程中出现的问题，提高患者的安全感。对于长期携带鼻肠管的患者，需做好解释工作，消除顾虑，并教会患者家属一定的操作技术，可共同参与实施。

（二）正确留置并妥善固定鼻饲管

保持鼻饲管放置深度不变。注意妥善固定，防止牵拉、脱位。同时要保持鼻饲管通畅。由于肠内营养液营养成分高、黏稠，容易造成物质沉积而阻塞管腔，故每次输注营养液前后要用足量温开水冲洗管道，保持通畅。

（三）调整好“三度”

“三度”即速度、浓度、温度。使用肠内营养液浓度需由小到大，速度由慢到快。起始浓度6%，速度40～60 mL/h，30分钟后按照10～15 mL/h递增，直到预期的液量，然后增加浓度。最终浓度可达25%，速度可达100 mL/h。如使用喂食泵，要按计划调节设置各项参数。作好营养液的加温和保温，一般温度为38～40℃，过热易致黏膜损伤，过冷易致腹泻。

（四）操作卫生及口腔护理

在实施肠内营养时，要注意无菌操作，避免污染营养液，同时每天更换输注管道，以防细菌滋生。营养液24小时内必须输注完毕。由于患者不能经口进食，唾液分泌减少，口腔黏膜干燥，同时由于长期带管，定植菌易在口腔繁殖，所以应注意口腔护理。意识不清的患者每天进行口腔护理2～3次，清醒的患者嘱其每天刷牙，勤漱口，以保持口腔湿润，防止发生口腔感染及吸入性肺炎。

（五）体位

进行肠内营养时把床头抬高30°～40°或取半卧位，可以避免呛咳、呕吐等情况的发生。灌注完毕后维持体位30～60分钟，防止因体位过低、食物反流而发生误吸。若发生误吸，应立即停止鼻饲，取右侧卧位，头部放低，吸出气道内吸入物，并抽吸胃内容物，防止进一步反流，并注意观察胃潴留情况。

（六）营养液的选择

根据患者病情，选择合适的肠内营养制剂，消化吸收功能正常或接近正常的患者，可选择整蛋白的制剂、含膳食纤维类制剂如能全力、能全素、瑞素、安素或选用肿瘤专用膳食瑞能等；炎性肠病、短肠综合征、胰腺炎等患者由于消化吸收功能差，可选用短肽类制剂，如百普力/百普素等；糖尿病患者可选用低糖膳食，如瑞代、益力佳等。

（七）代谢紊乱护理

肠内营养实施过程中，严密观察患者的反应。腹胀、腹痛时要减慢营养液泵入速度，必要时停止喂养。若患者出现腹泻，要及时通知医师，减慢喂养速度或更换营养液，同时根据患者脱水情况适当补充液体和电解质，必要时管饲给予思密达等止泻药。若为肠道菌群失调，可遵医嘱给予乳酸活菌调节胃肠功能。

四、防止血栓形成护理

（一）术前护理

1. 入院检测与评估

术前认真评估患者的全身情况和凝血情况，明确深静脉血栓形成（DVT）的高危人群，术前仔细检查。如合并心脑血管疾病、糖尿病及术前有 DVT 既往史的患者，要高度重视。

2. 心理护理

患者对疾病和外科大手术后易发生肺栓塞的情况不够了解，容易产生紧张、焦虑、恐惧，或思想上不重视等心理反应，护理人员要正确评估患者的心理特征，针对患者的不同心理反应进行有效的心理护理。要耐心、细致地向患者及其家属进行心理疏导，向其说明术后防血栓的重要性，使其积极配合治疗和护理，树立战胜疾病的信心，消除不良心态，促进康复。

3. 术前指导

嘱患者进食清淡、低脂、富含纤维素、易消化饮食，多饮水，保持大便通畅，以防止因便秘导致腹压增高、影响下肢静脉回流。术前戒烟、戒酒，减少尼古丁等引起血管收缩及血液黏稠度增高的风险。做好高危人群（糖尿病、高血压、肿瘤、肥胖、吸烟酗酒及心脏功能不全者）的健康宣教，保证水电解质平衡。讲解发生 DVT 的病因、危险因素、后果及常见症状，提高患者的警惕性，如有不适，及时告知医师、护士。术前应指导患者适应卧床大小便，熟悉各种功能锻炼的方法，使患者在术后能顺利地开展床上功能锻炼。

（二）术后护理

1. 心理护理

做好患者术后的心理护理，向患者及其家属耐心讲解术后护理的注意事项，使其认识到术后预防血栓的重要性，积极配合治疗与护理。

2. 体位与活动

术后抬高患者双下肢，最好高出心脏水平 20～30 cm，使下肢远端高于近端，不能屈髋过度，以免影响静脉回流。鼓励并协助患者在床上进行肢体活动，勤翻身。鼓励患者早期下床活动，如生命体征平稳，术后第一天晨扶患者床边站立，以促进下肢静脉回流，预防 DVT 的发生。不能下床活动者，指导患者在床上做主动屈伸运动、内外翻转运动、足踝的“环转”运动。不能自主运动患者，由护士或患者家属协助做跟腱、比目鱼肌和腓肠肌的挤压运动，必要时给予防血栓弹力袜和抗血栓压力泵等器械辅助改善下肢血液回流情况。术后患者因禁食而补液量增多，应避免在同一静脉、同一部位反复穿刺，以保持血管内膜完整性，禁止在下肢静脉输液。

3. 术后检测与观察

术后定期检测血常规及血凝常规，及早发现病情变化。仔细观察患者皮肤温度、色泽及感觉。以双手手背同时触摸患者双下肢，评估体表温度高低。观察患肢颜色并与健侧比较，指压患肢部位皮肤是否在 15 秒内转红。观察患者疼痛的部位、程度和游走方向，指压毛细血管充盈度，区别是术后疼痛还是 DVT 的早期症状。观察患者有无下肢沉重、胀痛感，如下肢出现水肿、浅静脉怒张、腓肠肌深压痛，应及时报告医师处理。

4.使用抗凝剂的护理

使用抗凝剂易致术后出血的可能性增加。但是为防止术后 DVT 的发生，术后第一天下午如无出血倾向，常规给予抗凝剂治疗。在用药前要了解患者有无出血性疾病，用药期间应检测肝、肾功能及凝血功能。用药后要观察有无出血迹象，观察术区刀口有无出血及渗血，引流液的色、质、量，观察有无黑便、咖啡样或血性呕吐物，及时检测凝血功能。

总之，护理人员应提高预防意识，深刻理解 DVT 的严重危害性。术前认真准备与检查，按照整体护理操作程序，进行系统、动态、全方位的评估，明确 DVT 高危人群。术前做好心理疏导和指导，提高患者及其家属的预防意识。术中密切观察，术后积极预防，加强围术期护理，加强指导，促进患者早日康复。

五、乳糜胸护理

（一）乳糜胸相关知识

1.定义

由于创伤、手术使胸导管或其分支破裂，乳糜液积存于胸膜腔中引起乳糜胸。是胸外科手术中较少见但较严重的一种并发症。

2.临床表现

（1）压迫症状：患者通常有胸闷、气短、心慌等心肺受压症状及胸腔积液体征。

（2）胸腔引流液：出现典型表现的乳糜液，乳白色，不易凝固，放置后分为 3 层，上层为黄色奶油状的脂肪层。

（3）胸部 X 线片：提示胸腔大量积液，胸腔引流液术后反常增多。

3.治疗方法

（1）保守治疗：术后乳糜胸每日引流量在 500 mL 以下者，经过保守治疗多能治愈。

1）营养支持：充分补充营养，给予高蛋白、高糖、低脂或无脂饮食；或根据病情禁食，完全采取肠外高营养治疗。

2）胸腔闭式引流：持续胸腔闭式引流，促进肺复张。患者采取半卧位，保持胸腔引流管口与床旁水封瓶 60～100 cm 高度差，每 1～2 小时挤压引流管 1 次，鼓励患者做深呼吸及有效咳嗽，保持胸腔引流管通畅，观察水封瓶长管中水柱是否随呼吸波动。由于胸导管压力较低，而且胸导管壁较薄，当外界压力大时容易闭合，可达到治愈乳糜胸的目的。应鼓励患者咳嗽、咳痰，膨胀良好的肺叶可压迫胸导管，以促进其闭合，对膨胀不全的患者可更换三腔水封瓶接负压吸引，根据病情需要，利用压力调节瓶内水位差，使肺部充分膨胀，脏层与壁层胸膜粘连，促使胸导管闭合。

3）配合胸膜粘连剂灌注：使用胸膜粘连剂胸腔灌注，促进胸膜壁层和脏层粘连，以堵塞胸导管瘘口。可采用 50%葡萄糖注射液或沙培林，注射前向患者详细询问有无青霉素过敏史，如有青霉素过敏史者，禁用沙培林作为胸膜粘连剂，临床多用 50%的葡萄糖注射液作为胸膜粘连剂。

4）准确监测每日乳糜量：鼓励患者下床活动，充分咳嗽、膨肺，待胸片示肺膨胀良好、每日引流量小于 50 mL、患者无胸闷憋气时拔管。

（2）手术治疗：如果每日引流量超过 1000 mL，连续 5 天以上者，需要考虑再次手术结扎胸导管。

（二）护理措施

1.病情观察

密切观察患者的生命体征和胸腔引流液。

2.胸腔引流管的护理

除常规胸腔闭式引流的护理外，还应密切观察胸腔引流液的颜色、性质、量，保持引流通畅。

3.患者呼吸道管理

指导患者有效地咳嗽咳痰，必要时给予患者叩背咳痰或者吸痰。

4.饮食和营养支持

（1）静脉营养：乳糜液为胸导管内的淋巴液，含有小肠吸收来的脂肪微滴，颜色呈乳白色。随着患者进食，尤其是高脂食物的摄入，乳糜液的漏出量会迅速增加。一旦发现乳糜胸，患者应立即禁食，减少乳糜液的漏出，避免体内蛋白大量丢失，此时还应注意给予静脉营养，避免代谢紊乱及机体衰竭等不良后果。静脉高营养液配制需严格无菌，放置时间切勿过长，应在配制后16～20小时内输完。静脉营养期间应注意保护好患者静脉。

（2）胃肠营养：①若病情允许可以进食，进食期间则应及时给予患者无脂或低脂、高糖、高蛋白饮食，维持其身体的营养需要。②若患者需要手术结扎胸导管，可于术前2小时嘱患者高脂饮食，如牛奶及动物油等，便于术中查找乳糜液瘘口。

5.胸腔灌注的护理

（1）更换体位：胸腔灌注完毕给予夹闭胸管，指导患者每15～30分钟更换体位1次，如仰卧位和左右侧卧位等，确保药物充分分布于胸膜腔，保留4～6小时后开放引流。

（2）不良反应护理：灌注后患者可能会有疼痛的表现或者体温的变化，根据具体情况采取护理措施。

6.心理护理

乳糜胸一旦发生，常常对患者情绪造成不良影响，患者会感觉到焦虑、无助、恐惧等。此时护理人员应细致耐心地向患者解释治疗饮食或禁食的必要性及意义，并耐心聆听患者诉说，开导患者，解除其不良情绪，帮助患者树立战胜疾病的信心。

7.基础护理

因患者长期应用抗生素，禁食期间为预防真菌感染，病情危重者用2%～4%碳酸氢钠行口腔护理，病情稳定者协助刷牙后予2%～4%碳酸氢钠漱口；由于患者大多存在低蛋白血症、水肿、抵抗力低下，因此，应保持卧位舒适、床单整洁，协助翻身，防止压疮的发生。

六、全麻术后饮食护理

（一）全身麻醉

全身麻醉简称全麻，是指麻醉药经呼吸道吸入、静脉或肌内注射进入体内，产生中枢神经系统的暂时抑制，临床表现为神志消失、全身痛觉消失、反射抑制和骨骼肌松弛。这种抑制是完全可逆的，当药物被代谢或从体内排出后，患者的神志及各种反射逐渐恢复。手术结束后，麻醉药作用并未结束，即使患者已经清醒，保护性反射也未能恢复正常，如果对发生并发症的可能不够重视，或是缺乏经验，可能酿成事故。

（二）饮食指导

1. 预防反流与误吸

患者全麻术后可能会因麻醉药物的影响出现恶心、呕吐，因此全麻术后去枕平卧 4 小时，头偏向一侧，禁饮食 6 小时，抬高床头 30°～40°，以防患者发生反流或者误吸，引起窒息。症状严重者关闭止痛泵，通知医师酌情用药。

2. 预防呛咳

由于全麻术后患者的吞咽功能还未恢复，全麻术后 6 小时患者完全清醒后，可给予饮水。嘱患者小口慢慢饮用，可少量多次饮用，以免发生呛咳。

3. 预防胀气

由于全麻术后患者的胃肠蠕动功能尚未恢复，术后 1～3 日给予清淡饮食。糖尿病患者给予糖尿病饮食护理，食管癌术后禁饮食。如果术后患者胀气明显，可给予开塞露或温盐水灌肠，症状还不缓解反而加重者酌情给予胃肠减压并禁饮食，根据医嘱用药。

七、食管癌根治术后饮食护理

（一）食管癌根治术

食管癌根治术是对食管癌进行手术切除的全称，包括肿瘤切除，肿瘤上下端足够长度食管切除，受累组织器官的切除，胃切除和周围软组织、淋巴结清扫，消化道重建等，以及术前、术中、术后的围术期处理的全过程。

（二）术后饮食指导

（1）术后禁食期间不可下咽唾液，以免口腔定植菌下行感染造成食管吻合口瘘。

（2）术后 3～4 日吻合口处于充血水肿期，须禁饮禁食。

（3）禁食期间持续胃肠减压，注意经静脉补充水分和营养。

（4）术后 3～4 日待胃肠功能恢复，肛门排气，胃肠减压引流量减少后，可拔除胃管，停止胃肠减压。①若患者留置十二指肠营养管，应先泵入少量的温糖盐水，次日开始泵入 38～40℃的营养液，每次 200～300 mL，如无不适可逐渐增加至每日 2000～2500 mL。②若患者未留置十二指肠营养管，停止胃肠减压 24～36 小时后，若无呼吸困难、胸痛、患侧呼吸音减弱及高热等吻合口瘘的症状以及 CT 造影检查确定无吻合口瘘后可指导患者开始进食。刷牙漱口后先试饮少量水，同时观察体温变化，如无异常，第二日可过渡到流质饮食，少量多餐。术后 6～10 日可给予全量流质，每 2 小时给 100 mL，每日 6 次，并逐日增量。全流质饮食 1 周后改为半流质饮食。要注重半流食和全流食的质量，不要限制热量，要做到营养丰富，饭菜细软，容易消化和吸收，必要时可做匀浆膳、要素膳及混合奶等饮食。半流质饮食 1～2 周患者若无特殊不适可进普食，但仍应注意少食多餐，细嚼慢咽，防止进食量过多，速度太快。

（5）避免进食生、冷、硬食物（包括质硬的药片和带骨刺的肉类、花生、豆类等），以免导致后期吻合口瘘。

（6）遵循少食多餐、细嚼慢咽的原则，食量不宜过多、速度不宜过快。进食量多、速度过快或因吻合口水肿可导致进食时呕吐，严重者应禁食，给予肠外营养，待 3～4 日水肿消退后再继续进食。

（7）术后 3～4 周应大口吞食食糜团，防止吻合口瘢痕形成，若再次出现吞咽困难，应考虑吻合口狭窄，可行食管扩张术。

(8)食管胃吻合术后患者可能有胸闷、进食后呼吸困难,应告知患者是由于胃已拉入胸腔,肺受压暂时不能适应所致。建议患者少食多餐,经 1～2 个月后,此症状多可缓解。

(9)食管癌术后由于消化道重建,贲门括约肌抗反流功能消失,可有胃液反流现象,患者可出现胃灼热、胸前区不适,嘱患者饭后 2 小时勿平卧,睡眠时将枕头垫高。

八、深静脉置管护理

深静脉置管是一种创伤性操作,穿刺时的器械、术后的导管系统均与大气相通,血液与输入液体为外界细菌污染造成条件,因此操作术中与术后护理的无菌要求十分严格。常用置管方式有右颈内静脉穿刺置管、锁骨下静脉穿刺置管、股静脉穿刺置管,三种置管方式各有利弊,应根据患者具体情况来选择。置入单腔导管首选锁骨下静脉,容易固定,患者舒适方便,其次为颈内静脉。置入双腔导管,因导管粗、留置时间长,易压迫损伤血管,首选颈内静脉和股静脉。

(一)目的

(1)保护患者的外周静脉,防止输注刺激性药物和高渗性或黏稠性药物对静脉造成的不可修复的损伤。

(2)减少反复外周静脉直接穿刺输液的痛苦。

(3)安全方便,维护简单,减少护理工作量。

(4)利于提高患者生活质量。

(二)护理措施

1. 置管前护理

(1)心理护理:置管前向清醒患者及其家属详细介绍置管目的、优点、作用及注意事项,并尊重患者的知情同意权,让患者了解该操作术中和术后可能发生的并发症,取得患者的合作与理解,使患者对医护人员有充分的信任感和安全感,并签字同意,尽量减轻患者的紧张情绪。

(2)环境准备:患者周围环境要宽敞整洁,便于操作,减少人员走动,调节适宜的室温,防止患者术中受凉。

2. 置管中护理

(1)病情观察:在置管的过程中,应密切观察病情变化,及时发现异常,及早采取适宜的处理方法,缺氧患者加大氧气流量,保证外周静脉通道畅通,尽量减少患者的痛苦,保证安全。

(2)配合:穿刺时要严格执行无菌操作,尽量减少人员走动。与术者密切配合,正确选择穿刺点,维持好体位,尽可能提高一次穿刺成功率。

3. 置管后护理

(1)置管 24 小时内要注意观察局部有无肿胀、皮下气肿等异常情况,置管后第 1 天常规换药一次,用无菌小方纱加压后,再用无菌透明敷料贴膜粘贴,另在距穿刺处 8 cm 管道处用胶布交叉固定于患者皮肤上。每班认真交接班,观察敷贴有无松脱并及时处理。

(2)每日消毒穿刺部位,预防感染。换药时沿导管方向由近心端向远心端揭去透明敷料。置管处用 2.5%碘伏以穿刺点为中心由里向外消毒皮肤 3 遍,消毒范围要宽于敷料,直径大于 7 cm,待干后再贴敷料贴膜,并做好更换记录。

(3)观察导管周围皮肤有无渗血、渗液、红肿、分泌物等,有无导管滑脱、移位。同时严密观察输液情况，防止液体滴空导致空气栓塞。

(4)每 24 小时更换输液器，三通接头及正压接头常规消毒后每 72 小时更换 1 次，肝素帽或三通管有血迹或高分子颗粒残留时应及时更换。

(5)每次输液前要回抽导管，见回血后方可使用。用生理盐水 10 mL 冲洗导管，后接输液管输液。回抽时如见小血栓则不能推入。

(6)在输注黏度较大的药物、血制品或大分子营养物质时应 8～12 小时冲管 1 次，输液后用生理盐水脉冲式正压封管。输液过程中注意接头、三通等连接紧密牢固，防止松脱漏血或引起空气栓塞。

(7)输液完毕用生理盐水 10 mL 正压脉冲式封管。常规消毒肝素帽，固定部位让患者感到舒适，避开关节及凹陷处。

(8)加强基础护理，保持局部的清洁干燥，做好心理护理，告知患者穿着宽松衣物，更衣时勿牵拉拖拽导管。对胶贴变潮不粘者，随时给予换药。

九、PICC 维护护理

(一)适应证

(1)需要提供可靠的输液通路，但又没有很好的外周静脉通路可用。

(2)需要长期连续或周期性间断静脉输液治疗。

(3)给予高渗液或刺激性溶液，如高渗葡萄糖注射液、脂肪乳等静脉营养液、化疗药物。

(4)放置中心静脉导管风险较高或失败时，如颈、胸部穿刺点位置感染。

(二)禁忌证

没有绝对禁忌证。但患者有以下情况时，根据患者情况慎重使用。

(1)严重的出、凝血功能障碍。

(2)穿刺部位或附近组织有感染、皮炎、蜂窝织炎、烧伤等情况。

(3)准备放置导管的静脉，其近心端有静脉损伤、栓塞，或有用于动静脉造瘘的可能。

(4)准备放置导管的上肢，有肌肉挛缩、放射治疗等情况。

(5)不合作或躁动。

(三)护理措施

1. 固定

(1)选用高通透性的贴膜，导管末端 S 形、U 形固定。

(2)胶带先横向粘贴，固定于缝合翼(小飞机)处，一半贴于透明贴上，一半贴于患者皮肤上，第二根胶带在缝合翼处蝶型交叉反折，固定于透明贴膜上，并于其上方用胶带横向粘贴，一半贴于透明贴上，一半贴于患者皮肤上，在胶带上记录日期、时间，并签名。

(3)贴膜应逆向撕除，防止顺向撕除时导管脱出。

(4)不可将透明贴膜贴到导管尾部。

2. 更换敷料

(1)置管 24 小时内要注意观察局部有无肿胀、瘀血等异常情况，置管处术后第 1 天更换敷贴一次，以后换药 1～2 次/周。换药后注明日期、时间。

(2)应每班认真交接班，观察敷贴有无潮湿、松脱或者卷边，如有应及时更换。

(3)更换肝素帽(正压接头)1～2 次/周。更换敷贴时应注意沿导管的方向由下向上(逆向)揭去敷贴,以免将导管拔出,观察导管周围皮肤有无渗血、渗液、发红、分泌物等感染的征象。首先用 75%的酒精棉球在穿刺点的外周清洁消毒 3 次,第 1 次按顺时针方向消毒,第 2 次按逆时针方向消毒,第 3 次按顺时针方向消毒,消毒时避开穿刺点与外露导管。待干后,再按同法用 2.5%聚维酮碘以穿刺点为中心,消毒 3 次,同时彻底消毒外露导管,待干后用透明敷料覆盖。

(4)颈内静脉置管者由于颈部活动度大,易使导管打折或拉出,而且易出汗,使敷贴固定不牢,随时发现给予更换,并消毒皮肤。

3. 冲管

(1)每次输液、给药、输血、肠外营养前后均应用 20 mL 生理盐水脉冲式冲管。

(2)连续输液时,应 12 小时冲管一次。连续输注肠外营养、输血时,应 8 小时冲管一次。

(3)冲管遇到阻力时勿再多次尝试冲管,严禁使用小于 10 mL 的注射器冲管。

(4)在日常冲洗导管时,每次要检验回血。有回血方可使用。

4. 封管

三向瓣膜式导管使用 20 mL 生理盐水正压脉冲冲管;导管前端无三向瓣膜,先用生理盐水正压脉冲式封管,再用肝素钠盐水溶液(1 支 12 500 U 肝素加入 125 mL 生理盐水中)1～2 mL正压封管(当剩余 0.5～1 mL 时一边推注一边撤注射器)。

5. 健康宣教

(1)向患者讲解注意事项,包括避免自行对穿刺点消毒,更换无菌敷料,避免重体力劳动和穿刺侧肢体负重,严密观察导管有无回血的情况,如果有回血应及时联系医护人员。

(2)对长期带管者每周更换无菌敷料,并进行冲管,洗澡时注意保护穿刺点,避免弄湿引起感染。

十、术后疼痛护理

(一)疼痛

疼痛是一种令人不快的感觉和情绪上的感受,伴有实质上或潜在的组织损伤,是一种主观感受。早在 1968 年疼痛处理专家 Margo McCaffery 首次提出一个在护理学界普遍使用的定义:“一个人说感到痛,这就是痛;他说痛在,痛就仍在。”术后患者疼痛的程度直接影响疾病的康复,所以,疼痛护理至关重要。

(二)护理措施

1. 宣教

重视疼痛的宣教,与患者充分沟通,采用多种疼痛宣教,更新疼痛理念。

2. 评估

合理评估疼痛,评估疼痛的性质、部位、程度、持续时间。关注特殊人群,重视个体化的疼痛治疗。

3. 心理护理

(1)情感支持:耐心倾听患者的主诉,给予安慰或抚摸。

(2)分散患者注意力:如听音乐、看报、听广播等。

(3)保持病房安静、整洁,创造舒适环境。

(4)放松疗法:指导患者放松全身肌肉,闭目凝神,平静呼吸。

(5)催眠暗示法:通过暗示性的语言,解除患者的焦虑不安情绪,以减轻其疼痛。

4.物理止痛

局部制动,通过冷热敷、按摩、改变体位等有效措施减轻疼痛。

5.药物止痛

止痛药分为非麻醉性和麻醉性两大类,一般多用于急性剧烈疼痛和术后早期止痛。护理人员应掌握药物作用、适应证和不良反应,及时观察和评估镇痛效果,帮助患者达到最大程度舒适,减少药物不良反应的发生。用药期间注意观察药物不良反应,及时评估镇痛效果、调整镇痛方案,尽量个体化镇痛,变"按需给药"为"按时给药"。

6.自控镇痛泵

详细告知患者有关镇痛泵的使用方法和注意事项,定时巡视病房,保持镇痛泵管路通畅,防止扭曲、受压、脱落,严密观察使用镇痛药的不良反应,如恶心、呕吐、嗜睡、头晕、呼吸抑制及尿潴留等,必要时遵医嘱给予对症处理。

(徐　阳)

第五节　胸外科常见护理诊断及护理措施

一、清理呼吸道低效

(一)定义

个体处于不能有效清除呼吸道分泌物而导致呼吸道受阻的状态。

(二)诊断依据

(1)痰液不易咳出甚至无法咳出。

(2)听诊肺部有干、湿啰音,气管部位有痰鸣音。

(3)可伴有发绀、呼吸困难等表现。

(三)预期目标

(1)患者掌握了有效咳痰的方法。

(2)听诊痰鸣音、啰音减少或消失。

(3)发绀、呼吸困难等表现减轻。

(4)无因痰液阻塞而发生窒息。

(四)护理措施

(1)观察患者痰液的性质、量、颜色,是否易咳出,以及干、湿啰音和痰鸣音的变化情况。

(2)观察患者是否有呼吸困难、发绀加重、烦躁不安、意识障碍等呼吸道阻塞的情况发生。

(3)指导患者每2～4小时做几次深呼吸,同时护士可协助患者翻身或行胸、背部叩击。

(4)指导患者有效咳嗽,具体方法是让患者尽量取坐位或半坐位,先进行几次深呼吸,然后再深吸气后保持张口,用力进行两次短促的咳嗽,将痰从深部咳出。

(5)保持病室清洁,维持室温在18～22℃,湿度在50%～60%。

(6)对于咳嗽时疼痛的患者,护士可用双手协助或指导患者用枕头按压疼痛部位。

(7)有大量脓痰的患者应做好体位引流,每日1～3次,每次15分钟。体位引流应在餐前进行,引流时注意观察患者的反应,严防窒息发生。

(8)气管插管、气管切开、使用呼吸机或昏迷的患者应及时吸痰。

(9)对于痰液黏稠的患者,应保证摄入足够的液体,若患者不伴有心、肾功能障碍,每日摄水量应在 1500 mL 以上;遵医嘱进行雾化吸入。

二、清理呼吸道无效

(一)定义

个体处于不能清理呼吸道中的分泌物和阻塞物以维持呼吸道通畅的状态。

(二)诊断依据

(1)呼吸音异常,呼吸频率或深度变化。

(2)呼吸增快。

(3)有效或无效的咳嗽和有痰或无痰的咳嗽,发绀、呼吸困难。

(三)预期目标

患者呼吸道保持通畅,表现为呼吸音清,呼吸正常;皮肤颜色正常;经治疗和深呼吸后能有效地咳出痰液。

(四)护理措施

(1)保持室内空气新鲜,每日通风 2 次,每次 15~20 分钟,并注意保暖。

(2)保持室温在 18~22℃,湿度在 50%~60%。

(3)经常检查并协助患者取舒适的体位,如半卧位,应注意避免患者翻身滑向床尾。

(4)如果有痰鸣音,指导患者如何有效地咳嗽,遵医嘱给予雾化吸入和湿化吸氧,预防痰液干燥。排痰前可协助患者翻身、拍背,拍背时要由下向上、由外向内。在操作前,用绷带固定切口或伤口部位,必要时遵医嘱给止痛药。

(5)向患者讲解排痰的意义,指导有效的排痰技巧。①尽量坐直,缓慢地深呼吸。②做腹式呼吸。③屏住呼吸 2~3 秒,然后慢慢地尽量由口将气体呼出。④做第二次深呼吸,屏住气,用力地自肺的深部咳出来,做两次短而有力的咳嗽。⑤做完咳嗽运动后休息。

(6)如果咳嗽无效,必要时吸痰。①向患者解释操作步骤。②使用软的吸痰管防止损伤呼吸道黏膜。③严格无菌操作。④指导患者在每一次鼻导管吸痰前后进行几次深呼吸,预防吸痰引起的低氧血症。⑤如果患者出现心率缓慢、室性期前收缩,停止吸痰并给予吸氧。

(7)如果病情允许,鼓励患者多饮水。指导患者经常变换体位,如下床活动,至少 2 小时翻身一次。必要时进行体位引流,注意体位引流的时间应在饭前或进食后至少间隔 1 小时,以预防误吸。

三、低效性呼吸型态

(一)定义

个体处于因呼吸型态发生改变而引起实际或潜在的丧失充足换气的状态。

(二)诊断依据

(1)主要依据:①呼吸速率和型态发生改变。②脉搏的速率、节律发生改变。

(2)次要依据:①端坐呼吸。②呼吸急促、呼吸过快、过度换气。③呼吸不均匀。④不敢有呼吸动作。

(三)预期目标

(1)表现出有效的呼吸速率,并感到肺部气体交换改善。

(2)个体说出致病因素并说出适当的应对方式。

(四)护理措施

(1)使患者相信,正在采取措施以保证生命安全。

(2)使患者与护理人员保持目光接触,以分散患者的焦虑状况。可以说“现在看着我,像这样缓慢地呼吸”。

(3)考虑使用纸袋吸入呼出的气体。

(4)留在患者身边,训练更缓慢、更有效的呼吸。

(5)解释一个人即使在原因尚不明确的时候,也可以通过有意识地控制呼吸来避免过度换气。

(6)讨论可能的身体上的和情绪上的原因,以及有效的应对方法。

四、活动无耐力

(一)定义

个体处于生理能力降低、不能耐受日常活动的状态。

(二)诊断依据

(1)主要依据:①活动中虚弱、头晕、呼吸困难。②活动 3 分钟时头晕、呼吸困难;精疲力竭;呼吸>24 次/分;脉搏>95 次/分。

(2)次要依据:①面色苍白或发绀。②意识模糊。③眩晕。

(三)预期目标

(1)确定降低活动耐力的因素。

(2)患者能描述活动中节省体力的方法。

(3)逐渐增加活动以确定可能的最大活动度。

(四)护理措施

(1)评估个体对活动的反应。①测量静息时的脉搏、血压和呼吸。②若生命体征异常,需增加活动时,应与医生协商。③活动后马上检查生命体征。④休息 3 分钟,然后测量生命体征。⑤若有生命体征异常及不适症状,应中断活动或降低活动的程度、频率及时间。

(2)逐渐增加活动。①制订活动安排和目标。②对于长期卧床患者,在床上进行主动或被动的肢体活动,3 次/日,以保证肌肉张力和关节活动范围。③合理安排休息活动时间。④从床上活动逐渐过渡到在房间内行走,根据患者耐力决定。⑤活动时穿着舒适的鞋以给足部支持。⑥准备好日常活动的环境/设备,帮助增加活动量,鼓励活动进展。

(3)认识活动时保存能量的方法。①活动中间要休息,1 天休息数次,饭后休息 1 小时。②将用品放在易拿到的地方。③协助生活或活动。④出现疲倦/心肌缺血症状立即停止活动(脉搏加快、呼吸困难、胸痛)。

(4)对慢性肺功能不全的患者,鼓励其在活动增加、情绪及身体有压力时,使用控制呼吸的技巧(包括缩唇呼吸法和腹式呼吸法),鼓励每日增加活动以防“肺功能下降”,以及使用适应性呼吸技巧以减少呼吸所需的力气。

五、疼痛

(一)定义

个体叙述有严重不适的感觉。

(二)诊断依据

患者主诉疼痛或不适,可伴有痛苦表情、烦躁不安、活动受阻或保护性体位。

(三)预期目标

(1)主诉疼痛消失或减轻。

(2)能运用有效方法消除或减轻疼痛。

(四)护理措施

(1)观察、记录疼痛性质、程度、时间、发作规律、伴随症状及诱发因素。

(2)遵医嘱给予镇痛药,观察并记录用药后效果。

(3)调整舒适的体位。

(4)局部炎症处理,如冷敷、针灸、换药等。

(5)指导患者及其家属正确使用镇痛药,保护疼痛部位,掌握减轻疼痛的方法。

(6)精神安慰和心理疏导。

六、营养失调(低于机体需要量)

(一)定义

非禁食的个体处于营养物质摄入不足,不能满足机体代谢需要的状态。

(二)诊断依据

(1)主要依据:①形体改变。②按身高与体重之比值计算,较正常平均值下降10%~20%或更多。

(2)次要依据:①不能获得足够的食物。②吞咽和咀嚼的肌肉软弱无力、有口腔疾患不能进食。③各种厌恶进食的患者。④不能消化食物和肠道吸收/代谢障碍。⑤缺乏饮食知识。

(三)预期目标

(1)患者能描述已知的病因。

(2)患者能叙述保持/增加体重的主要措施。

(3)患者能叙述保持/增加体重的有利性。

(4)患者接受所规定的饮食。

(5)患者体重增加。

(四)护理措施

(1)监测并记录患者的进食量。

(2)按医嘱使用能够增加患者食欲的药物。

(3)和营养师一起商量确定患者的热量需要,制订患者饮食计划。

(4)根据患者的病因制订相应的护理措施。

(5)鼓励适当活动以增加营养物质的代谢和作用,从而增加食欲。

(6)防止餐前发生不愉快或痛苦的事件;提供良好的就餐环境。

七、有感染的危险

（一）定义

个体处于易受内源性或外源性病原体侵犯的危险状态。

（二）诊断依据

1. 主要依据

有利于感染的情况存在，并有明确的原因，有促成因素和危险因素存在。

（1）第一道防线不完善：如皮肤破损、组织损伤、体液失衡、纤毛的作用降低、分泌物 pH 变化、肠蠕动变化。

（2）第二道防线不完善：如粒细胞减少、血红蛋白下降、免疫抑制、免疫缺陷或获得性免疫异常等。

2. 次要依据

（1）有急慢性疾病，营养不良。

（2）药物因素。

（3）避免与病原体接触的知识不足。

（4）新生儿与缺少母体抗体有关；老年人与感染性增加有关。

（三）预期目标

（1）患者住院期间无感染的症状和体征，表现为生命体征正常，伤口、切口和引流周围无感染。

（2）患者能描述可能会增加感染的危险因素。

（3）患者表示愿意改变生活方式以减少感染机会。

（4）患者能保持良好的生活卫生习惯。

（四）护理措施

（1）确定潜在感染的部位。

（2）监测患者受感染的症状、体征。

（3）监测患者化验结果。

（4）指导患者及其家属认识感染的症状、体征。

（5）帮助患者及其家属找出会增加感染危险的因素。

（6）帮助患者及其家属确定需要改变的生活方式和计划。

（7）指导并监督搞好个人卫生；对患者进行保护性隔离的各项措施；加强各种管道护理，仔细观察各种引流管及敷料的消毒日期，保持管道通畅，观察引流液的性质。

（8）各种操作严格执行无菌原则，避免交叉感染。

（9）给患者提供足够的营养、水分和维生素。

（10）根据病情指导患者做适当的活动，保持正确体位。

（11）观察患者生命体征及有无感染的临床表现（如发热、尿液浑浊、脓性排泄物等）。

八、有体温改变的危险

（一）定义

个体处于可能无法维持体温在正常范围内的危险状态。

（二）诊断依据

（1）主要依据：①年龄过大或过小。②体重过重或过轻。③暴露在冷、凉、暖、热的环境中。④各种原因引起脱水。⑤活动过多或过少。⑥药物引起血管收缩或血管扩张。⑦新陈代谢率的变化。⑧脑部疾患。⑨有感染存在。

（2）次要依据：①疾病与创伤。②久坐。

（三）预期目标

（1）使患者的体温维持在正常范围内。

（2）患者及其家属能采用适当的方法使体温波动维持在正常范围内。

（3）患者及其家属能说出体温过高/过低的早期表现。

（四）护理措施

（1）监测体温变化。

（2）保持环境温度稳定。

（3）评估患者体温过高/过低的早期症状和体征。

（4）指导患者识别并及时报告体温异常的早期症状和体征。

（5）评估可能改变体温的家庭环境因素。

（6）指导患者及其家属将体温波动范围降到最低的方法。穿上合适的衣服，保持适当的营养，肥胖者减肥，保持环境温度稳定，增加活动量，在温暖的环境洗澡，采用物理降温，炎热夏季调节室内温度。

（7）对出院患者及其家属提供出院指导。

九、便秘

（一）定义

个体处于一种正常排便习惯改变的状态，其特征为排便次数减少、大便干结。

（二）诊断依据

（1）主要依据：①干、硬的粪便。②排便次数少于每周 3 次。

（2）次要依据：①肠蠕动减弱。②自述在直肠部有饱满感和下坠感。③腹部可触及硬块。④活动量减少。

（三）预期目标

（1）患者排便正常。

（2）患者及其家属能描述预防便秘的措施和治疗便秘的方法。

（四）护理措施

（1）与营养师商量增加饮食中的纤维素含量，并介绍含纤维素多的食物种类；讲解饮食平衡的重要性。

（2）鼓励每天至少喝 1500～2000 mL 的液体（水、汤、饮料）。

（3）鼓励患者适当地活动以刺激肠蠕动，促进排便。

（4）建议早餐前 30 分钟喝一杯水，可刺激排便。

（5）要强调避免排便时用力，以预防生命体征发生变化、头晕或出血。

（6）患者排便期间，提供安全而隐蔽的环境，并避免干扰。

（7）告知可能会引起便秘的药物。

(8)指导患者进行腹部按摩以增加肠蠕动。

(9)向患者解释长期使用缓泻剂的后果。

(10)记录大便的次数和颜色、形状。对儿童、孕妇、老年人,根据不同的原因制订相应的措施。

十、腹泻

(一)定义

个体正常排便习惯的改变,其特征为排便次数增多,大便呈松散、不成形或水样便。

(二)诊断依据

(1)主要依据:①排便次数、量增加,形状呈水样或松散便,3次/日。②腹部疼痛。

(2)次要依据:①食欲下降。②恶心、腹部不适。③体重下降。

(三)预期目标

(1)描述所知道的致病因素。

(2)患者主诉排便次数减少。

(3)患者能够描述为保持正常大便形状所需的饮食以及有关克服药物不良反应的知识。

(4)食欲逐渐恢复正常。

(四)护理措施

(1)评估记录大便次数、量、性状及致病因素。

(2)根据致病因素采取相应措施,减少腹泻。

(3)观察并记录患者肛门皮肤情况,以及有无里急后重感。

(4)评估患者脱水体征。

(5)注意消毒隔离,防止交叉感染。

(6)提供饮食指导,逐渐增加进食量,维持正常尿比重,注意摄入含钾、钠的饮食。

(7)按医嘱给患者服用有关药物。

(8)按医嘱给患者补足液体和热量。

(9)告诉患者有可能导致腹泻的药物。

(10)指导患者养成良好的卫生生活习惯。

(11)对患儿采取相应措施,如指导正确的母乳喂养知识。

十一、恐惧

(一)定义

个体或群体在感知到可识别的危险时所经历的生理或情绪困扰状态。

(二)诊断依据

1.主要依据

(1)恐惧、惊骇、焦虑和警戒的感觉。

(2)退缩行为、专注于危险的事物、注意缺陷、自我安慰。

2.次要依据

(1)主诉恐慌和不能摆脱的感觉。

(2)行为表现:哭泣、攻击、逃脱、过度警觉、功能损害性制动、强迫性举止、疑问增多。

(3)内脏与躯体活动:骨骼肌抖动、肌肉紧张、四肢无力。

(4)心血管表现:心悸、脉快、血压增加。

(5)呼吸系统表现:气短、呼吸频率加快。

(6)消化系统表现:食欲下降、恶心、呕吐、腹泻、急迫便意、口干、喉干。

(7)泌尿生殖系统表现:尿频、尿急。

(8)皮肤表现:潮红或苍白、出汗、感觉异常。

(9)中枢神经系统表现:晕厥、失眠、注意力集中困难、情绪激惹、心不在焉、噩梦、瞳孔增大。

(三)预期目标

(1)识别和表达恐惧的感觉。

(2)采取一种准确的应对方法。

(四)护理措施

(1)鼓励患者表达自己的感受,对患者的恐惧表示理解。

(2)给予可以帮助患者减轻恐惧状态的言语性和非语言性安慰,如握住患者双手,抚摸患者等。

(3)对新入院的患者,详细介绍环境、主管医生和责任护士,消除患者的陌生感,减轻患者对住院的恐惧。

(4)指导患者使用放松方法,如缓慢深呼吸、全身肌肉放松、听音乐等。

(5)提供患者有关医院常规、治疗、护理方面的信息。

(6)在患者感到恐惧时或治疗过程中,留在患者身边以增加安全感。

(7)帮助患者确认曾使用过的有效应对恐惧的方法。

(徐　阳)

第六节　胸外科护理健康教育

一、手术前的准备

(一)手术前一日

1.备皮

在手术前一日为患者剃除手术区域皮肤上的毛发,清洁手术区域的皮肤,以避免手术后切口感染而延误切口愈合。

2.交叉配血

术前一日抽取静脉血进行交叉配血,为术中用血做好准备。

3.药物过敏试验

手术前为患者进行药物过敏试验,以防对所选用的抗生素过敏。

4.肠道准备

全身麻醉会导致胃肠蠕动减弱,加之术后卧床活动量少,患者有发生便秘的风险。为防止腹胀、便秘,在术前一日晚上遵医嘱行辉力或开塞露纳肛,以排空肠道积便。术前 6～8 小时禁饮食。

5. 其他

手术前一晚，为消除紧张情绪，保证良好的休息睡眠，可以口服镇静安眠药，如水合氯醛。

（二）手术当日术前

1. 物品准备

术晨穿病员服，戴手腕带，摘除眼镜、义齿及饰物等。备好水封瓶、胸带、X 线片、病历等。

2. 生命体征监测

术晨再次测量体温、脉搏、呼吸、血压及体重，以保证手术过程的平稳安全。

3. 术前用药

首台手术者，术晨 7:30 左右由手术室工作人员亲自接患者进手术室。接台手术患者在病房卧床安静等待，勿进饮食，护士会遵医嘱给予静脉补充营养，直至手术。术前 30 分钟，护士会为患者肌内注射术前针。

二、保持口腔清洁

食管疾病术后，需要禁饮食一段时间。在此期间，有的患者主动放弃了刷牙或减少了刷牙的次数，认为术后没有进食，口腔污染少，无须进行清洁。其实恰恰相反，因口腔与食管相连，术后患者如不注意口腔卫生，口腔内的细菌有可能随着唾液进入食管，并在伤口部位停留、繁殖，造成切口感染，误吸后易导致呼吸道感染。另外，手术创伤使患者抵抗力下降，患者禁食禁水，唾液分泌减少更降低了口腔的抑菌能力。而且患者术后保留胃管，易致定植菌增殖。胃管通过的咽后壁也是清洁的死角。以上这些因素都会导致术后患者发生口腔疾病，影响疾病恢复的速度。所以即使不进食，也要每隔 2 小时用淡盐水漱口，同时每天刷牙至少 2 次。

保持口腔清洁最简单有效的方法就是漱口。可以选择淡盐水或具有抑菌作用的漱口水漱口，最好 2 小时含漱一次，漱口水在口腔停留 1 分钟以上。刷牙时最好选用抑菌牙膏和软毛牙刷。

三、胸腔闭式引流患者活动时注意事项

（1）患者床上翻身、坐起、拍背、咳嗽、做深呼吸运动时避免胸腔引流管受压、扭曲，保持胸腔引流管的通畅。

（2）活动时避免牵拉引流管，以免引起切口疼痛或脱管。

（3）床边活动时，患者应站于手术侧床边，引流瓶低于胸壁切口平面 60～100 cm，膝盖以下即可，防止瓶内液体逆流入胸膜腔。

（4）下床活动时禁止手提引流管及连接管，引流瓶应处于水平位置，禁止倾斜歪倒。

（5）患者外出检查前，应及时告知责任护士，给予双钳夹管，防止逆行感染。

（6）家属陪床时应在患者未手术侧活动，以免将患侧引流瓶碰倒。

（7）若引流管连接处脱落或引流瓶损坏，应立即用手反折引流导管，呼叫医师。

（8）若引流管从胸腔滑脱，应立即用手捏闭伤口处皮肤，呼叫医师进一步处理。

四、呼吸功能训练

呼吸功能训练分 3 类：腹式呼吸法、缩唇呼气法、呼吸功能训练器训练法。

（一）腹式呼吸法

患者每次做 5～15 分钟，每次训练以 5～7 次为宜，逐渐养成平稳而缓慢的腹式呼吸习惯。需要注意的是，呼吸要深长而缓慢，尽量用鼻而不用口。训练腹式呼吸有助于增加肺泡通气量，降低呼吸频率，还可增加咳嗽、咳痰能力，缓解呼吸困难症状。

1. 具体做法

患者取卧位，两膝半屈，使腹肌放松。一手放腹部，用鼻缓慢吸气时，膈肌松弛，尽力将腹部挺出，腹部的手有向上抬的感觉。呼气时，腹肌收缩，腹部的手有下降感。

2. 注意事项

姿势正确，重在“呼”字，呼吸要深而慢。

（二）缩唇呼吸法

缩唇呼吸是指先用鼻吸气再用口呼气，呼气时尽量将口唇缩拢似吹口哨状，持续缓慢呼气。每次 10～20 分钟，每日 2 次。要尽量做到深吸慢呼，缩唇程度以不感到费力为宜。缩唇呼气可促使肺泡扩张，阻止小气道过早内陷，有利于肺泡内气体交换。

1. 具体做法

患者取端坐位，双手扶膝，舌尖放在下颌牙齿内底部，舌体略弓起靠近上颌硬腭、软腭交界处，以增加呼气气流的阻力，口唇缩成吹口哨状。吸气时让气体从鼻孔进入，这样吸入肺部的空气经鼻黏膜的吸附、过滤、湿润、加温可以减少对咽喉、气道的刺激，并有防止感染的作用。每次吸气后不要忙于呼出，宜屏气 1～2 秒再进行缩唇呼气，呼气时缩拢口唇呈吹哨样，使气体通过缩窄的口型徐徐将肺内气体吹出，每次呼气持续 4～6 秒。

2. 注意事项

呼气时间要长一些，尽量多呼出气体，吸气和呼气时间比为 1∶2 或 1∶3。

（三）呼吸功能训练器训练法

常规的呼吸功能锻炼是依靠护士和患者本身的经验进行锻炼，没有定量、客观的锻炼标准，而呼吸功能训练器小巧、直观，具有量化指标，操作方便，患者易于掌握，依从性好。手术前后应用呼吸功能训练器进行训练可明显改善肺功能，促进肺复张，减少术后并发症。该训练器说明书包含有不同性别、年龄及身高人群的深吸气量正常值参考范围，在患者使用前由医师根据具体情况调定。

1. 训练器构成

呼吸功能训练器左侧标有深吸气力量大小的标尺及 1 枚随吸气力量大小上下浮动的指示活塞。标尺分为 GOOD、BETTER 和 BEST。

2. 具体做法

嘱患者含住软管另一端，缓慢用力深吸气，GOOD 表示吸气力度可以；BETTER 表示吸气力度较好；BEST 表示吸气力度满意，使患者吸气力度活塞浮动于 GOOD 与 BEST 之间，以免吸气力度过大、过小。

3. 注意事项

吸气时力度要均匀缓慢，初次使用能达到的深吸气量往往较低，练习后会逐步增加，达到甚至超过正常参考值。

五、术后努力咳嗽的重要性

肺部感染、肺不张、肺损伤和急性呼吸衰竭是胸部术后常见的并发症和死亡原因。而这些并发症的发生，主要与患者的呼吸功能及能否有效排痰有关。

大部分患者由于术后伤口疼痛、胸部敷料包扎过紧、肋骨切除较多，致胸壁软化，胸腔引流管位置过低影响膈肌活动，术中损伤膈神经及膈肌麻痹、麻醉引起支气管分泌物增多，长期吸烟患者纤毛摆动力减弱以及手术侧胸腔内大量积液、积气、腹部胀气和呼吸道分泌物增多等可明显限制呼吸运动的幅度，造成通气不足。

上述原因还可使患者咳嗽乏力或不敢用力咳嗽排痰，使气道内分泌物积聚，易致肺不张或残余肺组织扩张不全，残余肺组织长期不闭合，易导致支气管肺泡瘘或支气管胸膜瘘。围术期中的呼吸道感染、气道分泌物增多或误吸可引起吸入性肺炎、肺水肿，甚至发生 ARDS 等严重后果。

六、有效咳嗽的方法

有效咳嗽方法分为三种：暴发性咳嗽、分段咳嗽、发声性咳嗽。

1. 暴发性咳嗽

让患者先深吸气使声带关闭，随之胸腹肌骤然收缩，继而一声将气冲出。术后患者常可引起伤口剧痛。

2. 分段咳嗽

让患者一连串地小声咳嗽，逐渐驱使支气管分泌物脱落咳出。这种方法效果稍差，但患者痛苦少。

3. 发声性咳嗽

当患者咳嗽有剧痛时，可使患者深吸气，张口并保持声门开放，再咳嗽。

咳嗽训练可以协助患者叩背，方法如下：轻击患者背部，使肺内分泌物松脱。拍背时手背隆起呈杯状，在需要引流的肺叶部位叩击。肺部叩拍时不可在肋骨以下脊柱以上，女性患者不可在乳房上，因可致软组织损伤，拍打的力度以患者不感到疼痛为宜。患者可自己拍打前胸，他人帮其拍打背部。

七、术后早下床活动的好处

(1)术后早期下床活动，重力作用利于胸腔引流液的引流。

(2)早期离床活动可以增加肺的通气量，有利于气管分泌物的排出，以减少肺部并发症的发生。

(3)术后早日离床，多做下肢活动，可促进血液循环，防止静脉血栓的发生。

(4)手术后腹胀是由于肠道功能受到抑制，肠腔内积气过多。故而，早期离床活动能促使肠蠕动早日恢复，减少腹胀，增进食欲，促进排便通畅。

(5)尿潴留是较常见的术后并发症，早期下床活动有利于患者排尿，防止尿潴留的发生。

(6)可避免肢体肌肉失用性萎缩。

(7)从精神与心理方面上看，早期离床活动，尽管会出现软弱无力或切口疼痛，但“站起来了”“下床走了几步”的实践，能增强患者恢复正常的信念，加之离床活动后的轻度疲倦，可以解除紧张、焦虑及精神集中于疼痛的状态，上床后一般能安稳地休息或入睡。

八、切口渗液莫慌张

手术后出现切口渗液是一种比较常见的现象，术后 24～48 小时以淡红色或淡黄色渗出液为主，此阶段因人而异，一般术后 1～2 天是组织炎性反应的高峰期，组织渗出水肿明显；此阶段手术切口虽已缝合但还未达到愈合程度，液体会从手术切口缝合间隙中渗出，术后切口会有轻微渗血。渗血量较少时可先观察，渗出多时可通知医师及时换药。术后 2～3 天渗出也会逐渐减少，有的患者拔除胸腔引流管后还会有少许无味浆性液体渗出。这些都是术后正常现象，如果渗出液持续 3～5 天，要根据性状初步判断原因：①持续出现淡黄色渗液的情况一般是年龄偏大、营养不良、糖尿病等综合因素影响。②有脓性液或出现异味考虑有感染情况，应通知医师及时进行处理。

九、肺及纵隔疾病术后饮食指导

不同于胃肠道手术，肺及纵隔疾病术后第一天可恢复正常饮食。根据每一位患者手术大小和术后身体恢复状况，麻醉清醒后 6 小时可饮水，12 小时可进流食。术后第一天的早餐就可以开始进食，进食清淡食物，如面片面条汤、稀菜粥或鸡蛋羹。特别需要提醒患者家属的是：一定要根据患者常年养成的饮食习惯确定食谱，特别是患者多年养成的早餐习惯。切忌手术后第一天就开始服用滋补的浓肉汤或浓鸡汤。术后 8～24 小时的饮食主要是恢复消化道功能，最好不要摄入牛奶和果汁类食物，前者容易引起腹胀，后者如不新鲜或保存方法不当容易导致腹泻。

现代肺及纵隔疾病手术不同于传统的外科手术，绝大多数采用的都是微创外科手术，患者第二天可下床活动，术后 24～48 小时根据胸腔引流情况可拔除胸腔引流管，所以术后第一天的中餐和晚餐可恢复正常饮食，但是要以清淡食物为主。现代肺及纵隔疾病微创外科手术，特别是胸腔镜手术，创伤小，一般手术都是 1～2 小时就可以完成，术后 6～7 天可出院。

十、配合医师拔除胸管

(1)放松心情，避免紧张。

(2)患者需采取合适体位，如健侧卧位、半坐位等。

(3)充分暴露胸部引流管切口位置。

(4)医师常规消毒，拔管时嘱患者深吸一口气后屏气，在吸气末迅速拔管，并用凡士林纱布封闭胸壁伤口和 4～6 层纱布包扎固定，拔管后正常呼吸，按压切口 15 分钟。

(5)患者拔管后咳嗽咳痰时，患者及其家属可用双手按压患侧胸壁，以减轻咳嗽时疼痛。

(6)拔管后 24 小时内注意有无胸闷、憋气、呼吸困难，切口周围有无红肿，皮下有无握雪感，如有以上症状及时告知医师及护士。

(7)拔管后切口敷料出现渗液，患者及其家属不要紧张，属于正常现象，医师给予更换敷料即可。

十一、自我减轻疼痛

(1)胸带固定包扎，以减轻咳嗽时胸壁震动引起的疼痛。

(2)指导患者用双手按压患侧胸壁，固定胸部时手掌张开，手指并拢，以减轻咳嗽时疼痛。

(3)坐起、翻身、下床活动时避免牵拉引流管,以防刺激切口引起疼痛。

(4)练习腹式深呼吸,进行有节律的深呼吸,用鼻深吸气,然后慢慢从口中将气呼出,如此反复进行。

(5)减轻心理压力,保持良好的心情,情绪稳定,精神放松,可以增加对疼痛的耐受性。

(6)分散注意力,如听音乐、看书、读报纸等。

十二、术后肺栓塞的预防

肺栓塞是指各种栓子阻塞肺动脉系统时引起的一组以肺循环和呼吸功能障碍为主要临床和病理生理特征的临床综合征。

1.早期下床活动

术后鼓励患者早期下床活动,目的是预防肺不张,改善呼吸循环功能,增进食欲。术后第1日,生命体征平稳,协助患者下床或床边站立,严密观察患者病情变化,若出现头晕、气促、心动过速和出汗等症状时,应立即停止活动。术后第2日起,可扶着患者围绕病床在病室内行走,以后根据患者情况逐渐增加活动量。

2.手臂和肩关节的运动

预防手术侧胸壁肌肉粘连、肩关节强直及失用性萎缩。患者麻醉清醒后,可协助患者进行臂部、躯干和四肢的轻度活动;术后第1日,患者开始做肩、臂的主动运动,方法是患者将患侧手臂举过头顶碰触对侧耳朵。

3.物理预防措施

卧床期间由患者家属间断进行双下肢按摩或患者主动做双下肢屈伸运动,也可应用间歇充气加压装置或梯度弹力袜,二者均利用机械性原理促使下肢静脉血液加速,避免血液滞留。

4.药物预防

术后皮下注射抗凝剂,如低分子肝素注射液等。

十三、乳糜胸的处理

(一)定义

自发或由于创伤、手术、肿瘤侵蚀和炎症感染等因素使胸导管或其分支破裂,乳糜液积存于胸膜腔中引起乳糜胸,是胸科手术中较少见但是严重的一种并发症。常发生于术后2～7日,主要表现为胸腔引流量较多或拔管后出现胸闷气促,当胸腔引流液持续增多或减少后又增加,尤其在进高脂食物后胸腔引流液性状改变者应高度怀疑乳糜胸。

(二)治疗

1.保守治疗

一般确诊后,首先采取保守治疗观察。

(1)限制患者进食,可给予无脂肪、高糖、高蛋白饮食。

(2)静脉补充电解质、全血、血浆蛋白、氨基酸、脂肪乳、维生素及微量元素。食管术后患者采取禁食、胃肠减压、静脉高营养补充营养。

(3)保持胸腔闭式引流管通畅,定时挤压引流管,防止堵塞,促使肺膨胀,加速胸膜粘连,促使接口愈合。

2.手术治疗

当保守治疗无效或病情恶化时,应及时改行手术治疗。

十四、全肺切除患者注意事项

1. 生命体征的监测

注意心率、血氧饱和度的变化及血压监测，患者饮水时注意观察有无呛咳，说话时有无声音嘶哑，如有异常，及时通知医生。

2. 吸氧

持续面罩吸氧，流量 5 L/min，72 小时平稳后改为双鼻导管吸氧，2～3 L/min。

3. 体位

全肺术后的患者采取仰卧位或 1/4 侧卧位，术后一周绝对卧床，卧床期间进行床上肢体功能锻炼，术后下床活动需循序渐进。

4. 胸腔闭式引流

胸腔闭式引流管常规给予夹管，由医生或护士间断开放，妥善放置引流管。

5. 输液速度和量

输液速度要控制，不宜过快，切记勿随意调节输液速度，输液速度 20～30 滴/分，24 小时液体量不超过 2000 mL，尽量应用输液泵控制输液速度。

6. 呼吸道管理

雾化吸入 4 次/日，指导患者深呼吸、咳嗽，全肺切除患者注意谨慎叩背，病情平稳后 48～72 小时内可扶患者坐起。

7. 饮食

全肺切除术后患者饮食以清淡为主，限制钠盐的摄入，进食不宜过饱，少量多餐。

十五、开胸术后的体位选择

(1)麻醉未清醒的患者应选择去枕平卧位，头偏向一侧，以防口腔分泌物或呕吐物被吸入气道。全麻清醒后血压、心率平稳后再采取半卧位(气管手术除外)，半卧位能促进呼吸循环功能的复苏，利于引流，以降低机体的炎症反应，利于提高术后的舒适度。

(2)麻醉清醒患者，麻醉作用消失后就应鼓励其在床上活动，如进行深呼吸、四肢主动活动及间歇翻身等。床上足趾和踝关节伸屈活动或下肢肌松弛、收缩的交替运动，将有利于促进静脉回流。痰多者，应定时咳痰。鼓励术后患者在生命体征平稳的情况下早期下床活动，应根据患者的耐受程度，逐步增加活动量。离床活动一般在手术次日开始(全肺切除患者除外)，可先坐在床沿上做深呼吸和咳嗽，再在床边站立、行走，逐步增加活动范围、次数和时间。

早期下床活动的意义：可以促进身体各器官的功能恢复；可以增加肺的通气量，有利于气管分泌物的排出和肺的扩张，减少肺部并发症；促进血液循环，防止血栓形成，有利于伤口愈合；避免肢体肌肉失用性萎缩；促使肠蠕动早日恢复，减少腹胀，促进食欲；有利于患者排尿，减少尿潴留的发生，增加患者康复的信心。

有休克、心力衰竭、严重感染、出血、极度衰弱等情况，以及施行过特殊固定、有制动要求的手术患者则不宜早期活动。

(3)一侧全肺切除的患者，应选择仰卧位或 1/4 侧卧位，生命体征平稳可逐步抬高床头采取半坐卧位，并应绝对卧床 1 周。

十六、食管疾病术后饮食指导

(1)食管疾病术后 3～4 日吻合口处于充血水肿期，需绝对禁饮食，在此期间告知患者唾液也不可下咽，以免口腔定植菌下行感染造成食管吻合口感染，增加吻合口瘘的风险。同时注意保持口腔清洁。

(2)禁饮食期间持续胃肠减压，注意经静脉或肠内补充水分和营养。如有十二指肠营养管注意妥善固定，输注肠内营养液前后需用温开水 20 mL 冲管，进行肠内营养时把床头抬高 30°～40°或取半卧位，可以避免呛咳、呕吐等情况的发生。灌注完毕后维持体位 30～60 分钟，防止因体位过低食物反流发生误吸。若发生误吸，应立即停止肠内营养，取右侧卧位，头部放低，吸出气道内吸入物，并抽吸胃内容物，防止进一步反流，并注意观察胃潴留情况。

(3)术后 3～4 日待患者胃肠蠕动恢复，肛门排气，无腹胀等不适，胃肠减压引流量减少后，可给予拔除胃管，停止胃肠减压。

(4)术后 5～7 日，若无呼吸困难、胸内剧痛、患侧呼吸音减弱及高热等吻合口瘘的症状，血常规示无感染征象以及 CT 造影检查确定无吻合口瘘后可指导患者开始进食。先试饮少量水，每次 20 mL 左右，1 小时 1 次，观察体温的变化及有无腹部不适情况。如无不适次日给予无渣流食，少量多餐。术后 6～10 日可给予全量流质饮食，少量多餐。术后 4 周患者若无特殊不适可进普食，但仍应注意少食多餐，细嚼慢咽，防止进食量过多、速度太快。

(5)避免进食生、冷、硬食物(包括质硬的药片和带骨刺的肉类、花生、豆类等)以免导致后期吻合口瘘。

(6)进食量多、过快或因吻合口水肿可导致进食时呕吐，严重者应禁饮食，给予肠外营养，待 3～4 日水肿消退后再继续进食。

(7)术后 3～4 周，可嘱患者大口吞咽食糜，自行扩张吻合口，防止术后吻合口狭窄。

(8)食管胃吻合术后患者可能有胸闷、进食后呼吸困难，应告知患者是由于胃已拉入胸腔，肺受压暂时不能适应所致。建议患者少食多餐，经 1～2 个月，此症状多可缓解。

(9)食管胃吻合术后患者，由于消化道重建，胃贲门抗反流机制消失，进食后患者不能平躺，饭后最好走动半小时左右，睡前 2 小时避免进食，以免食物反流导致不适。

十七、出院指导

(一)食管疾病患者出院指导

1. 关于疼痛

(1)出院后，胸部切口疼痛、背部疼痛可能持续数月，甚至数年，在劳累、感冒、天气变化时可能会加重。切口周围出现麻木、肿胀、针刺样疼痛都属于正常反应。随着时间推移及功能锻炼增加，症状会逐渐减轻。

建议：增加适当的活动，可行切口局部热敷、烤电等理疗，必要时可以服用芬必得等止痛药物。

(2)出院后，可能经常出现空腹时的胸骨后痛、烧灼感，多因手术后胃反酸、胃液反流导致，为手术后正常反应。

建议：注意饮食习惯，少食多餐，细嚼慢咽。注意休息习惯，饭后勿平躺，多走动。必要时服用抗胃酸药物或消化科门诊治疗。

2. 关于饮食

(1)出院后 1 周内，进食半流食，细嚼慢咽，少食多餐。

(2)出院后 1～2 周，可以普通饮食，细嚼慢咽，少食多餐。避免食用有鱼刺、肉骨头等坚硬食物及辛辣刺激性食物。

(3)出院 2 周后，在每次进餐时，细嚼食物，大口吞咽，防止食管吻合口瘢痕狭窄。

3.关于生活习惯

(1)注意生活习惯,每餐后建议饮半杯清水,以冲洗食管吻合口。少食多餐,餐后2小时内勿平卧。

(2)休息时,注意头高位,以免反流误吸,造成感染,建议抬高床头或者头部垫高。

(二)肺部和纵隔疾病患者出院指导

1.关于疼痛

出院后,胸部切口疼痛、背部疼痛可能持续数月,甚至数年,在劳累、感冒、天气变化时可能会加重。切口周围出现麻木、肿胀、针刺样疼痛都属于正常反应。随着时间推移及功能锻炼增加,症状会逐渐减轻。

建议:增加适当的活动,可行切口局部热敷等理疗,必要时可以服用芬必得等止痛药物。

2.关于饮食

增加营养物质摄入,改善机体营养状态,增强机体抵抗力,不吃或少吃辛辣刺激的食物,禁烟酒。

3.关于保养

要重视呼吸道的保养,注意气候冷暖变化,尽量避免感冒,如果发生上呼吸道感染,应及时就医用药,彻底治疗,以免发生肺炎。

4.关于咳嗽

因为肺手术后,支气管残端在愈合过程中可能会引起咳嗽,嘱患者有痰时及时咳出。如果痰较为黏稠,可以服用一些祛痰药物如沐舒坦等;如果咳嗽较为严重影响休息,可以服用一些镇咳药物如复方甘草合剂、联邦止咳露等,数月后,这种不适感才会慢慢消退。如果咳黄痰伴有发热需要到医院复诊。

(徐　阳)

第七节　胸外科手术的护理配合

一、食管上段癌切除术

(一)适应证

(1)早、中期食管癌的一部分情况较好的患者。

(2)患者一般情况尚好,其心、肺功能可耐受全身麻醉及手术。

(3)复发性食管癌,其他部分无转移灶。

(4)食管疾病有恶变或并发食管癌者。

(二)基础操作

1.麻醉

气管内插管全身麻醉。

2.体位

右侧卧位。

3.切口

左胸部前外侧经第4肋间做切口,颈部沿胸锁乳突肌前缘做切口。

4. 术前物品准备

(1)器械:食管器械、开腹器械、开胸去肋器械、胃肠器械、血管器械。

(2)敷类:敷料包、胸包、小颈单、手术衣、无菌绷带。

(3)特殊物品:布带子、食管套、残端闭合器、食管吻合器、医用生物蛋白胶、肌肉线、橡皮引流条、胸腔引流袋、皮钉、骨蜡。

(4)仪器:高频电刀、超声刀。

5. 消毒

(1)安尔碘消毒皮肤3遍。

(2)范围:助手将患者左上肢提起,消毒范围为上至下颌骨下缘及左侧手臂,下至髂骨,前至胸骨柄,后至脊柱。

6. 铺单

(1)中单两块:切口两边各1块。

(2)治疗巾4块:以切口为中心,先下后对侧再近侧最后头侧为四折,不打开治疗巾铺于患者腋下。

(3)大单两块:齐切口下缘至托盘1块,托盘1块。

(4)中单1块:包手,用无菌绷带固定。将包裹好的左臂固定于患者身体上。

(5)小颈单:巡回护士协助将小颈单系于患者头顶部。

(6)治疗巾两块:颈部切口两侧各塞1块治疗巾制作的球形无菌单。

(7)大单两块:齐颈部切口上缘至头架1块,左手支臂板1块。

(8)中单6块:头架1块,左手支臂板1块,胸部切口两侧各1块,胸部切口下缘至托盘1块,托盘1块。

(三)手术步骤及配合(表6-1)

表6-1　手术步骤及配合

手术步骤	手术配合
(1)切皮	牙镊提起皮肤,22号皮刀在左侧胸锁乳突肌内缘平甲状腺水平做1个斜切口
(2)开胸	电刀切开肌肉,上开胸器,打开纵隔胸膜,显露颈段食管,游离颈部食管
(3)游离胃	由于胃上提位置高,需要将胃全部游离,并将幽门及十二指肠从腹后壁做适当的游离,上近剑突,下过脐。切断肝三角韧带,将肝左叶向右牵开,游离胃大弯,切断胃短动脉。胃大弯游离完毕将胃向下牵拉,显露胃小弯,切断胃左动脉
(4)断胃	用闭合器或荷包钳将胃断开,由胸顶部沿食管周围用手指向颈顶部分离达锁骨上,以便做颈部解剖切口时,食管容易拉出
(5)过弓	游离颈部食管
(6)切下标本	切除癌变组织
(7)颈部吻合	将胃沿食管床提到颈部,在胃前壁做横切口,结扎黏膜下血管,同样在食管吻合处做1个切口,做胃食管全面吻合,或用吻合器吻合,利用胃将吻合口覆盖、包埋
(8)冲洗	大量温盐水冲洗胸腔,置橡皮条引流。缝合深筋膜、颈阔肌及皮肤
(9)关胸	止血,放胸腔闭式引流管,关闭胸部切口

(四)手术配合及护理

(1)食管上段癌切除手术比较复杂,涉及大血管比较多,手术稍有不慎,易造成大出血。因此在处理胃左血管时,务必仔细稳妥,游离过程切忌暴力牵拉。洗手护士要配合熟练,处理血管时备好血管器械，巡回护士注意观察患者血压的变化，备好止血物品及抢救用物。

(2)了解手术过程，熟练掌握吻合器的使用，根据切除肿瘤位置的不同，选择不同型号的吻合器。吻合器属于一次性高值物品，要小心保管，安装时检查好钉仓，用后以治疗巾包好防止污染其他器械。此手术牵涉到颈部、胸部和腹部，洗手护士配合要有次序，器械相对分开。手术过程中要求洗手护士做好无瘤手术配合及污染手术处理，以预防肿瘤细胞种植转移及手术切口感染。

(3)食管上段手术切口较大，液体丢失较多，一般要建立 2 条静脉通道，输液部位要固定牢靠。根据手术需要，随时调节输液速度。需要输血时，认真查对，最好将血稍加温。输库存血超过 800 mL 时，给予 10%葡萄糖酸钙 10 mL 静脉滴注，观察输血反应。

(4)食管上段手术宜采取右侧位，开腹时将患者平卧。体位的变换很容易造成床单的皱褶，长时间的皱褶及挤压会造成患者皮肤压红，甚至血供阻断，所以摆放体位时要细心，受压部位垫海绵垫，骨粗隆处增加海绵垫的厚度，在不影响手术的情况下，按摩患者肢体及受压部位，防止皮肤受伤。

(5)预防感染的关键就是要严格无菌操作。食管上段手术铺单分颈部和胸部 2 组，每处铺单要按规定操作，更换时要注意器械桌和术野的无菌，同时应注意洗手护士及医师的无菌操作，疑有污染，立即更换。

(6)术前要接好吸引器，必要时可接两套：一套供手术用，另一套用于麻醉师吸气管内分泌物。

(7)电刀是止血的主要仪器，电刀使用不当会烧伤患者，所以使用时贴好负极板，接好地线，避免金属接触患者。食管手术在进入胸腔时，电凝应调小。

(8)手术间应保持安静整洁，尽可能减少人员流动，洗手护士要专心配合，巡回护士不能出手术间，要随时保证供应。

二、食管中、下段癌切除术

(一)适应证

(1)早期食管癌病变仅限于黏膜下层，无其他处转移。若患者一般情况允许，则应积极手术。

(2)中期患者，中下段病变长度≤5 cm。

(3)中期患者病变长度＞5 cm，无远处转移，且全身情况允许时，应采取术前放射治疗与手术切除的综合治疗。

(4)复发性食管残端癌，其他部位无转移。

(5)放射治疗治疗后复发，一般情况好，无远端转移。

(6)良性食管疾病有恶变或并发食管癌。

(二)基础操作

1. 麻醉

食管中、下段手术全部采取气管内插管全身麻醉。

2. 体位

右侧卧位。

3. 切口

左外侧切口，切除第 6 肋骨，经肋骨床进胸或保留肋骨从肋间进胸。

4.术前物品准备

(1)器械:食管器械、开胸去肋器械。

(2)敷料类:主、副包,手术衣。

(3)仪器:高频电刀、超声刀。

(4)特殊用物:食管套、布带子、胸腔引流袋、残端闭合器、食管吻合器、医用生物蛋白胶、肌肉线、骨蜡、止血纱布、皮钉。

5.消毒

(1)安尔碘消毒皮肤3遍。

(2)范围:上至颈部,下至髂骨,右至胸骨柄,左至脊柱。

6.铺单

(1)中单3块:切口两边各1块,头部至切口1块。

(2)治疗巾4块:以切口为中心,先下后对侧再头侧最后近侧。

(3)大单3块:齐切口至头侧大单,齐切口至托盘1块,托盘1块。

(4)中单4块、治疗巾1块:切口两侧各1块中单,托盘1块,头架1块,切口至托盘治疗巾1块。

(三)手术步骤及配合(表6-2)

表6-2 手术步骤及配合

手术步骤	手术配合
(1)切皮	牙镊提起皮肤,22号刀片切开皮肤,电刀切开皮下肌肉
(2)开胸	开胸器撑开肋骨,按肿瘤部位剪开纵隔胸膜
(3)打开膈肌	小弯钳提起膈肌,电刀烧开,向食管裂孔及肋缘扩大。近裂孔处有膈下动脉分支,钳夹后剪开膈肌,完全敞开裂孔,显露贲门
(4)游离胃大弯侧	沿胃大弯切开大网膜,向下游离应超过幽门,以防幽门痉挛。向上分离脾胃韧带,先切开系膜,将胃短动脉分支一一钳夹切断。此处血管短,且靠近脾,因此操作宜仔细,每切断1支血管应及时结扎,以免血管钳脱落,造成出血
(5)游离胃小弯侧	胃游离完毕,用直扣钳于贲门处切断,食管断端以粗丝线结扎,套入食管套后再以双粗线结扎
(6)断开胃与食管	降主动脉1～3支分支动脉供应食管,从主动脉弓平面分出的支气管食管动脉有2～4支,剥离这些动脉后,一一切断结扎
(7)游离食管切除标本	在食管肿瘤上缘约5 cm处,用小圆针粗丝线绕食管全周做荷包缝合,于缝线下纵向切开食管,将吻合钉槽头放入食管腔内,结扎荷包缝线,再用粗线结扎,在结扎以下0.5 cm处切除食管
(8)吻合	将胃上提至胸腔,将吻合器器身经贲门处放入胃内,使胃底与食管残端吻合。将胃与右胸壁固定2～3针,以减轻吻合口的张力
(9)关膈	吸净胸腔内积血,止血,关闭膈肌
(10)关胸	冲洗胸腔,放置胸腔引流管,关闭切口

(四)手术配合及护理

参见食管上段癌切除术。

三、纵劈胸骨胸腺瘤及增生胸腺切除

胸腺瘤是比较常见的成人纵隔肿瘤,位于前纵隔。胸腺瘤有良、恶性之分,临床上多根据肿瘤是否外侵来判定肿瘤的良、恶性。胸腺瘤患者可合并重症肌无力、单纯性红细胞再生障碍性贫血和低丙种球蛋白血症。胸腺与重症肌无力的关系最为密切,大约80%的重症肌无力患者有胸腺异常，其中10%～30%为胸腺瘤。胸腺瘤或增生的胸腺及前纵隔脂肪组织广泛切除，是治疗重症肌无力的重要方法，手术后很大一部分患者肌无力症状可以消失或缓解。

(一)适应证

(1)包膜完整或外侵至胸膜、心包等相邻组织，但能完整切除的胸腺瘤。

(2)肿瘤巨大且相应压迫症状严重，可姑息切除缓解症状，手术后辅助治疗。

(3)胸腺瘤或胸腺增生伴有重症肌无力。

(二)基础操作

1.麻醉

双腔气管插管全身麻醉。

2.体位

仰卧位，胸骨垫高。

3.切口

胸骨正中切口。

4.术前物品准备

(1)器械：开胸器械、心外电锯、纵劈胸骨器械。

(2)敷料：主、副包，中单，手术衣(4件)，治疗巾。

(3)特殊物品：成年人胸骨针和骨蜡。

5.消毒

(1)安尔碘消毒皮肤3遍。

(2)范围：上至下颌骨下缘，下平脐，左右两侧至腋后线。

6.铺单

(1)中单3块：切口两侧各1块，头架上1块。

(2)治疗巾4块：以切口为中心，先下后上再对侧最后近侧分别铺置。

(3)大单3块：头架1块，切口下缘至托盘1块，托盘1块。

(4)中单5块：头架1块，切口两侧各1块，切口下缘至托盘1块，托盘1块。

(三)手术步骤及配合(表6-3)

表6-3　手术步骤及配合

手术步骤	手术配合
(1)胸骨正中切口	递刀切开皮肤，电凝止血，弯血管钳分开肌肉
(2)显露胸骨，游离胸骨下组织，剑突处钻一小孔	递大弯钳或海绵钳
(3)劈开胸骨	心外电锯，骨蜡止血
(4)牵开器牵开胸骨	心外牵开器，湿纱布2块保护切口
(5)游离肿瘤及胸腺	直角钳、弯钳，中线分离解剖
(6)离断肿瘤及胸腺，接标本探查止血	大镊子、纱布，电凝
(7)冲洗胸腔	用温盐水冲洗
(8)放置引流管	递胸腔引流管，角针粗线固定
(9)彻底止血	递大镊子、纱布，电凝、骨蜡
(10)缝合胸骨	成年人胸骨针、胸骨针针持、扣卡钳、钢丝剪
(11)关切口	中圆针粗线或肌肉线缝合肌肉层，双头针2-0可吸收线缝合皮下及皮肤

（四）手术配合及护理

（1）术中大血管破坏可致患者死亡，故在分离胸腺上后方时应特别谨慎，洗手、巡回护士要做好急救准备。

（2）切口显露要充分，备好血管器械。胸腺可与心底大血管粘连紧密，应注意误伤。巡回护士不能出手术间，物品准备应齐全，随时观察麻醉师给药后患者血压、心率的变化。

（3）液体的通畅是保证患者生命安全的前提，一定要选择好静脉通路，使病情变化时确保一条或两条液体通路通畅。

（4）使用高频电刀时避免患者接触到金属物，以防烧伤。

（5）手术间应保持安静整洁，尽可能减少人员流动。洗手护士要专心配合，巡回护士要随时保证供应。

（6）观察重症肌无力危象。即使术前无肌无力症状，胸腺瘤切除后也可能出现，因此手术后应密切观察患者的肌力状态。

（7）预防肺部感染。术后应用适当剂量抗生素抗感染；鼓励患者咳痰，防止肺部感染。

（8）处理出血。严密观察引流量，引流量超过 200 mL 应请医师及时处理。

四、胸腔镜下肺叶切除

胸腔镜外科手术全称电视辅助胸腔手术，它是一种微创手术，借助胸腔镜及电视影像的辅助，只需微小的切口即可完成过去需大切口才能完成的手术。胸腔镜外科手术使用现代电视摄像技术和高科技手术器械装备，在胸壁套管或微小切口下完成胸内复杂手术的微创胸外科新技术，它改变了一些胸外科疾病的治疗概念，被认为是 20 世纪末胸外科手术的最重大进展，是未来胸外科发展的方向。电视胸腔镜手术和常规开胸手术有很大区别，难度较大。所以，手术视野、病变显现、手术切除的范围及安全性优于开胸手术。

（一）适应证

（1）需要行肺叶切除的良性疾病，如支气管扩张、肺囊肿、肺隔离症等。

（2）早期非小细胞肺癌。

（二）基础操作

1. 麻醉

双腔气管插管静脉复合麻醉基础操作。

2. 体位

侧卧位或仰卧位。

3. 切口

沿第 4、第 5 肋间做一斜切口。

4. 术前物品准备

（1）器械：开胸器械、胸腔镜器械。

（2）敷料：主、副包，大单，中单，手术衣（4 件）。

（3）仪器：Stryker 胸腔镜、超声刀。

（4）特殊物品：超声刀头、内镜缝合器、钛夹、可吸收外科夹、胸腔镜镜头、摄像线、光源线。

5.消毒

(1)安尔碘消毒皮肤3遍。

(2)范围:上至颈部,下至髂骨,右至胸骨柄,左至脊柱。

6.铺单

(1)中单3块:切口两边各1块,头部至切口1块。

(2)治疗巾4块:以切口为中心,先下侧后对侧再头侧最后近侧。

(3)大单3块:齐切口至头侧大单,齐切口至托盘1块,托盘1块。

(4)中单4块、治疗巾1块:切口两侧各1块中单,托盘1块中单,头架1块中单,切口至托盘治疗巾1块。

(三)手术步骤及配合(表6-4)

表6-4 手术步骤及配合

手术步骤	手术配合
(1)腋中线第7、第8肋间做穿刺孔	递刀切开皮肤,电凝止血,弯血管钳分开肌肉、胸膜
(2)穿刺器插入胸腔镜探查	递穿刺器穿刺,温盐水擦拭过的胸腔镜探查胸腔
(3)腋前线第4或第5肋间做5～7 cm小切口	递刀切开皮肤,电凝止血,弯血管钳止血
(4)分开肌肉、胸膜	递颅后窝牵开器或切口保护器牵拉胸壁肌肉脂肪
(5)显露斜裂	递两把海绵钳夹住肺叶,显露斜裂
(6)分离斜裂间粘连	递超声刀或电钩离断;找到合适的解剖层面后,递内镜切割缝合器切开
(7)显露血管	用常规器械结合胸腔镜器械先分离肺门处血管主干,将肺动脉、肺静脉主干均用内镜切割缝合器离断;血管分支则根据操作的便利性,采用内镜切割缝合器或用推结器4号丝线双重结扎后离断
(8)处理支气管	递电钩向切除支气管远端分离,清除支气管周围淋巴结,电凝止血,将支气管完全游离,递内镜切割缝合器切断支气管
(9)取出切除的肺叶	将标本装入取物袋中,经腋前线切口取出
(10)冲洗胸腔	用温盐水冲洗
(11)放置引流管	递胸腔引流管,角针粗线固定
(12)彻底止血	
(13)关闭胸腔	中圆针粗线缝合肌肉层,3-0的可吸收线缝合皮下皮肤

(四)手术配合及护理

(1)液体的通畅是保证患者生命安全的前提,一定要选择好静脉通路,使病情变化时确保一条或两条液体通路通畅。

(2)使用高频电刀时避免患者接触到金属物,以防烧伤。

(3)手术间应保持安静整洁,尽可能减少人员流动。洗手护士要专心配合,巡回护士要随时保证供应。巡回护士不能出手术间,物品准备应齐全,随时观察麻醉师给药后患者血压、心率的变化。

(4)预防肺部感染。术后应用适当剂量抗生素抗感染;鼓励患者咳痰,防止肺部感染。

(5)出血处理。严密观察引流量,引流量超过200 mL应请医师及时处理。

(徐 阳)

第八节　乳腺疾病的护理

一、解剖和生理概要

成年女性乳房是两个半球形的性器官，位于胸大肌浅表，第 2 至第 6 肋骨水平浅筋膜的浅、深层之间。乳头位于乳房中心，周围皮肤色素沉着区称为乳晕。乳房外上方乳腺组织向腋窝延伸形成乳腺腋尾部。

乳腺由 15～20 个腺叶组成，每个腺叶分成若干个腺小叶。腺小叶作为乳腺的基本单位，由小乳管和腺泡构成。各个腺叶导管(称为大乳管)呈发射状向乳晕集中，开口于乳头。大乳管靠近开口的 1/3 段略为膨大，是乳管内乳头状瘤的好发部位。腺叶、腺小叶和腺泡间有结缔组织间隔，腺叶间有许多与皮肤垂直的纤维束，上连浅筋膜浅层，下连浅筋膜深层，称为 Cooper 韧带，具有支持、固定乳房的作用。

乳腺是许多内分泌腺的靶器官，其生理活动受垂体前叶、卵巢和肾上腺皮质等分泌的激素影响。妊娠和哺乳期乳腺明显增生，腺管延长，腺泡分泌乳汁；哺乳期后，乳腺又处于相对静止状态。育龄期妇女在月经周期各阶段，乳腺的生理状态随激素水平而呈周期性变化。绝经后乳腺逐渐萎缩，由脂肪组织所代替。

乳房的淋巴网极为丰富，其淋巴液输出主要有 4 条途径：①乳房大部分淋巴液沿胸大肌外缘淋巴管流至腋窝淋巴结，再流向锁骨下淋巴结，再至锁骨上淋巴结。②乳房内侧部分淋巴液通过肋间淋巴管流向胸骨旁淋巴结。③乳房深部淋巴网沿腹直肌鞘和肝镰状韧带，进入肝脏。④两侧乳房间皮下有交通淋巴管，一侧乳房淋巴液可流向另一侧。

二、乳房检查

女性乳房检查时，室内光线明亮，患者端坐，充分暴露两侧乳房。

(一)视诊

观察两侧乳房的大小、外形是否对称，有无局限性隆起或凹陷；乳房皮肤有无发红、水肿和橘皮样改变；乳房浅表静脉有无扩张；两侧乳头是否处于同一水平。若乳头上方有肿瘤，乳头可被牵向上方而致两侧乳头高低不一。乳房发育不良可致乳头内陷，如果近期一侧乳头出现内陷，则有临床意义。另外，还应观察乳头有无糜烂、破溃及溢液，乳晕有无水肿等。

(二)扪诊

患者端坐，两臂自然下垂；对于乳房肥大、下垂的患者可取平卧位，肩下垫小枕。扪诊宜在月经期后进行。检查者用手指掌面而不是指尖扪诊，还要避免用手指捏乳房组织。检查应先健侧，后患侧，按照乳房外上(包括腋尾部)、外下、内下、内上各象限及中央区的顺序进行全面检查。

扪诊乳房有肿块时，应注意肿块大小、硬度，表面是否光滑，边界是否清楚及活动度。一般情况下，良性肿瘤的边界清楚、活动度大；恶性肿瘤的边界不清、质地硬、表面不光滑、活动度小。如果肿块较大，还应检查肿块与深部组织的关系，可嘱患者双手叉腰，使胸肌保持紧张状态。如果肿块活动度受限，表示肿瘤已侵及深部组织。最后轻轻挤压乳头及乳晕区，除哺乳期妇女外，多数乳头溢液为病理性。

依次检查4组腋窝淋巴结。检查者面对患者，以右手扪患者左腋窝，左手扪其右腋窝，自上而下滑移扪查中央组淋巴结，继之腋窝前壁胸大肌深面的胸肌组淋巴结，再于患者背后扪查肩胛下组淋巴结，最后检查锁骨下和锁骨上淋巴结。如果扪及淋巴结，应注意淋巴结的位置、大小、数目、质地及活动度等。

（三）特殊检查

1. 乳房X线检查

常用方法有钼靶X线摄片及干板照相。乳腺癌的X线表现是密度增高的肿块影，边界不规则，或呈毛刺征。有时可见密集、颗粒细小的钙化点。

2. B超检查

主要用于鉴别肿块是囊性还是实质性。B超结合彩色多普勒检查可以观察乳房供血，提高诊断的敏感性，对肿瘤的定性诊断有一定价值。

3. 活组织病理检查

目前常用细针穿刺抽吸细胞送细胞学检查，多数能得到较肯定的细胞学诊断，但有一定局限性。对于疑为乳腺癌患者，应将切除的肿块与周围组织一并进行快速病理检查，而不宜进行切取活检的方法。乳头溢液未扪及肿块者，应作乳腺导管内视镜检查和乳头溢液涂片送细胞学检查。乳头糜烂疑为湿疹样乳腺癌者，应进行乳头糜烂部刮片或印片进行细胞学检查。

三、急性乳腺炎

急性乳腺炎是乳房急性化脓性感染，好发于产后3～4周哺乳期的初产妇。

（一）病因

急性乳腺炎的发病常有两方面原因。

1. 乳汁淤积

乳汁淤积有利于入侵细菌的生长繁殖。常因乳头发育不良、乳汁过多、婴儿吸乳过少及乳管不通畅等原因而致乳汁排出困难，造成淤积。

2. 细菌入侵

乳头破损或皲裂使细菌沿淋巴管侵入是感染的主要途径。

（二）临床表现

患侧乳房疼痛，局部红、肿、发热。随着炎症发展，出现寒战、高热、脉率加快，常伴有患侧淋巴结肿大、压痛，白细胞计数明显增高。局部症状有个体差异，应用抗生素治疗者，局部症状可被掩盖。发病初期常呈蜂窝织炎样表现，数日后形成脓肿，表浅脓肿有波动感，可自行向外破溃；深部脓肿可穿至乳房与胸肌间的疏松组织中，形成乳房后脓肿。感染严重者可并发脓毒症。处理原则是消除感染，排空乳汁。

（三）护理

1. 常见护理诊断

(1)疼痛：与乳腺炎症、肿胀、乳汁淤积有关。

(2)体温过高：与乳腺炎症有关。

2. 护理措施

(1)有效缓解疼痛：①患侧乳房停止哺乳，用吸乳器吸净或挤净乳汁，促进乳汁排出通畅。

如果感染严重或脓肿引流后并发乳瘘，应停止哺乳。②用宽松、柔软的胸罩托起乳房，以减轻乳房胀痛。③患侧乳房局部可行热敷、药物外敷或理疗，若局部水肿明显者，可用5%硫酸镁溶液湿热敷。

（2）控制感染，降低体温：①定期测量体温、脉搏及呼吸，监测血白细胞计数及分类的变化。②遵医嘱及时应用抗生素，观察用药后的反应。③高热者采用物理降温，必要时遵医嘱应用解热镇痛药物。④若脓肿切开引流，应保持引流管通畅；保持敷料清洁，及时更换浸湿敷料；并观察和记录脓汁的量、色泽及气味等变化。

（3）健康指导：①应加强孕期卫生宣教，指导产妇经常用温水、肥皂清洗两侧乳头。哺乳期每次哺乳前、后均应清洗乳头，保持局部清洁、干燥。②乳头内陷妇女，妊娠期应经常挤捏、提拉乳头。③养成定时哺乳、不让婴儿含乳头入睡的好习惯。每次哺乳应吸净乳汁；若有淤积，可用手法按摩或吸乳器排尽乳汁。④乳头、乳晕有破损或皲裂时应暂停哺乳，及时治疗。⑤保持婴儿口腔卫生，及时治疗婴儿的口腔炎。

四、乳腺癌

乳腺癌是女性最常见的恶性肿瘤之一，其病因尚不清楚。乳腺是多种内分泌激素的靶器官，如雌激素、孕激素及泌乳素等，尤其雌酮和雌二醇与乳腺癌的发病有直接关系。因此，在20岁前发病较少，20岁后迅速上升，45～50岁较高，绝经期后发病率继续上升。月经初潮年龄早、绝经年龄晚、不孕及未哺乳与乳腺癌发病均有关系。一般认为，一级亲属中有乳腺癌病史者，乳腺癌的发病率是普通人群的2～3倍。另外，乳腺小叶上皮高度增生或不典型增生可能与乳腺癌发病有关；营养过剩、肥胖、高脂饮食可增加乳腺癌的发病机会。环境因素和生活方式也有一定关系。

（一）病理生理

1. 病理类型

乳腺癌有多种分型方法，目前国内多采用以下病理分型。

（1）非浸润性癌：属于早期，预后较好。包括导管内癌（癌细胞未突破管壁基底膜）、小叶原位癌（癌细胞未突破末梢乳管或腺泡基底膜）及乳头湿疹样乳腺癌。

（2）早期浸润性癌：也属于早期，预后较好。包括早期浸润性导管癌（癌细胞突破管壁基底膜，向间质浸润），早期浸润小叶癌（癌细胞突破末梢乳管或腺泡基底膜，向间质浸润，但局限于小叶内）。

（3）浸润性特殊癌：此型一般分化较高，预后尚好。包括乳头状癌、髓样癌（伴大量淋巴细胞浸润）、小管癌（高分化腺癌）、腺样囊性癌、黏液腺癌、大汗腺样癌、鳞状细胞癌等。

（4）浸润性非特殊癌：此型一般分化低，预后较上述类型差，是乳腺癌中最常见的类型。包括浸润性小叶癌、浸润性导管癌、硬癌、髓样癌（无大量淋巴细胞浸润）、单纯癌、腺癌等。

（5）其他罕见癌。

2. 转移途径

（1）局部扩散：癌细胞沿导管或筋膜间隙蔓延，继而浸润Cooper韧带和皮肤。

（2）淋巴转移：为主要转移途径，其中以腋窝淋巴结转移为主。

（3）血行转移：癌细胞经淋巴途径进入静脉，也可直接侵入血液循环而导致远处转移，其中肺、骨、肝是最常见的远处转移器官。

（二）临床表现

1. 常见类型乳腺癌的临床表现

（1）乳房肿块：常位于乳房外上象限。

1）早期：表现为患侧乳房无痛、单发的小肿块，患者常在无意中发现。肿块质硬、表面不光滑，与周围组织分界不清楚，尚可推动。

2）晚期：随着肿瘤增大，癌肿侵及胸膜和胸肌时，肿块固定于胸壁而不易被推动。当癌肿广泛侵及乳房皮肤，可出现大量小结节，甚至彼此融合。有时，皮肤破溃而形成溃疡，伴有恶臭，容易出血。

（2）乳房皮肤和外形改变：肿瘤增大而致乳房局部隆起。如果癌肿侵及乳房 Cooper 韧带，使其缩短而导致肿瘤表面皮肤凹陷，即所谓酒窝征；邻近乳头或乳晕的癌肿因侵及乳管而使之缩短，导致乳头被牵向癌肿侧，进而乳头扁平、回缩、凹陷。随着癌肿继续增大，如果癌细胞堵塞皮下淋巴管，可导致淋巴回流障碍而出现真皮水肿，皮肤呈橘皮样改变。

（3）转移表现。

1）淋巴转移：最初多见于患侧腋窝。肿大淋巴结质硬、无痛，可被推动，之后数目增多，融合成团，甚至与皮肤或深部组织粘连。

2）血行转移：癌肿转移至肺、骨、肝时，可出现相应器官受累症状。如肺转移出现胸痛、气急；骨转移出现局部疼痛；肝转移出现肝肿大、黄疸等。

2. 特殊类型乳腺癌的临床表现

（1）炎性乳腺癌：多发生于年轻女性，尤其是妊娠和哺乳期妇女。炎性乳腺癌发展迅速，转移早，预后极差。临床表现为患侧乳房增大，皮肤红、肿、热、痛，类似急性炎症表现，触诊整个乳房肿大、发硬，无明显局限性肿块。

（2）乳头湿疹样癌：恶性程度低，发展慢，腋窝淋巴结转移晚。发生于乳头区大乳管内，继之发展到乳头，乳头有刺痒、灼痛，之后乳头、乳晕粗糙、糜烂、脱屑，如湿疹样改变，进而形成溃疡；患侧乳头内陷、破损。

（三）处理原则

手术治疗是乳腺癌的主要治疗方法之一，还包括辅助化学药物治疗、放射治疗、内分泌及生物治疗等方法。

（四）护理

1. 护理评估

（1）术前评估：①健康史和疾病相关因素。年龄、月经史、生育史及哺乳情况、饮食习惯、生活环境等；一级亲属中有无乳腺癌病史；既往有无患侧乳房良性疾病史和手术史。②身体状况。局部状况：包括双侧乳房肿块、皮肤及外形变化，腋窝淋巴结及其他部位淋巴结是否肿大。全身状况：有无癌肿远处转移的征象，及患者对手术治疗的耐受性等情况。辅助检查：本病特殊检查和手术耐受性相关检查。③心理和社会支持状况：患者对疾病预后、手术治疗及手术后康复知识的了解和掌握程度。患者及其家属对本病手术治疗和手术可能引起的并发症、乳房缺失等情况的认知程度和心理承受能力。患者对因疾病而致心理改变，如恐惧、焦虑等的反应和适应能力。家庭对患者手术治疗及相关其他治疗的经济承受能力。

（2）术后评估：局部康复状况；患侧肢体功能恢复和功能锻炼情况；患者对疾病相关健康教育内容的了解和掌握情况；患者出院前的心理状况；患者及其家属对疾病预后的了解和接

受程度。

2. 常见护理诊断

(1)焦虑和恐惧:与对癌症恐惧、担心癌症治疗效果和预后有关。

(2)自我形象紊乱:与乳房缺失、缺失乳房影响婚姻质量有关。

(3)有组织完整性受损的危险:与切除乳房、留置引流管、患侧上肢淋巴引流不畅、感染等有关。

(4)潜在并发症:出血、感染、皮瓣坏死等。

3. 护理目标

(1)患者恐惧、焦虑减轻,情绪稳定。

(2)患者接受乳房缺失而引起的形象改变,积极配合治疗。

(3)患者留置尿管期间没有感染征象,创面愈合良好,患侧上肢无肿胀。

(4)患者术后并发症得到有效预防或及时被发现并得到处理。

4. 护理措施

(1)术前护理。

1)心理护理:对于女性,癌症和乳房切除的双重打击使患者术前心理变化非常复杂,因此应多了解和关心患者,加强心理疏导,介绍疾病和手术相关知识,帮助患者度过心理调适期,逐渐树立战胜疾病的信心,以良好心态面对疾病和治疗。

2)妊娠与哺乳:对于妊娠及哺乳期患者,应劝解其立即终止妊娠或停止哺乳。因为激素作用活跃能促进乳腺癌生长。

3)皮肤准备:皮肤准备应视切除范围而定。若切除范围较大、需要植皮的患者,应同时进行手术区和供皮区的皮肤准备。

4)控制感染:晚期乳腺癌患者,除了保持病灶局部清洁外,还应遵医嘱应用抗生素,控制感染。

(2)术后护理。

1)体位:患者麻醉清醒、血压平稳后取半卧位,以利于呼吸和引流。

2)病情观察:观察血压、脉搏及呼吸变化;观察并记录切口敷料渗血、渗液情况。对于乳腺癌扩大根治术的患者,如果出现胸闷、呼吸困难等症状,应及时报告医师。

3)局部切口的护理:①密切观察皮瓣颜色和创面愈合情况。正常情况下,皮瓣温度较健侧略低、颜色红润、紧贴胸壁。如果皮瓣颜色黯红,应报告医师及时处理。②观察患侧上肢远端血液循环情况,如果出现手指麻木、皮肤发绀、皮温下降、动脉搏动扪不清,提示腋窝血管受压,应调节弹力绷带的松紧度。③手术部位弹力绷带加压包扎,松紧以容纳一手指为宜,使皮瓣贴紧胸壁,并维持正常血运而不影响患者呼吸。包扎期间,应告知患者包扎的目的,不能擅自松解绷带,如果绷带松脱,应重新加压包扎。如果瘙痒,告知患者不能用手抓挠。

4)引流管的护理:乳腺癌根治术后,皮瓣下引流管常规接负压吸引,以吸出残腔内的积液、积血,并使皮肤与胸壁紧贴,有利于皮瓣愈合。护理方法:①妥善固定引流管,保持通畅,避免受压、打折、扭曲等。②保持有效的负压吸引状态。负压吸引的压力应适宜,观察连接是否紧密,压力调节是否适当。③观察并记录引流液的颜色、性状及量,注意有无出血。一般术后1～2日,每日引流血性液50～200 mL,以后颜色逐渐变淡、量逐渐减少。术后4～5日,引流液变为淡黄色,量少于10～15 mL,创面与皮肤紧密相贴,手压切口周围皮肤无空虚感,方可考虑拔除。如果拔管后出现积血积液，应在无菌操作下，穿刺抽液，之后加压包扎。

5)预防患侧上肢肿胀：上肢肿胀常因患侧上肢淋巴回流不畅，静脉回流障碍而引起。方法：①保护患侧上肢。平卧时，在患肢下方垫小枕，抬高10°～15°，肘关节轻度屈曲；半卧位时，屈肘90°放置于胸腹部；下床活动时，使用吊带托或用健侧手将患肢抬高于胸前，避免患肢过久下垂或他人扶持患侧上肢，以防止腋窝皮瓣滑动而影响愈合。②患侧上肢不进行测量血压、静脉输液、注射及抽血等处置。③患侧上肢不宜负重过大；不宜戴首饰或手表；不应用强力洗涤剂。④按摩患侧上肢，指导患者进行握拳和屈、伸肘运动，以促进淋巴回流。患侧上肢肿胀严重者，应戴弹力袖，以促进淋巴回流；局部感染者，及时应用抗生素治疗。

6)患侧肢体功能锻炼：手术切除胸部肌肉、筋膜和皮肤后患侧肩关节活动明显受限制。术后适当的功能锻炼能增强肌肉力量、松解和预防粘连，以最大限度地恢复肩关节活动范围，因此术后早期，应鼓励和协助患者进行患侧上肢功能锻炼。

术后24小时内：指导患者活动手指及腕部，进行伸指、握拳、屈腕等锻炼。

术后1～3日：指导患者进行上肢肌肉的等长收缩；也可用健侧上肢或他人协助进行患侧上肢屈肘、伸臂等锻炼，逐渐过渡到肩关节的前屈、后伸运动(前屈小于30°，后伸小于15°)。

术后4～7日：鼓励患者自己进食、梳理头发、洗脸等，并逐渐进行患侧手触摸对侧肩部和同侧耳朵的锻炼。

术后1周：皮瓣基本愈合后，开始进行肩关节活动，以肩部为中心，前后摆臂。

术后10日：皮瓣与胸壁紧密贴附，应循序渐进地进行手指爬墙活动、画圈、滑轮运动、手臂摇摆运动、用患侧手梳头或经头顶摸对侧耳廓等。患侧肢体功能锻炼内容和活动量应根据患者的实际情况而定，一般以每日3～4次，每次20～30分钟为宜；应循序渐进，内容逐渐增加。

活动原则：上肢活动在7日以后，7日之内不要上举，10日之内不外展，上肢负重不宜过大过久，以防皮瓣移动而影响创面愈合。

7)术后常见并发症的防治与护理。

皮下积液：较为常见。防治措施：保持引流管通畅；弹力绷带包扎松紧适宜；避免过早外展患侧上肢；及早发现皮下积液，及时穿刺或引流排出。

皮瓣坏死：皮瓣缝合张力大为主要原因。防治措施：保持弹力绷带包扎松紧适宜，避免加压包扎过紧，及时处理皮下积液。

8)健康教育：①指导患者继续进行患侧上肢功能锻炼；不能过多负重。②保护伤口，避免外伤。③遵医嘱继续化学药物治疗及放射治疗。④术后5年之内避免妊娠。⑤定期检查，每月进行健侧乳房自我检查。

5.护理评价

(1)患者恐惧、焦虑是否减轻，情绪是否稳定。

(2)患者是否接受因乳房缺失而引起的形象改变，能否积极配合治疗。

(3)患者留置尿管期间是否有感染征象，创面是否愈合良好，患侧上肢有无肿胀，功能有无障碍。

(4)患者术后并发症是否得到有效预防或及时被发现并得到处理。

(徐　阳)

参考文献

[1]刘阳. 胸外科临床路径[M]. 北京：人民军医出版社，2018.

[2]王总飞. 电视胸腔镜手术与传统开胸手术治疗原发性纵隔肿瘤的效果比较[J]. 河南医学研究，2019(3)：426-428.

[3]孙兆义. 胸心外科疾病临床诊疗要点[M]. 北京：科学技术文献出版社，2018.

[4]林经纬. 前纵隔肿瘤切除患者应用剑突下单孔胸腔镜手术对并发症和安全性的效果研究[J]. 中外医学研究，2019(30)：3-5.

[5]许顺. 中国医科大学附属第一医院胸外科疾病病例精解[M]. 北京：科学技术文献出版社，2019.

[6]赵正维，王海强，张天翼，等. 前纵隔病变微创切除手术的治疗进展[J]. 医学综述，2016(24)：4856-4859.

[7]徐乐天. 协和胸外科典范临床病案[M]. 北京：中国协和医科大学出版社，2017.

[8]石帅，任青竹，罗于海，等. 胸腔镜和开胸肺叶切除术对非小细胞肺癌患者心肺功能及细胞免疫功能的影响[J]. 中国医刊，2019(11)：1211-1215.

[9]张琳，李素云. 现代外科健康教育 胸外科分册[M]. 武汉：华中科技大学出版社，2017.

[10]巩少军. 全胸腔镜肺叶切除术对于早期非小细胞肺癌的效果和安全性探讨[J]. 中国临床医生杂志，2019(9)：1602-1604.

[11]李单青. 临床路径释义：胸外科分册 2018 版[M]. 北京：中国协和医科大学出版社，2018.

[12]葛刚，李志强，徐林浩. 胸腔镜手术治疗非小细胞肺癌的疗效及对患者血清肿瘤标志物和免疫应激反应指标的影响[J]. 癌症进展，2019(16)：1916-1919.

[13]施建新，叶波. 普胸外科医师手册[M]. 上海：上海科学普及出版社，2017.

[14]邵铁良. 单孔 VATS 肺叶切除术在早期 NSCLC 治疗中的应用效果[J]. 深圳中西医结合杂志，2019(14)：128-129.

[15]华克胜. 胸外科疾病处置与并发症防治[M]. 兰州：兰州大学出版社，2018.

[16]李东涛，高军，刘成昌，等. 三孔胸腔镜肺叶切除术与单孔胸腔镜肺叶切除术治疗非小细胞肺癌的临床效果[J]. 实用癌症杂志，2019(6)：944-947.

[17]亨德里克·C. 迪内曼. 胸外科手术学[M]. 上海：上海科学技术出版社，2017.

[18]周平，曾小飞，贾维坤，等. 胸腔镜与传统开胸手术在胸部创伤中的疗效对比[J]. 创伤外科杂志，2019(2)：108-111.

[19]石国亮. 临床胸外科微创诊疗[M]. 北京：科学技术文献出版社，2018.

[20]吴涛，张超. 微创胸腔内闭式引流技术治疗创伤性气胸的临床价值[J]. 临床医学研究与实践，2019(31)：79-81.